Dr RAYMOND PETIT

LES PHAGOCYTES EN CHIRURGIE

APPLICATIONS RÉCENTES EN CHIRURGIE DE GUERRE

PRÉFACE DU Pr METCHNIKOFF

MASSON ET Cie, ÉDITEURS
LIBRAIRES DE L'ACADÉMIE DE MÉDECINE
120, BOULEVARD SAINT-GERMAIN, PARIS (VIe)

1915

LES PHAGOCYTES

EN

CHIRURGIE

Dr RAYMOND PETIT

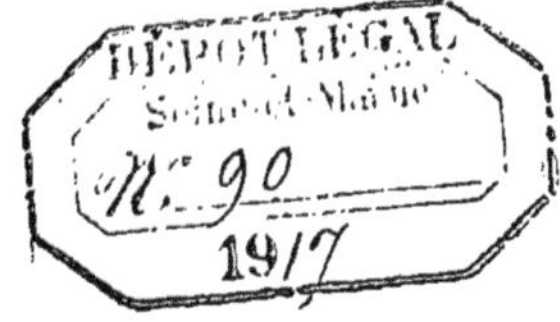

LES PHAGOCYTES
EN
CHIRURGIE

ANTISEPSIE — HÉMOSTASE
RÉGÉNÉRATION DES TISSUS

APPLICATIONS RÉCENTES EN CHIRURGIE DE GUERRE

PRÉFACE DU Pr METCHNIKOFF

2 planches hors texte en couleurs

MASSON ET Cie, ÉDITEURS
LIBRAIRES DE L'ACADÉMIE DE MÉDECINE
120, BOULEVARD SAINT-GERMAIN, PARIS (VIe)

1915

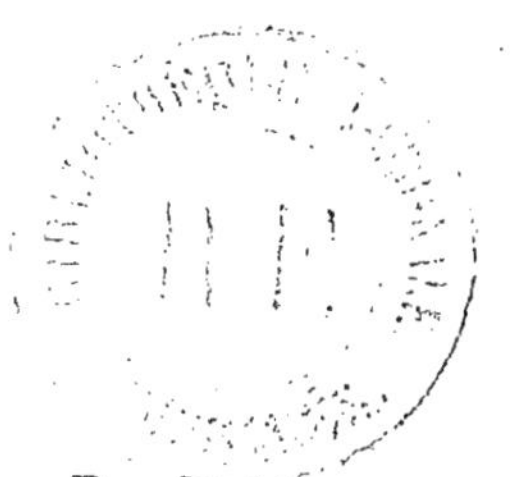

PRÉFACE

De longues années ont été nécessaires pour vaincre l'opposition acharnée qu'a rencontrée la théorie d'après laquelle les phagocytes constituent la principale ressource de l'organisme pour lutter contre les microbes pathogènes. Il a fallu conquérir pas à pas le nouveau domaine qui s'ouvrait à la pensée médicale.

Contre l'objection que ce sont les microbes mêmes qui pénètrent dans l'intérieur des phagocytes, il a été démontré que ces cellules vivantes sont parfaitement capables de s'incorporer les agents infectieux.

Mais, a-t-on dit, ces derniers ne peuvent être saisis par les phagocytes qu'après avoir été préalablement tués par les humeurs de l'organisme. Les phagocytes débarrassant l'organisme des microbes devenus déjà inoffensifs, ne joueraient que le rôle subalterne des balayeurs. Lorsqu'il a été prouvé d'une façon irréfutable que les phagocytes s'incorporent des microbes parfaitement vivants, une nouvelle objection a surgi : les phagocytes après avoir englobé les microbes vivants, sont incapables de les détruire et partant de les rendre inoffensifs pour l'organisme. Il n'a pas été difficile de réfuter définitivement cette opinion.

Mais, pour être saisis par les phagocytes, les microbes, bien que vivants, doivent être préalablement atténués dans leur virulence par une action humorale, ont dit les détracteurs de la théorie phagocytaire. Cette objection, émanant de l'école de Bouchard, n'a pas vécu longtemps, car il a été facile de démontrer que les bactéries incorporées dans les phagocytes peuvent donner aux animaux sensibles la maladie mortelle.

Forcés d'admettre le fait fondamental que notre organisme possède dans ses phagocytes le moyen d'englober et de détruire les agents pathogènes vivants et virulents, les opposants ont cherché un refuge dans la théorie d'après laquelle l'influence des humeurs est indispensable pour rendre les microbes phagocytables. C'est la théorie des opsonines de Wright. En se fixant sur les agents infectieux, les opsonines, incapables de tuer les microbes, ni même de les affaiblir dans leur vitalité et leur virulence, les préparent pour l'englobement. Le fait que la phagocytose est souvent « spontanée » et dispensée du concours des opsonines et cet autre que les recherches sur l'action opsonique ont été exécutées *in vitro*, en dehors de l'organisme, ne permettent pas d'attribuer à ce facteur humoral un rôle considérable.

Étant donné que l'arme principale qui rend les microbes pathogènes si redoutables, consiste dans leurs poisons, on s'est demandé si la destruction de ces agents infectieux par les phagocytes ne serait pas subordonnée à une neutralisation préalable des toxines bactériennes. Privés de ces dernières par une action antitoxique des humeurs, les microbes, ainsi réduits à l'état de corps étrangers inoffensifs, pourraient facilement devenir la proie des phagocytes. Bien des faits s'opposent à cette manière de voir. La facilité avec laquelle les phagocytes englobent les poisons minéraux et les microbes chargés d'endotoxines actives, indique même qu'ils sont loin d'être impuissants vis-à-vis des toxines. Mais les preuves directes faisaient défaut, ce qui encourageait les adversaires de la théorie des phagocytes dans leur opinion que, dans la lutte de l'organisme contre les microbes, le rôle initial et de beaucoup le plus important appartient au pouvoir antitoxique des humeurs. L'impuissance des phagocytes vis-à-vis des toxines bactériennes paraissait démontrée par les expériences récentes de *Petterssou* et *Stienström*, d'après lesquelles les globules blancs sont incapables de débarrasser un liquide de ses toxines.

Ce n'est que tout dernièrement que *Kobsarenko*, dans un travail de mon laboratoire, a pu fournir la preuve du contraire. Il a constaté que les leucocytes vivants de cheval, débarrassés du sérum et mis en suspension dans le liquide physiologique auquel on a ajouté des doses plusieurs fois mortelles de toxine diphtérique, neutralisent totalement ce poison si actif. Le doute n'est donc plus possible et il faut bien accepter que l'organisme possède, dans son système phagocytaire, son moyen de défense essentiel contre les microbes infectieux eux-mêmes, ainsi que contre leurs poisons.

A l'époque où la merveilleuse découverte des antitoxines parut assurer le triomphe de la théorie humorale dans l'immunité, on eut tendance à reléguer les phagocytes dans l'ombre. Aujourd'hui, après tant de faits qui confirment l'importance fondamentale de ces cellules, une telle attitude est devenue impossible.

Mais, nous demandera-t-on, y a-t-il quelque application pratique possible pour utiliser le rôle bienfaisant des phagocytes? *Behring* n'a-t-il pas déjà signalé, dans son rapport mémorable au congrès international d'hygiène de Londres en 1891, que, tandis que les sérums antitoxiques sont de maniement facile, l'utilisation des phagocytes se présente comme irréalisable!

Cette thèse ne peut plus être défendue. Sans parler des expériences de *Petterssou*, dans lesquelles il immunise l'organisme animal contre l'infection, en injectant dans le péritoine des globules blancs d'animaux réfractaires, l'attention doit être surtout retenue par les nombreuses tentatives de protection à l'aide de substances capables d'amener, sur le point menacé, une grande quantité de globules blancs. Basées sur des expériences de laboratoire, ces tentatives ont été, dans la suite, étendues à la pratique médicale. Plusieurs chirurgiens, *Raymond Petit* en tête, se sont mis à protéger l'organisme humain, menacé d'infection à la suite d'opération ou de traumatisme. En gynécologie, *Brindeau* a obtenu de bons résultats en traitant les plaies génitales, avec des ferments lactiques, capables d'attirer beaucoup de globules blancs. Toute une série de recherches nouvelles a créé ce nouveau chapitre des *Stimulines*, substances capables de renforcer la réaction phagocytaire contre les microbes et leurs poisons.

On a le droit de penser qu'un bel avenir est réservé à ces études qui faciliteront la lutte contre les maladies.

Mais, dès à présent, nous pouvons signaler les effets remarquables des sérums employés à titre de *stimulines*.

On trouvera ces résultats réunis dans la belle monographie de *Raymond Petit*, que nous recommandons chaudement au public chirurgical.

ÉLIE METCHNIKOFF.

15 juillet 1914.

P.-S. — Au lendemain du jour où j'écrivais cette préface, des événements que nul ne pouvait prévoir retardaient l'apparition de ce livre. — La chirurgie de guerre, ouvrant un champ nouveau aux applications de la phagocytose, je devais en mentionner l'importance et en encourager les applications.

Le 1er mai 1915.

LES PHAGOCYTES EN CHIRURGIE

ANTISEPSIE. — HÉMOSTASE. — RÉPARATION DES TISSUS

PREMIÈRE PARTIE

ÉTUDE BIOLOGIQUE

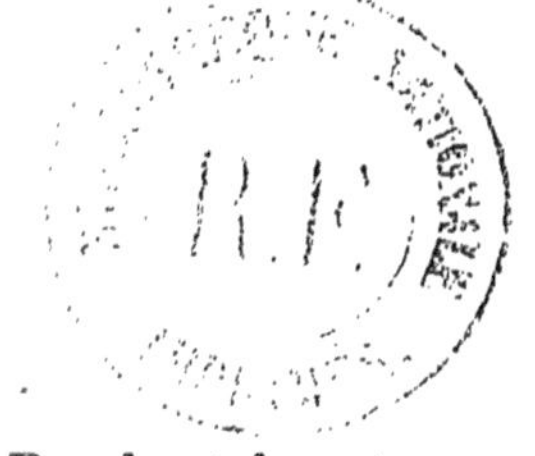

CHAPITRE I

L'ANTISEPSIE

Pendant longtemps les causes des complications septiques des plaies, des infections chirurgicales, restèrent mystérieuses. On ne savait rien de leur nature et on les combattait par des moyens purement empiriques, dont quelques-uns, il est vrai, n'étaient pas sans valeur, mais que l'on employait sans méthode générale. Leur mode d'action n'était pas étudié, et aucune idée directrice ne présidait à leur choix.

Du temps d'Hippocrate, on lavait les plaies avec du vin; Ambroise Paré, Guy de Chauliac, J.-L. Petit et tant d'autres en continuèrent l'usage.

De tout temps, le goudron a été utilisé en chirurgie; ce fut un des meilleurs éléments de la chirurgie des Arabes.

Plus près de nous, Batailhé, Nélaton, Barues, Chedevergne, Grandville-Bantoch, remirent en honneur le vin aromatique pour le pansement des plaies.

Raspail employait l'alcool camphré qui a longtemps conservé et garde encore des fidèles.

Le Cœur, de Caen, utilisait des alcools composés, réminiscence des anciens baumes ; d'autres préféraient l'alcool pur.

Personne ne semblait en mesure de préciser les raisons du choix de telle ou telle substance, personne surtout ne pouvait établir le mode d'action physiologique de la substance choisie : les diverses méthodes n'avaient pas de but scientifique précis. Cela se conçoit puisque les causes de l'infection et sa nature essentielle étaient inconnues.

Cependant on pressentit la nature de l'infection ; on parla de miasmes, de germes contages transportés par l'air : ce fut dans le but de filtrer l'air qui pouvait véhiculer ces germes encore hypothétiques, qu'Alphonse Guérin imagina son pansement ouaté. Il y eut donc des précurseurs de l'ère nouvelle dans laquelle la découverte des infiniment petits devait faire entrer la chirurgie.

Lorsque Pasteur eut démontré le rôle des microbes et leur action, une vive lumière vint éclairer d'un jour nouveau la pathogénie des infections chirurgicales et Lister en fit bénéficier la chirurgie en créant la méthode antiseptique qui devait la transformer de la façon la plus brillante et la plus heureuse.

J. Lucas-Championnière, dans sa remarquable leçon d'ouverture à l'Hôtel-Dieu, en 1899, nous a bien résumé cette renaissance de la chirurgie et le rôle de Lister avec qui commença la chirurgie moderne.

En 1865, Lister, qui avait reproduit les principales expériences de Pasteur, eut la pensée que les accidents des plaies pouvaient être attribués aux germes ambiants que Pasteur venait de découvrir dans l'air et sur tous les objets qui nous environnent. Il eut la pensée que si on purifiait les plaies, les instruments, les objets de pansement, que si on empêchait les germes de l'air de parvenir sur les plaies, elles se répareraient comme les plaies sous-cutanées, sans complications. Ayant fait ses premières expériences sur des fractures compliquées, il les vit guérir comme des fractures simples.

Il appliqua le système aux opérations et reconnut que non seulement il prévenait les accidents des plaies, mais qu'il prévenait la suppuration. Il affirma alors que la suppuration n'était pas un phénomène fatal de la réparation des grandes plaies, et établit toutes les conditions de la réunion par première intention qui, jusque-là, n'avait jamais été due qu'au hasard et qui, de ce jour, devint la règle normale de la réparation des plaies. (Leeds, 1867.)

Il choisit pour agent parasiticide l'acide phénique; mais il fut le premier à indiquer qu'on pouvait obtenir les mêmes résultats avec d'autres antiseptiques, et il employa l'acide borique, le chlorure de zinc, etc.

Ses idées et ses résultats frappèrent J. Lucas-Championnière, lors de sa visite à Glascow en 1868, et dès 1869, par sa première publication, il introduisit en France la méthode de Lister. Il en fit une large application à la chirurgie, aux accouchements, la vulgarisa et en demeura l'ardent défenseur.

Dès lors l'objectif principal fut de rechercher le moyen d'empêcher la pullulation microbienne. Il fallait à tout prix tuer les microbes. On vit surgir une innombrable quantité de substances antiseptiques, dont la puissance fut expérimentée *in vitro* et dont on fit ensuite l'emploi chez l'homme dans le traitement des plaies infectées ou susceptibles de l'être.

Le microbe étant le principal objectif, on chercha à tuer les germes septiques, et on ne songea pas assez que les éléments anatomiques sont des organismes plus compliqués et souvent plus fragiles que les microbes eux-mêmes.

Tous les antiseptiques sont plus ou moins caustiques et, si cette propriété est sans inconvénients pour la purification des instruments, il n'en va pas de même pour les tissus; sans parler de l'irritation de la peau des mains, des poussées d'eczéma médicamenteux dont peut avoir à souffrir le chirurgien, les tissus des plaies, dont la vitalité est déjà compromise par le traumatisme ou l'infection, sont souvent mal influencés par les antiseptiques caustiques. Chaque élément anatomique est un organisme plus délicat et moins résistant que l'organisme microbien; l'antiseptique qui doit détruire l'un, ne peut le faire sans atteindre l'autre.

D'autre part, les plaies larges et les séreuses sont des voies de pénétration considérables par où l'antiseptique risque d'être absorbé en quantité capable de produire une intoxication générale, et cela est d'autant plus important que bien des sujets présentent une extrême sensibilité pour certains de ces médicaments.

Arloing et Cornevin, Courboules (thèse de Lyon, 1883), Truchot (thèse de Lyon, 1884), commencèrent à signaler les inconvénients des antiseptiques.

Terrier et Péraire (*Petit manuel d'antisepsie et d'asepsie*, 1893, Alcan) Lieffring, ont montré « qu'aucune des substances antiseptiques ne peut être considérée comme ayant une action destructive absolue des microbes et des spores ».

L'étude expérimentale du pouvoir bactéricide des antiseptiques, depuis les recherches de Koch et Laplace, jusqu'à celles de Yersin et de Göppert, ne fit que diminuer de plus en plus la valeur qu'on leur attribuait autrefois et sur laquelle s'appuyait une partie des procédés listériens.

On s'aperçut que les substances antiseptiques exercent sur les surfaces traumatisées une action irritante dont les effets, signalés par Lister lui-même, se traduisent par un suintement sanguinolent post-opératoire quelquefois considérable, qui imprègne, traverse rapidement les pièces de pansement et nécessite leur fréquent changement. (Gross, De l'asepsie et de l'antisepsie opératoires, *Rev. Méd. de l'Est*, 18e année, t. XXIII, p. 98, Nancy, 1891.)

Enfin on signala l'action destructive des antiseptiques sur les cellules en général et sur les globules blancs en particulier. Les tissus modifiés de la plaie cautérisée par les antiseptiques sont privés de leur arme de défense contre les microbes. Les études de ces dernières années ont fait ressortir que le corps animal ne subit point passivement l'invasion des bactéries, comme le fait le bouillon du bactériologiste, mais qu'il existe un antagonisme très actif, une espèce de guerre entre les microbes et l'organisme vivant; pour être encore peu connus, les procédés que ce dernier emploie dans cette lutte n'en sont pas moins très intéressants et jouent certainement un rôle capital dans la guérison de toutes les maladies infectieuses.

Brun, dans sa thèse d'agrégation (Paris, 1886) a étudié les dangers des antiseptiques.

Un simple coup d'œil sur les effets des principaux antiseptiques nous édifiera à ce point de vue.

Les solutions phéniquées dont l'usage a si longtemps été répandu, et que bien des praticiens emploient encore, ne sont pas sans danger et depuis longtemps, en France et à l'étranger, on appelle l'attention des médecins sur cette question. Nous n'entreprendrons pas de faire ici le procès de l'acide phénique, qui a rendu, il faut bien le reconnaître, d'immenses services en chirurgie. Mais c'est un agent désinfectant qui demande à être manié avec une grande prudence : encore a-t-il l'inconvénient, comme tous les antiseptiques, d'être plus ou moins caustique suivant le titre des solutions. Les cellules vivantes et saines sont altérées à son contact, à plus forte raison celles qui ont été lésées par un traumatisme et dont la vitalité est déjà plus ou moins compromise.

Dès 1871, Tillaux signalait la mortification des tissus à la suite de pansements phéniqués. Plus récemment, Laugier, J. Carles (Société d'anatomie et de physiologie de Bordeaux), Lucas-Championnière lui-même, et tant d'autres, ont signalé des accidents dûs à l'action des pansements phéniqués. Pouchet, dans son traité de toxicologie, les a indiqués.

Ce sont des érythèmes phéniqués simples ou fébriles, parfois de véritables brûlures, plus fréquents chez les sujets à peau délicate, sur certaines régions dont les téguments sont plus sensibles (cou, seins, etc.). Ce sont encore des réveils d'eczéma chez les sujets prédisposés, avec des éruptions très étendues et particulièrement tenaces.

La gangrène phéniquée, aujourd'hui bien connue, n'est pas exceptionnelle. Qu'on l'attribue à une trop grande concentration de la solution employée, à l'application trop prolongée du pansement ou à une susceptibilité individuelle, elle n'en existe pas moins, témoignant de l'action du médicament sur les tissus.

Dans un cas rapporté par G. Cotte de Lyon, l'examen de la pièce, fait par M. Dor, ne laisse aucun doute à ce sujet. Il est dès lors permis de penser que dans les cas où l'acide phénique prudemment manié ne détermine pas ces accidents locaux sérieux et frappants, il n'est du moins pas favorable à la vie des cellules qui entrent en contact avec lui et n'aide pas directement l'effort naturel de l'organisme vers la réparation des plaies.

Mais à côté de ces accidents locaux, il faut signaler les accidents généraux, les intoxications phéniquées aiguës ou chroniques. Si les intoxications aiguës sont souvent légères, se traduisant par de la céphalée, de l'inappétence, des nausées, des vomissements, elles sont aussi parfois très graves, caractérisées par du collapsus, une pâleur livide, des sueurs visqueuses, le refroidissement des extrémités, la diminution, l'abolition des réflexes, l'insensibilité de la cornée. Des vomissements noirs apparaissent, la diarrhée profuse et fétide s'établit, les urines sont rares et noirâtres. Enfin le pouls devient fréquent et imperceptible, la température s'abaisse, la respiration est irrégulière, superficielle et la mort survient par arrêt respiratoire.

Dans l'intoxication chronique, mieux appelée l'intoxication lente, on observe l'inappétence, les nausées, les vomissements, parfois de la paralysie vésicale. Les urines sont rares et de coloration noirâtre, et la température s'élève à un ou deux degrés au-dessus de la normale.

Beunat, dans sa thèse (Paris, 1895-1896), a bien étudié le traitement de ces empoisonnements par l'acide phénique. Le Dr Inglessi a réuni des observations, publiées à l'étranger et notamment en Allemagne, où les pansements phéniqués ont déterminé des accidents toxiques.

On pourrait faire les mêmes reproches à la plupart des antiseptiques dont le pouvoir bactéricide *in vitro* est nettement démontré. Si nous avons résumé avec quelques détails les inconvénients de l'acide phénique, ce n'est point par parti pris contre cet excellent antiseptique, mais seulement parce que les accidents auxquels il expose sont mieux connus et ont été plus complètement décrits.

En réalité, tous les antiseptiques proprement dits sont passibles de ces reproches. Les solutions mercurielles, le sublimé en particulier, ne sont pas exemptes de dangers. Quel chirurgien n'a pas vu le pansement au sublimé déterminer, chez certains sujets, des érythèmes assez intenses pour nécessiter la suspension de son emploi? Sa toxicité ne permet pas de l'utiliser dans les cavités séreuses au moins, et il n'est pas discutable qu'il altère les éléments cellulaires au lieu de leur offrir un milieu favorable à la vie.

L'iodoforme, outre son odeur désagréable, détermine fréquemment des poussées d'eczéma qui obligent à renoncer à son emploi.

En outre, les cas d'intoxication par l'iodoforme ont maintes fois été signalés et le *National Medical Review* conseille d'en surveiller l'emploi en notant par l'analyse d'urine la quantité d'iode éliminée. La nécessité d'une telle surveillance n'est pas pour simplifier l'usage du médicament et montre bien les dangers qu'il comporte.

Il n'est pas jusqu'à la teinture d'iode, remise en grand honneur récemment, qui ne puisse entraîner des accidents locaux, surtout avec la nouvelle formule du codex. Ici encore nous rencontrons des susceptibilités individuelles. Je me souviens d'un cas où j'ai eu à déplorer son emploi; j'avais terminé une ablation du sein pour néoplasme, et fait soigneusement les sutures; le Dr Monod, qui avait bien voulu assister à l'opération, m'engagea à passer un peu de teinture d'iode sur la ligne de sutures. Je le fis sur le tiers supérieur de la plaie seulement. A ce niveau, il y eut du sphacèle des téguments touchés, et, tandis que le reste de la plaie se réunissait par première intention, je dus attendre, dans cette partie, une élimination d'escharres, suivie de réparation lente par bourgeonnement. La malade me raconta d'ailleurs qu'une application de teinture d'iode que lui fit un dentiste sur la gencive, fut également suivie de sphacèle du point touché. Ce cas n'est pas unique et j'ai plusieurs fois observé des accidents du même genre, pour avoir passé de la teinture d'iode sur des incisions, après l'ablation des fils de suture : un point de sphacèle apparaissait aux plaies d'entrée et de sortie de chaque fil, sphacèle superficiel sans doute et sans gravité, mais qui ne laissait pas que de retarder la guérison et de rendre la cicatrice plus apparente et disgracieuse. Aussi ai-je abandonné l'usage de la teinture d'iode dans ces circonstances et je verse seulement un peu d'alcool à 90° sur les sutures à la fin des opérations, comme après l'ablation des fils.

Le salol, qui a eu son heure de vogue, a été peu à peu abandonné, non seulement à cause de son action locale, mais aussi en raison d'accidents d'intoxication générale, avec irritation des reins.

En résumé, tous les antiseptiques sont plus ou moins caustiques et toxiques. Lorsqu'on les emploie à des doses où leur action bactéricide est certaine, on doit redouter d'une part leur toxicité et d'autre part leur action destructive sur les tissus de l'organisme.

D'ailleurs on ne peut pas conclure du pouvoir antiseptique d'une substance *in vitro*, à son efficacité sur une plaie.

Il est facile, dit Charrin[1], d'étudier des antiseptiques *in vitro*, qui gênent la pullulation microbienne ou l'arrêtent. Il est plus difficile d'atteindre les microbes dans les tissus. Près du microbe, il y a des cellules qui sont très sensibles aux antiseptiques, d'autant que la plupart d'entre eux sont des poisons; or, la cellule demande à être respectée au delà de toute limite. Se contenter de ne pas l'altérer plus ou moins profondément, d'empêcher sa dégénérescence ne suffit pas; par elle-même, par ses mouvements, ses sucs, ses digestions, elle est chargée de lutter contre l'envahisseur, au besoin de l'anéantir.

Ce n'est donc point uniquement son existence qui doit être épargnée, ce sont, encore, ses attributs physiologiques dans leur intégrité.

1. Charrin, *Traité de pathologie générale*, t. II, p. 361.

Après avoir si nettement exposé les inconvénients et les dangers des antiseptiques, l'auteur ajoute, comme correctif, qu'avec les antiseptiques il n'est pas nécessaire d'aller jusqu'à la mort de l'agent pathogène, et qu'on peut très bien le gêner simplement. Mais ne pourrait-on pas lui retourner ses propres arguments et lui répondre que, si on gêne les microbes par des antiseptiques même légers, on gênera aussi, et au même titre au moins, les cellules voisines, alors qu'elles doivent être « respectées au delà de toute limite » et qu'il faudrait même, au contraire, s'efforcer de les stimuler et de les aider dans leur travail de défense et de réparation.

L'action nocive des antiseptiques sur les séreuses a été d'ailleurs maintes fois signalée ; Delbet notamment, dans les *Annales de Gynécologie* (1891), en a montré les dangers. Les antiseptiques diminuent la résistance des séreuses, du péritoine en particulier et favorisent la formation d'adhérences post-opératoires, en altérant ou détruisant l'endothélium de la séreuse. C'est pourquoi Delbet recommande de préférence l'usage de solution de chlorure de sodium à 7 p. 1 000 pour les lavages du péritoine. D'autre part, les séreuses ont un pouvoir d'absorption rapide et dans une cavité étendue, comme le péritoine ou la plèvre, l'usage d'antiseptiques en lavages peut exposer à des accidents graves d'intoxication. Il faut donc les proscrire non seulement dans les cas où le péritoine est sain, comme le dit Delbet, mais dans tous les cas sans exception.

Cette action nocive sur le péritoine s'exerce de la même façon sur toutes les séreuses et particulièrement sur la plèvre.

Profitant des nombreuses études et des communications de M. Lejars au Congrès de Médecine de 1900, le Dr Gottschalk a réuni d'intéressants documents sur le traitement des plaies. Il montre que la peau normale est toujours occupée par de nombreux microbes, qui prolifèrent dès qu'une cause quelconque (dermatoses suintantes, traumatismes, plaies) vient leur fournir des conditions favorables de développement. Malheureusement, dit-il, aucun procédé utilisable ne permet la désinfection absolue, certaine et durable de la peau intacte.

Dans l'état actuel de la science, aucune technique opératoire, aucun procédé de pansement ne peut, avec certitude, anéantir les microbes d'une plaie opératoire. Il est impossible d'assurer, d'une façon absolue, la désinfection d'une plaie contaminée. Aussi en arrive-t-il à cette conclusion que la première indication, dans le traitement des plaies, est de favoriser, ou tout au moins de n'entraver en rien les réactions de défense de l'organisme : détersion mécanique de la plaie par l'exsudat; vertu bactéricide que les sécrétions de la plaie doivent au sérum sanguin et au pouvoir phagocytaire des leucocytes. Pour lui l'emploi des antiseptiques peut être une cause de danger, non pas seulement par les désordres généraux, intoxication, lésions rénales et autres, qu'ils peuvent occasionner, mais encore par des désordres locaux, en diminuant la force de résistance des tissus.

L'antisepsie étant inefficace et dangereuse, l'asepsie absolue irréalisable, les conditions physiques du pansement doivent, selon Gottschalk, devenir un élément essentiel du traitement des plaies; elles doivent favoriser le drainage des sécrétions en assurant un courant d'exosmose continu, allant de la plaie au pansement; aussi conseille-t-il le pansement humide, absorbant, évaporant, que réalise la gaze stérilisée.

Ainsi l'antisepsie perd du terrain à mesure que ses inconvénients sont mieux étudiés, et le courant des idées se fait dans un sens nouveau. On cherche à n'apporter dans la plaie aucun germe septique et la stérilisation des instruments et des pièces de pansement va bientôt se faire par des moyens physiques, par la chaleur et non plus par des substances antiseptiques.

CHAPITRE II

L'ASEPSIE

L'étude des inconvénients que présentent les antiseptiques dans la pratique chirurgicale, et parallèlement les progrès réalisés dans les laboratoires, au point de vue de la stérilisation, ne tardèrent pas à modifier les idées des chirurgiens.

Lawson Tait, Granville Bantock à Londres, Léon Tripier à Lyon, V. Bergmann à Berlin et d'autres chirurgiens, de Boston, de New-York, dirigèrent leurs efforts vers l'asepsie chirurgicale. En France, Terrier et ses élèves se sont faits les ardents défenseurs de la méthode aseptique, et ont réussi à la faire prévaloir.

Au Congrès de 1890, Terrier déclare qu'il est arrivé à remplacer l'antisepsie par l'asepsie dans sa pratique, c'est-à-dire à ne plus employer de substance antiseptique proprement dite pendant l'opération. « Mais, ajoute-t-il, cela ne veut pas dire que je ne me serve jamais d'antiseptiques. » Voici comment il résume sa façon d'agir : « Avant l'opération, je fais agir un pulvérisateur chargé d'eau stérilisée, dans la salle, pour abattre les poussières. Le lavage des mains du chirurgien, des aides et du champ opératoire, est fait au sublimé. J'emploie comme fils à ligature, la soie tressée antiseptique préparée dans une solution de bichlorure au millième. Les instruments sont stérilisés dans l'étuve sèche de Poupinel, sauf les instruments tranchants, qui sont bouillis dans l'eau stérilisée. Les compresses sont stérilisées à l'autoclave à 120°. Comme pansement, j'emploie l'ouate stérilisée non antiseptique, préparée à l'étuve, suivant la méthode de M. Quénu. Je fais également stériliser les blouses, serviettes, tabliers dont mes élèves et moi nous nous servons pendant les opérations. »

Grâce aux progrès de la bactériologie, la réforme de l'antisepsie prit un caractère scientifique. On commença à stériliser les instruments et les objets de pansement par la chaleur ; l'eau stérilisée par la chaleur remplaça les solutions antiseptiques pour le lavage des plaies et pour les pansements humides.

En même temps, les recherches des bactériologistes venaient démontrer que les chirurgiens n'ont pas seulement à craindre, pour leurs opérés, la contamination par l'air ; les microbes pathogènes se rencontrant plus souvent et en beaucoup plus grand nombre, dans l'eau, sur le sol, sur nos vêtements, sur nos mains. La notion du danger de contagion par contact, plus grand que celui de la contagion par l'air, était acquise et démontrée.

Toutefois, il ne faudrait pas trop complètement opposer l'asepsie à l'antisepsie. Dans son travail sur l'évolution de l'antisepsie, Stassano[1] le fait ainsi très justement observer : « On a tort de considérer les pratiques nouvelles de l'asepsie comme étant tout à fait opposées aux anciennes de l'antisepsie. Malgré les utiles réformes des procédés récents de désinfection, toujours est-il que Lister fut le premier à avoir recours aux moyens physiques de protection des plaies dont on voudrait faire un mérite exclusif de l'asepsie.

« L'usage de l'ouate, le choix heureux de la gaze, l'emploi très fréquent des drains de Chassaignac, si appropriés, chacun des trois, à empêcher l'absorption des plaies et à en faciliter le processus de réparation, témoignent clairement dans son pansement qu'il se préocupa autant que M. Préobajensky, des bases physiques du traitement parasitaire des plaies dont ce dernier s'est fait l'apôtre. »

En résumé, l'asepsie, tenant compte des dangers déjà connus de contamination par l'air et des dangers de contamination par contact, plus fréquents, s'efforce de protéger les plaies contre

1. Stassano, *Archives des sciences médicales*, 1898, p. 30 et suiv.

l'infection, en évitant par une stérilisation minutieuse l'introduction de tout microbe venu de l'extérieur.

La salle d'opération est construite dans des conditions spéciales; les murs sont nus, parfaitement lisses et lavables, tous les angles en sont arrondis; pas d'étagères où la poussière s'accumule, seulement des lavabos où l'eau stérilisée arrive par des canalisations cachées dans les murs, et dont le fonctionnement est actionné par des pédales.

Cette salle, préparée pour une opération, reste fermée à l'abri des courants d'air, afin que l'air qui environnera la plaie soit dépouillé de la plus grande partie des germes de l'atmosphère, car si le danger de contamination par contact est plus grand que celui de la contamination par l'air, celui-ci n'en existe pas moins; les recherches de M. E. Germano sont édifiantes à ce sujet. Elles ont en effet prouvé que le staphylocoque, le streptocoque, et d'autres microbes pathogènes peuvent se trouver incorporés de telle façon à la poussière, qu'ils acquièrent une très forte résistance à la dessiccation et à l'action atténuatrice de la lumière.

Dans cette salle, spécialement aménagée, et préparée, n'entreront avec l'opéré que le chirurgien, ses aides et le personnel strictement nécessaire, tous revêtus de vêtements stérilisés par la chaleur. Aux vêtements habituels, blouses, tabliers, on a ajouté tout un costume, calottes stérilisées, masques stérilisés, ne présentant que deux orifices pour les yeux, bavoirs, bottes de toile stérilisées, etc.

Les instruments sont purifiés à l'étuve de Poupinel ou à l'autoclave, et disposés dans des plateaux stérilisés sur des tablettes de verre ou de lave.

Les pièces de pansement sont également stérilisées par la chaleur sèche ou humide, sans addition de substances chimiques antiseptiques. Les fils à ligatures ou à sutures sont stérilisés de même par la chaleur et sous pression, soit dans l'eau, soit dans l'alcool, soit dans des essences.

La région où aura lieu l'opération est recouverte d'un champ opératoire également stérilisé.

Reste la partie la plus délicate : la désinfection des mains du chirurgien, de ses aides et de la région opératoire.

On a recours à un savonnage avec de l'eau et du savon liquide stérilisés; on brosse longuement les téguments avec une brosse dure et stérile, puis on dégraisse à l'éther et on lave à l'alcool.

Pourtant ces procédés n'ont pas semblé donner une entière sécurité; ce n'est plus une stérilisation scientifique et rigoureuse comme celle que donne la chaleur. Aussi l'antisepsie reprend ses droits, et la région opératoire, les mains des opérateurs, sont lavées au sublimé ou à l'oxycyanure de mercure, ou enduites de teinture d'iode, qui d'après les recherches les plus modernes, donnerait les meilleurs résultats.

Malgré ces précautions, les chirurgiens voient encore des fils à ligature donner lieu à des suppurations bénignes, sans doute, mais ennuyeuses.

Les recherches sur l'aseptisation des mains se multiplient et on en arrive à reconnaître qu'il est à peu près impossible d'en assurer l'asepsie parfaite et rigoureuse.

C'est que le brossage, le savonnage, les antiseptiques agissent bien à la surface de la peau, mais leur action ne pénètre pas dans les canaux des glandes sudoripares et sébacées où quelques germes peuvent se cacher. Telles mains, aseptiques au début d'une opération ne le sont plus rigoureusement un quart d'heure après, alors que les mouvements auront fait sortir le contenu septique des glandes. C'est pour cela, d'ailleurs, qu'on ne voit guère suppurer que les catguts superficiels, ceux qui ont été placés à la fin de l'opération, alors que l'asepsie des mains est devenue moins sûre.

Sans doute on devra au cours de l'opération se tremper fréquemment les mains dans une solution antiseptique, mais cette rapide immersion ne suffit pas à tuer les microbes.

Ces constatations conduisirent les chirurgiens à opérer toujours avec des gants de caoutchouc stérilisés. Il est hors de doute que l'usage des gants a réduit considérablement les accidents de suppuration des fils. Mais la protection que peut apporter l'usage des gants, de la part du chirurgien, n'est pas réalisable du côté des téguments du malade.

Somme toute la chirurgie aseptique ne doit apporter à l'opéré aucun microbe du dehors et elle ne doit pas compromettre la vie des cellules par des antiseptiques, toujours plus ou moins caustiques. C'est là, il faut le reconnaître, un progrès considérable, mais qui laisse cependant des lacunes. Si la chirurgie aseptique n'apporte pas de germes nocifs du dehors, elle ne fait rien contre les microbes déjà installés dans les tissus au moment de l'opération, si ce n'est d'assurer l'écoulement du pus et des liquides contaminés, par l'emploi des drains et des pansements absorbants à la gaze. L'asepsie par elle-même ne combat pas effectivement l'infection préexistante, et si elle n'entrave pas la réparation des plaies comme l'antisepsie, elle ne la favorise pas non plus directement.

Au reste, il faut bien le reconnaître, l'asepsie rigoureuse d'une plaie est à peu près impossible à réaliser. La plupart des plaies opératoires ou accidentelles qui cicatrisent par « première intention » sans fièvre, ni suppuration, ne sont pas strictement aseptiques comme on avait tendance à le croire tout d'abord, on y rencontre des micro-organismes dont quelques-uns sont pathogènes.

Ranke d'un côté, Demarquay de l'autre, en 1874, constatèrent les premiers la présence de staphylocoques, de streptocoques et d'autres bactéries pathogènes dans des cas de plaies guéries cependant par réunion immédiate, sous le pansement antiseptique. Lister lui-même, qui s'était d'abord refusé à reconnaître l'exactitude de ces faits, dût bientôt se rendre à l'évidence devant les recherches de son élève M. Watson-Cheyne.

Plus récemment, Kouznetzof a repris des expériences analogues et ses intéressantes recherches ont établi que 15 p. 100 seulement des plaies à évolution cliniquement aseptique, sont en réalité strictement dépourvues de germes microbiens. Cette constatation, quelque peu troublante au premier abord, s'explique pourtant très facilement et cela reste en parfait accord avec les données scientifiques que nous possédons. Nous n'avons qu'à rappeler, avec Stassano, les expériences de Hohnfeldt sur l'histogénèse des abcès : elles montrent que l'incubation du staphylocoque dans le tissu conjonctif sous-cutané n'amène la formation du pus que si la quantité des microbes introduits atteint une dose relativement massive. Les inoculations de quantité moins grande de staphylocoques ne causent localement qu'une légère hyperhémie passagère, et tout à fait invisible à l'œil nu, si on inocule quelques microbes seulement. A cette hyperhémie, fait suite la guérison complète en quelques jours grâce à la phagocytose. Dès les premières heures, de nombreux leucocytes polynucléaires s'agglomèrent au lieu d'invasion et englobent tous les microbes, puis les digèrent. On les retrouve en effet au sein de leur protoplasma, avec des contours de moins en moins nets et perdant progressivement leur pouvoir de fixer les matières colorantes.

Expérimentant sur des lapins, Herman a montré qu'il faut inoculer de trois quarts à 1 centimètre cube de culture de staphylocoque blanc, en bouillon, pour provoquer de la suppuration.

Il en va de même pour la plupart des microbes pathogènes dans n'importe quel tissu. Pour déterminer une péritonite avec du bacille pyocyanique ou du bactérium coli, il faut en inoculer une certaine dose, qui varie d'ailleurs avec la virulence de la culture, avec l'espèce et le poids de l'animal, avec son degré de résistance individuelle. Si l'on reste en dessous de la dose mortelle minima, l'animal échappe à l'infection grâce à la phagocytose.

Il est dès lors facile de concevoir que la réunion immédiate d'une plaie, sans suppuration ni fièvre, puisse avoir lieu malgré la présence de quelques colonies microbiennes, parce que ces microbes, staphylocoques, streptocoques, etc., sont à une dose insuffisante pour déterminer la suppuration chez le sujet envisagé. Stassano partant de la valeur pratique de ce coefficient « dose » dans la nocivité des germes pyogènes, arrive à la conclusion suivante, qui intéresse au plus haut point le chirurgien :

« Au lieu de prétendre à réaliser complètement l'asepsie des plaies, si difficile, dont les déceptions entraînent souvent les praticiens à l'abandon de toutes les mesures antiparasitaires, le chirurgien devra envisager pratiquement, la protection des tissus dénudés, ne viser que le but, relativement facile à atteindre, de limiter l'accès des germes pathogènes sur les plaies, n'épargnant aucun soin pour mettre la partie lésée en condition de n'avoir à se défendre que contre le moins possible de microbes. »

En résumé, la méthode aseptique constitue un important progrès puisqu'elle n'altère pas les tissus de l'organisme et n'entrave pas le processus de défense naturelle. Si elle ne parvient pas à supprimer d'une façon rigoureuse et absolue la pénétration de tout microbe, du moins elle peut la limiter dans des conditions suffisantes, pour que la phagocytose puisse facilement détruire le petit nombre des microbes qui lui auraient échappé. La chirurgie ne peut donc réaliser qu'une asepsie relative, pratiquement suffisante.

Mais elle ne fait rien contre l'infection préexistante, elle n'aide pas activement l'organisme dans la lutte qu'il doit soutenir contre les microbes infectants, puis dans son effort pour réparer les plaies. A ces points de vue, elle se borne à ne pas nuire.

CHAPITRE III

PROCESSUS DE LA GUÉRISON NATURELLE SPONTANÉE DE L'INFECTION

Nous avons vu dans les précédents chapitres comment les découvertes de Pasteur ont illuminé l'histoire des maladies infectieuses; la médecine et la chirurgie dotées de la connaissance des microbes pathogènes et de leur rôle, ont évolué sous cette influence, et la méthode antiseptique est née. Les inconvénients de cette méthode ont ensuite amené les chirurgiens à la pratique de l'asepsie.

Aujourd'hui l'asepsie nous paraît répondre incomplètement encore à ce que la chirurgie doit rechercher. Il est indéniable que nous ne devons apporter, soit par nos mains, soit par le matériel que nous utilisons, aucun microbe dans l'organisme du patient. Avant tout, nous devons ne pas nuire. La chirurgie aseptique a fait ses preuves, elle a donné de merveilleux succès dans toutes les opérations où il n'y avait pas d'infection préalable; mais il ne faut pas songer seulement aux malades qui sont opérés en dehors de toute infection; dans la majorité des cas, le chirurgien se trouve aux prises avec des affections septiques et ce n'est pas assez de n'y point apporter de microbes étrangers. La chirurgie doit pouvoir faire plus et mieux pour les malades; elle doit s'appliquer plus exactement à seconder l'effort curateur de la nature. Un petit nombre d'infections, même graves, arrivent parfois à guérir spontanément. Les découvertes de notre maître, M. Metchnikoff, celles de ses élèves, et d'un grand nombre de savants biologistes modernes, ont permis de mettre en lumière les divers moyens dont dispose l'organisme pour lutter contre l'infection et les différentes phases de l'effort curateur naturel.

Nous devons nous inspirer de ces découvertes biologiques pour aider la nature dans sa lutte et la stimuler lorsqu'elle est insuffisante, soit à cause du nombre ou de la virulence des microbes, soit à cause de l'affaiblissement de l'organisme. Nous devons aussi nous interdire l'usage de tout ce qui peut amoindrir et contrarier cet effort naturel.

Lorsque les microbes font irruption dans nos tissus, l'organisme répond à cette invasion par les phénomènes complexes de l'inflammation. Il se produit une vasodilatation avec congestion plus ou moins intense, qui facilite l'œdème et la diapédèse; cette vasodilatation semble due à une action réflexe, provoquée par les toxines microbiennes. L'exode des globules blancs que Conheim a mis en évidence par ses expériences célèbres sur l'inflammation, s'explique par une réaction défensive. Zahn en a donné expérimentalement la preuve suivante : si l'on expose le péritoine mésentérique de la grenouille à l'action de l'air stérilisé, sans microbes, tous les phénomènes de l'inflammation s'y développent à l'exclusion de la diapédèse. Les globules blancs sortis des vaisseaux, sont guidés par une sensibilité mystérieuse, « la chimiotaxie ». Les sécrétions du bacille, plus tard les émanations des cellules malades ou mortes au siège de l'infection, repoussent ou plus souvent attirent les phagocytes vers le foyer infecté; alors s'organise la défense, et la comparaison classique de l'armée qui repousse une invasion s'impose avec tout ce qu'elle a de saisissant. Les physiologistes ont pu constater expérimentalement qu'en un quart d'heure « la majeure partie de l'armée leucocytaire, soit des milliards de phagocytes, disparaissent du sang qui est leur habitat ordinaire et accourent au point où l'inflammation aiguë se déclare, c'est-à-dire où la bataille s'engage ». (L. et P. Murat.) N'est-ce pas la mobilisation rapide d'une armée de première ligne? Avec la sérosité, les globules blancs diapédésés, et les cellules lymphatiques mobiles du tissu conjonctif s'accumulent dans la zone infectée : tous ces phagocytes vont commencer la lutte, car il est rare que le nombre et la toxicité des microbes soient dès l'abord suffisants pour produire une chimiotaxie négative. Dans ce cas, le champ resterait librement ouvert aux envahisseurs, sans que l'organisme essaye même de lutter et la mort surviendrait rapidement.

En général la chimiotaxie a donc été positive et le corps à corps commence; les phagocytes, grâce à leurs mouvements amiboïdes, s'avancent vers les microbes envahisseurs; ils poussent des prolongements protoplasmiques qui en englobent un certain nombre, et la cellule, rétractant son protoplasma, s'efforce de digérer et de détruire ses victimes. Parfois plusieurs cellules s'unissent pour cerner et emprisonner leurs ennemis.

Tout cela est la phagocytose découverte par M. Metchnikoff; ce phénomène, très discuté jadis par beaucoup de savants, est aujourd'hui complètement démontré et n'a plus rien d'hypothétique.

Il se passe donc, dans l'intimité des tissus infectés, une véritable lutte entre les phagocytes, défenseurs de l'organisme et les microbes. Si les leucocytes sont vaincus, l'infection peut envahir et même se généraliser; si au contraire les leucocytes triomphent facilement, la guérison spontanée survient, ayant coûté la vie à quelques cellules. Mais le plus souvent la victoire n'est pas aussi facilement assurée aux leucocytes; tandis qu'un bon nombre succombe dans le combat, d'autres nouveaux accourent à l'aide, comme une armée de renfort; car l'organisme dès le début de la diapédèse, multiplie ses leucocytes, pour en récupérer dans le sang le nombre normal et bien au delà. En effet, le sang humain ne renferme guère au total que 37 milliards de globules blancs, en moyenne; or dans un litre de pus on en compte environ 125 milliards. Pendant le développement d'un abcès, on trouve dans le sang jusqu'à six fois plus de globules blancs qu'à l'état normal, sans tenir compte de ceux qui sont déjà sortis par diapédèse pour gagner le lieu de l'infection. Cette augmentation du nombre des leucocytes dans le sang, témoigne de l'intense activité productrice de la rate, des ganglions et de la moelle des os, à fabriquer de nouveaux défenseurs.

Cette hyperleucocytose est une réaction de défense de l'organisme ; on l'utilise au point de vue du diagnostic pour différencier, dans les cas douteux et difficiles, les affections inflammatoires d'avec les autres; on s'en sert également au point de vue du pronostic car l'absence d'hyperleucocytose décèle l'absence de réaction de défense d'un organisme épuisé, ou sidéré par l'extrême virulence des microbes, tandis qu'une hyperleucocytose par trop forte montre la gravité de la lutte engagée contre eux.

Tandis qu'au centre s'accumulent pêle-mêle les corps des microbes et des phagocytes qui ont succombé et sont devenus globules du pus, et les éléments anatomiques mortifiés par les toxines, les tissus prolifèrent à la périphérie, les cellules conjonctives se multiplient et une barrière de défense se trouve édifiée par l'organisme pour circonscrire en quelque sorte le champ de bataille ; l'abcès est formé.

La phagocytose nous explique donc d'une façon très exacte et très claire ce qui se passe dans l'intimité des tissus au cours d'une infection microbienne quelle que soit sa marche et son issue.

Le leucocyte nous apparaît comme le défenseur de l'organisme par excellence ; les globules blancs constituent une armée contre l'invasion microbienne, mais n'y a-t-il pas d'autre mode de destruction des microbes? La phagocytose est-elle le seul moyen de défense dont dispose l'organisme contre eux?

Les microbes peuvent être attaqués et détruits en dehors du phénomène de la phagocytose, par des ferments ou des substances contenues dans le sérum et les humeurs.

Déjà Pfeiffer avait démontré que la destruction extra-cellulaire des microbes pouvait avoir lieu dans certaines conditions, à la faveur de substances bactéricides contenues dans les humeurs; la transformation des microbes en granules ronds et immobiles, prit le nom de phénomène de Pfeiffer. Son auteur l'attribuait à l'action bactéricide d'une sécrétion active des cellules du péritoine.

M. Metchnikoff, en 1895, a démontré que cette substance

bactéricide est élaborée par les phagocytes qui la versent dans le sérum et dans les humeurs, ou plus exactement la laissent s'échapper de leur corps, au moment où se produit une phagolyse passagère. La destruction extra-cellulaire des vibrions n'est donc pas un acte phagocytaire proprement dit, mais elle se rattache cependant au rôle de défense des leucocytes, puisqu'il s'agit d'une action bactéricide exercée par des substances échappées des globules blancs.

Van de Velde[1], en 1898, publia les résultats d'expériences par lesquelles il cherchait à préciser les rapports des propriétés bactéricides du sérum et des leucocytes. Il conclut que la substance bactéricide du sérum et des exsudats est sécrétée par les leucocytes. Confirmant l'opinion de Buchner, de Hahn, de Schattenfroh, de Bail, il prouva que les leucocytes retirés des exsudats possèdent encore beaucoup de substance bactéricide, qu'ils achèvent d'abandonner après leur mort. Dans le sérum, on trouve plusieurs anticorps naturels, c'est-à-dire des substances bienfaisantes, formées préventivement contre des infections courantes. Ce sont : les bactériolysines qui attaquent et dissolvent les microbes; les agglutinines qui gênent ou même entravent complètement les mouvements des bactéries; les précipitines, etc. Toutes ces substances, sur la nature desquelles nous sommes encore loin d'être fixés, mais qui contribuent manifestement à la défense de l'organisme contre les attaques microbiennes, sont probablement élaborées par les leucocytes dont elles dériveraient directement.

Les leucocytes sécrètent encore des sensibilisatrices qui, se fixant sur les bactéries, les rendent plus sensibles à l'action des alexines.

Wright a observé que si l'on met en présence *in vitro* des leucocytes lavés et des bactéries en suspension dans de l'eau physiologique, la phagocytose ne se fait pas, au moins immédiatement; mais dès qu'on ajoute une trace de sérum frais, la phagocytose devient intense et rapide. Il a donc supposé que

1. Van de Velde, *Centrabl. f. Bakt.*, 30 avril 1898.

le sérum contenait une substance activant la phagocytose et qu'il a nommé *opsonine*. Selon Bail, l'opsonine agirait en annihilant l'effet de l'agressine sécrétée par les microbes et qui paralysait le pouvoir phagocytaire du leucocyte.

Dans le cours des maladies infectieuses, dit le professeur Roger, l'organisme tend constamment à modifier la constitution de ses humeurs. Si cette modification est prompte et rapide, la phagocytose devient suffisamment active pour amener la guérison. Dans le cas contraire, la phagocytose est trop lente et la maladie évolue vers la mort ou la chronicité. Grâce aux travaux de Wright, nous pouvons maintenant, chez le malade, apprécier le pouvoir sensibilisant des humeurs. Wright a appelé opsonine la substance sensibilisatrice qui rend le microbe incapable de résister à la phagocytose. En mettant en contact *in vitro* des leucocytes, des microbes et le sérum dont on veut connaître le pouvoir opsonique, on peut déterminer, par comparaison avec un sérum normal, l'intensité de la phagocytose et le pouvoir sensibilisateur du sérum ou index opsonique. Et, comme il est facile de le comprendre, les indications ainsi obtenues, éclairent singulièrement le diagnostic, le pronostic et la thérapeutique, puisque l'opsonine est spécifique pour chaque bactérie, que l'activité phagocytaire est en rapport avec la résistance et que la courbe de l'index opsonique traduit l'influence du traitement. (Cours de pathologie comparée.)

Cette conclusion tirée des renseignements que devait donner l'index opsonique a été un peu prématurée; nos connaissances à ce sujet sont encore nébuleuses. Nous savons seulement, d'après Kurt-Meyer[1], que les opsonines auraient une structure analogue à celles des bactériolysines et qu'elles seraient composées comme elles d'une substance thermostable qui peut être absorbée directement par les bactéries, même à 0° et d'une substance thermolabile qui agit comme complément. Nous avons encore beaucoup à apprendre sur cette question.

Mais, en tous cas, M. Metchnikoff pense qu'on aurait tort de

1. Kurt-Meyer, *Berl. Klin. Woch.*, 1908.

considérer les phagocytes commes des éléments n'ayant qu'à obéir aux injonctions des opsonines; aussi bien la recherche du pouvoir opsonique, de l'index opsonique de Wright ne suffit pas à se rendre exactement compte du degré de résistance de l'organisme, dans tous les cas.

Les leucocytes sécréteraient encore d'autres ferments. L'amylase contenue dans le sérum est un produit de sécrétion des leucocytes, comme l'a démontré Ludovic Haberlandt[1].

La protéase dont l'existence avait été soupçonnée par Billroth, fut mise en évidence par Leber et, en 1889 Achalme la retrouvait dans les épanchements de pus. Ce ferment, étudié par Erben[2], Schumm[3], Opie[4], a été l'objet de recherches très précises de la part de Muller et Jochmann[5].

La lipase des leucocytes fut soupçonnée par Achalme en 1889; Hanriot (de Paris), Doyon et Morel (de Lyon) discutèrent ensuite à la Société de Biologie sur la lipase du sérum sanguin; Achard et Clerc constatèrent qu'elle diminue dans les infections graves et les cachexies. Mais la démonstration de la lipase leucocytaire est due à Poulain[6], puis à Ramond[7], qui prouvèrent son origine mononucléaire.

Bien des travaux que nous ne pouvons énumérer ici ont été publiés depuis sur cette question des ferments leucocytaires. Nous rappellerons seulement l'intéressant article de Noël Fiessinger et Pierre-Louis Marie[8], dans lequel nous avons trouvé de nombreux documents.

La protéase, ou ferment protéolytique, est un ferment puissant qui digère les albuminoïdes, même en présence de formol

1. Ludovic Haberlandt, *Pflüg. Arch. f. Physiol.*, vol. CXXXII, f. 1-4, p. 175.
2. Erben, *Zeitschrift für Heilkunde*, 1903, XXIV, Heft 2.
3. Schumm, *Hofmeisters Beiträge*, IV, 9-16, p. 453.
4. Opie, Enzyme and antienzyme of inflammatory exsudates, *Journal of exper. medicine*, vol. VII, 1905.
5. Muller et Jochmann, Ueber eine enfache methode zum Nachweis proteolytscher Fermentwirkungen, *Münch. Med. Wochensch.*, 17 juil. 1906, n° 29.
6. Poulain, *Étude de la graisse dans le ganglion normal et pathologique*, th. de Paris, 1901-1902.
7. Ramond, De l'absorption de la graisse par les leucocytes, *Soc. de Biologie*, 9 juillet 1904, p. 95.
8. Fiessinger et Pierre-Louis Marie, La protéase et la lipase des leucocytes, *Arch. des maladies du cœur, des vaisseaux et du sang*, oct. 1909, p. 545.

à 10 p. 100 et même en dilution à 1/80e ou 1/120e, à la condition toutefois que la dilution ne soit pas faite avec du sérum humain qui contient un antiferment.

Cette digestion des albuminoïdes, par les leucocytes du pus par exemple, n'a pas lieu si ce pus est chauffé à 70 ou 75° pendant vingt ou vingt-cinq minutes. Sous l'action de la protéase, la digestion des albuminoïdes aboutit à la formation de peptones et d'acides amidés.

Cette digestion se fait de préférence en milieu faiblement alcalin, mais elle n'est pas arrêtée par un peu d'acide acétique. C'est en somme un ferment tout à fait analogue à la trypsine, mais d'une origine différente. Il serait produit par les polynucléaires neutrophiles et les myélocytes granuleux ou non granuleux.

Au contraire, les éléments de la série lymphocytaire ne sécrètent pas de protéase.

La lipase leucocytaire serait sécrétée par les leucocytes de la série lymphatique. Ceci nous explique pourquoi on retrouve, dans le pus aigu surtout, du ferment protéolytique, tandis que la lipase se rencontre principalement dans les suppurations chroniques tuberculeuses.

Dans une infection aiguë, pendant la période de suppuration, les leucocytes de la collection purulente meurent et se désagrègent par autolyse.

Jochmann, Fiessinger et Pierre-Louis Marie ont démontré que ce ferment du pus digère, sur place, non seulement les cellules mortes, mais même les tissus voisins. L'organisme réagit par une congestion avoisinante qui, tout en apportant des phagocytes, apporte également de l'antiferment. Si l'on ouvre le foyer de suppuration, les symptômes de réaction locale disparaissent parce que la congestion avoisinante n'est plus nécessaire pour neutraliser le ferment leucocytaire.

Pendant la résolution, le ferment protéolytique aboutit à l'autodigestion du pus, l'albumine des leucocytes morts est transformée en albumoses, en peptones, tyrosine, leucine, que l'on retrouve à l'analyse du pus, dont la teneur en albumine diminue.

On admettait jusqu'ici qu'au cours d'une suppuration il y avait un afflux de polynucléaires, chargés de la destruction des microbes par phagocytose et que ceux des polynucléaires qui succombaient dans la lutte étaient englobés et digérés par les macrophages au cours de la résolution. Aujourd'hui nous devons admettre un mécanisme plus complexe. Les polynucléaires font la phagocytose des éléments pathogènes, puis, grâce au ferment protéolytique sécrété par les polynucléaires, le pus subit une auto-digestion qui transforme les albumines des globules morts en substances solubles; celles-ci résorbées par les vaisseaux seront éliminées par les émonctoires, tandis que les macrophages achèvent de déblayer le terrain en englobant et digérant les derniers débris des éléments cellulaires.

Au cours des suppurations chroniques et notamment des suppurations tuberculeuses, les choses se passent différemment; les polynucléaires sont rares et par là même la protéase leucocytaire qu'ils sécrètent fait défaut. C'est l'absence de cette protéase qui semble causer la lenteur de l'évolution des abcès froids; en effet, le pus d'un abcès froid n'a aucune action sur les albumines coagulées.

Mais si, par une injection d'huile créosotée iodoformée dans l'abcès, on provoque une poussée irritative, l'abcès froid s'échauffe, il y a une petite poussée thermique, le foyer devient dur et douloureux. Bientôt le pus, devenu rougeâtre et plus épais, contient des leucocytes polynucléaires qui sécrètent le ferment protéolytique et le pus digère nettement l'albumine coagulée. D'ailleurs l'injection directe de ferment protéolytique dans un abcès froid aboutit au même processus de « réchauffement ». Lorsque le ferment protéolytique apparaît dans un abcès froid, soit par injection directe, soit par un appel de polynucléaires capables de le sécréter, la résorption de la collection purulente s'active; elle cesse d'avoir une évolution lente et chronique.

D'ailleurs la protéase joue aussi un rôle important dans la résorption des épanchements hématiques; c'est elle qui semble déterminer l'hémolyse dans ces épanchements. Cette hémolyse en effet (Fiessinger et Pierre-Louis Marie) se produit généralement au moment où la polynucléose secondaire apparaît. Les albumines étant digérées par le ferment leucocytaire, l'épanchement hématique devient incoagulable.

D'ailleurs il existe d'autres ferments qui ne paraissent pas avoir une origine leucocytaire; ce sont les leucocytolysines et les antileucocytolysines que l'on trouve dans le sang et qui ont été récemment étudiées par Manoukhine. (*Arch. des mal. du cœur, des vaisseaux et du sang,* 1912-1913). Ces ferments qui ont la propriété, l'un de dissoudre les leucocytes, l'autre d'en arrêter la dissolution, réglementeraient l'augmentation et la diminution du nombre des leucocytes, suivant les besoins de l'organisme dans sa lutte contre les microbes. Ces ferments que l'on trouve dans le sang y sont libres; aucun de ses éléments morphologiques n'est porteur de leucocytolysine ou d'antileucocytolysine. On sait que le sérum d'une espèce animale est leucotoxique pour les globules blancs des autres espèces. Mais les leucocytolysines sont bien différentes des leucotoxines; tandis que ces dernières sont détruites par un chauffage à 55°, les premières ne disparaissent qu'à 70°, et de plus, elles agissent sur les globules blancs du sujet même qui fournit le sérum. La rate aurait une fonction leucocytolytique importante; le foie au contraire fournirait l'antileucocytolysine qui arrête la destruction des polynucléaires. Enfin, la glande thyroïde favoriserait l'augmentation des mononucléaires.

De toutes les recherches, trop imprécises encore, faites sur les sécrétions des leucocytes et leur rôle dans la lutte de l'organisme contre les microbes, il ressort que la théorie humorale de la défense de l'organisme n'est pas à opposer à la théorie cellulaire, phagocytaire; elle n'en serait, en quelque sorte, qu'une conséquence, qu'un corollaire, puisque les ferments actifs des humeurs seraient très probablement sécrétés par les leucocytes.

Ainsi, les leucocytes nous apparaissent, en dernière analyse, comme les éléments auxquels est spécialement dévolue la défense de l'organisme contre les infections. Ils assurent cette défense principalement par la phagocytose et par les ferments divers qu'ils sécrètent dans le sérum et les humeurs, ferments qu'ils peuvent abandonner même, par autolyse, après leur mort.

Lorsque l'inflammation aboutit à la formation d'un abcès, l'ouverture de ce dernier au dehors permet l'évacuation rapide des colonies microbiennes et des leucocytes morts. C'est alors que l'organisme va travailler à la réparation des tissus. Après l'arrivée des leucocytes le pus devient moins liquide, il est plus épais, onctueux et bien lié; c'est ce que les anciens, avec leur génie d'observation, appelaient le pus louable, le pus de bonne nature. Les cellules conjonctives de la périphérie se transforment, prolifèrent et la région reste envahie par de nombreux phagocytes; la constatation de leur présence dans les tissus permet aux histologistes de distinguer la nature inflammatoire des lésions. Peu à peu la cavité se comble par bourgeonnement et se nivelle. Les leucocytes jouent un rôle très actif dans ce travail de réparation, jusqu'à ce que l'épidermisation complète se soit produite.

Comment les leucocytes aident-ils à la réparation des tissus? Ranvier[1], au cours d'une étude sur le rôle physiologique des leucocytes à propos des plaies de la cornée, nous dit : « Lorsque, suivant les globules blancs dans leurs migrations je les ai vus se fixer, s'acccroître, acquérir une forme nouvelle, devenir des clasmatocytes en un mot, j'ai pensé de suite qu'ils devaient jouer un rôle important. »

Expérimentant sur les plaies de la cornée du lapin, Ranvier observe les phénomènes suivants :

1° L'épithélium qui occupe la surface de la plaie, présente les signes d'une multiplication cellulaire très active.

2° Des cellules épithéliales ont pénétré en grand nombre dans les éraillures de la surface, résultant de l'arrachement des lames cornéennes superficielles.

1. Ranvier. Académie des Sciences, 22 février 1897.

3° La partie centrale de la plaie, qui n'est pas encore recouverte d'épithélium, montre un nombre considérable de globules blancs. On croirait voir à ce niveau dans le stroma de la cornée un petit nodule purulent. Comme l'auteur a remarqué à ce niveau que les globules blancs étaient des polynucléaires ayant perdu la chromatine de leur protoplasma, que quelques-uns avaient vu leur protoplasma se dissoudre, laissant les noyaux libres, il en conclut que les leucocytes ont eu pour rôle principal d'apporter aux cellules épithéliales des éléments d'hypernutrition.

Il semble donc que pendant la période de réparation des tissus, les globules blancs doivent jouer encore un rôle complexe; ils sont chargés d'assurer l'asepsie en poursuivant les derniers éléments microbiens, ils débarrassent les tissus des éléments anatomiques altérés ou détruits (macrophages); ils contribuent directement à la constitution des tissus nouveaux, en se fixant et se transformant en cellules conjonctives jeunes, ou en clasmatocytes (Metchnikoff, Ranvier); ils aident encore à la réparation des tissus en apportant dans leur protoplasma les éléments d'une hypernutrition. Ainsi donc les attributions dévolues aux leucocytes dans la réparation des tissus infectés ou contus et des plaies, ne sont pas moins importantes que celles qui leur reviennent au cours même de l'infection, au fort de la lutte contre les microbes. Ce sont des combattants capables de réparer les brèches.

CHAPITRE IV

MÉTHODE BIOLOGIQUE RATIONNELLE

Nous pouvons aujourd'hui, grâce aux découvertes successives dont nous avons parlé, nous faire une idée exacte et précise de la façon naturelle dont l'organisme se défend contre l'infection. Nous savons par quelle succession de phénomènes et par quel mécanisme l'homme peut arriver spontanément à refouler et à vaincre l'attaque des microbes; par là même, nous avons appris en même temps comment il succombe. C'est en nous basant sur ces connaissances, apportées par les patientes recherches des savants, que nous avons essayé d'établir une méthode thérapeutique nouvelle, une méthode biologique rationnelle.

Tout d'abord, que le chirurgien ait affaire à une affection non septique ou à une infection microbienne, il doit avant tout, se souvenir du vieil adage : « Primo non nocere. » Or, il peut nuire à son malade de deux façons : soit en laissant pénétrer ou en apportant d'une façon quelconque des agents d'infection, soit en contrariant l'effort naturel de l'organisme, fût-il insuffisant et à peine ébauché.

L'asepsie minutieuse, telle qu'elle est pratiquée de nos jours, permet presque à coup sûr, de ne laisser pénétrer aucun germe nouveau d'infection extérieure. Nous disons « presque à coup sûr » parce que malgré toutes les précautions prises, nous ne sommes pas en mesure d'assurer d'une façon rigoureusement absolue l'asepsie des téguments du malade dans la région opératoire.

En tout cas, l'asepsie doit être pratiquée aussi minutieusement que possible, pour tendre vers la perfection, aussi bien dans une affection aseptique, que dans une infection. Le fait qu'on porte le bistouri dans des tissus où une espèce microbienne a déjà pénétré, ne saurait excuser le plus léger relâchement dans la rigueur de l'asepsie. L'introduction dans les tissus d'une nouvelle espèce microbienne, l'infection secondaire, créant une infection mixte, est toujours une complication qui assombrit le pronostic et peut même le rendre fatal.

L'association du bacillus prodigiosus par exemple, avec le bacille du tétanos nous en fournit un frappant exemple (Collet). Bien des espèces banales sont susceptibles par association d'assurer la victoire au bacille du tétanos et Forgues[1] nous en donne l'explication : « Les microbes étrangers absorbent l'activité des phagocytes et les empêchent d'englober les spores tétaniques. Telle une troupe qui fait diversion occupe l'ennemi et permet au corps principal de pousser l'attaque avec succès. Ces microbes associés, « complices » sont le plus souvent des microbes pyogènes. »

Il en est de même pour beaucoup d'autres espèces microbiennes et l'on peut dire en thèse générale que l'association microbienne aggrave presque toujours le pronostic.

Nous ne devons donc, en aucun cas, négliger le détail, le plus minime en apparence, de la pratique de l'asepsie.

En second lieu, pour ne pas nuire il ne faut rien faire qui puisse entraver l'effort naturel de l'organisme. Cet effort naturel est basé sur les fonctions des cellules et principalement des leucocytes, destructeurs de microbes, chargés de la phagocytose et de la sécrétion de ferments bactéricides. L'usage des solutions antiseptiques, leur contact prolongé avec les tissus infectés, ne peuvent prétendre à une action bactéricide, d'ailleurs incertaine en pratique, sans produire en même temps une altération des cellules et des globules blancs, au moins aussi sensibles à leur action caustique que les microbes eux-mêmes. Si l'on veut en conserver l'emploi en chirurgie, il faut le limiter beaucoup

1. Forgues, *Précis de pathol. ext.*, 1912, t. 1, p. 82.

et réserver les solutions antiseptiques pour parachever la désinfection des mains du chirurgien et des aides, et celle des téguments du malade dans la zone opératoire.

Le rôle du chirugien serait lamentablement réduit si celui-ci se bornait à ne pas nuire. Il aide puissamment la nature par l'acte opératoire lui-même, en extirpant une tumeur, en ouvrant précocement une issue aux liquides septiques et en assurant leur écoulement facile au dehors. Mais il peut encore l'aider de façon non moins efficace, en favorisant par tous les moyens possibles, en provoquant même, l'effort curateur naturel. Il doit chercher à exciter la multiplication des leucocytes et leur exode vers le lieu de l'infection, puisque ce sont eux qui pourront, par la phagocytose, arriver à détruire les microbes et à réaliser l'asepsie du foyer infecté. Puisque les leucocytes sont les agents principaux de la défense de l'organisme, toute notre attention doit se porter vers eux et nous devons mettre en œuvre tout ce qui peut augmenter leur nombre, leur activité, leurs fonctions protectrices.

Le chirurgien doit assurer l'écoulement vers l'extérieur de tous les liquides septiques qui pourraient stagner dans la plaie, afin d'éliminer ainsi le plus grand nombre possible de microbes et la majeure partie des toxines sécrétées par eux.

Tous les moyens de drainage employés de nos jours, depuis le drain de Chassaignac jusqu'aux mèches et aux pansements de gaze stérilisée absorbante, lui permettront d'y réussir. On s'efforcera encore d'assurer une bonne hémostase, les tissus enflammés donnant facilement naissance à des hémorragies en nappe.

Enfin la méthode de pansement choisie devra favoriser la vie des éléments anatomiques, déjà compromise par le traumatisme et par les toxines microbiennes. Il faudra s'efforcer d'exciter le bourgeonnement des plaies, car il crée une barrière à l'infection et réduit considérablement l'absorption de toxines. Il importe aussi d'activer la réparation des plaies, en favorisant la vie et la multiplication des cellules, afin d'obtenir au plus vite une cicatrice régulière, aussi peu disgracieuse que possible.

Plus la cicatrisation est rapide, moins il y a de tendance à la rétraction fibreuse par la suite.

Dans une telle méthode, basée essentiellement sur les données de la biologie, la stimulation des fonctions leucocytaires doit être le but principal, puisque dans l'évolution naturelle elles jouent un rôle prépondérant.

En rappelant l'histoire de la leucocytose, nous verrons de quels moyens nous disposons pour obtenir une augmentation du nombre des leucocytes. Nous rappellerons ensuite les principales tentatives de leucothérapie, d'abord dans le domaine expérimental, puis en médecine et en chirurgie.

Nous exposerons ensuite nos expériences personnelles et nous donnerons le détail de la technique que nous avons suivie en chirurgie avec les résultats que nous avons obtenus.

CHAPITRE V

LEUCOCYTOSE ARTIFICIELLE PROVOQUÉE

Puisque la défense de l'organisme contre les infections repose essentiellement sur le nombre des leucocytes susceptibles de sortir par diapédèse pour exercer la phagocytose, et sur leurs fonctions sécrétoires, nous devons nous demander tout d'abord s'il est possible de provoquer une leucocytose artificielle?

Beaucoup d'auteurs, par des expériences précises, ont permis de répondre par l'affirmative. Nous ne pouvons donner ici une énumération complète de tous ces travaux; nous rappellerons seulement les principaux d'entre eux.

Hirt a observé l'augmentation du nombre des leucocytes après injection sous-cutanée d'une petite dose de teinture de myrrhe; il ajoute que cette injection paraît fort douloureuse.

Binz en injectant de petites doses de camphre, Meyer avec des injections d'éther, ont pu provoquer de la leucocytose; mais ces injections sont aussi très douloureuses. Il est intéressant de rapprocher ces faits de l'usage des injections d'huile camphrée, non seulement sous la peau mais dans le péritoine, qui ont été préconisées dans ces derniers temps pour combattre les infections et les péritonites notamment.

D'autres substances, inutilisables d'ailleurs chez l'homme en raison de leur toxicité, sont capables de provoquer une leucocytose marquée.

Brüce avec l'hémialbumose, Löwit avec la peptone, Witte avec la pepsine, Hahn avec l'hémoglobine, Hoffmann avec le fibrin-ferment ont obtenu une leucocytose nette.

Issaeff en 1894 avait réussi à provoquer une hyperleucocytose à l'aide de substances diverses (eau salée, bouillon, etc.) injectées dans le péritoine.

Besredka a constaté les mêmes résultats avec l'arsenic employé à faibles doses, les doses fortes produisant un effet inverse.

Claude[1] a étudié l'action des injections de sérum artificiel sur la leucocytose et d'après ses expériences, la leucocytose n'est provoquée que par des doses massives.

Expérimentant sur des chiens, Gilbert et Herscher (Société de Biologie, 31 mai 1902) ont provoqué de légères leucocytoses expérimentales en injectant 250 cm^3 d'eau distillée, ou 350 cm^3 d'une solution de carbonate de soude à 1 p. 1 000. Toutefois, Achard et Loeper font remarquer que cette leucocytose, légère en apparence, est encore assez notable si l'on tient compte de la dilution du sang.

Gilbert et Herscher ont encore provoqué des leucocytoses avec de la bile. Gravitz est arrivé au même résultat en injectant des ptomaïnes, tandis que Behring avec la putrescine, Liber avec la cadavérine, Silvermann[2] avec du sérum de cheval putréfié, constataient des effets analogues.

La leucocytose peut encore être provoquée par des extraits organiques, employés en injections sous-cutanées ou en injections intra-veineuses. Les extraits de rate, de moelle osseuse, de thymus, donneraient, d'après Goldscheider et Jacob (cités par Silvermann), une forte hyperleucocytose, précédée d'une phase d'hypoleucocytose. Au contraire, d'après les mêmes expérimentateurs, l'extrait de thyroïde, l'extrait hépatique, l'extrait de pancréas, provoqueraient une hyperleucocytose sans phase de leucopénie préalable.

J. Nicolas et Bancel (Soc. de biologie, 17 juin 1905) en injectant des émulsions de moelle de lapin chez l'homme et chez les animaux (vaccination antirabique) ont observé de la leucocytose.

Dans le même ordre de faits se rangent les observations de

1. Claude. Cité par Mougeot, *Archives générales de Méd.*, 1900.
2. Silvermann, *Univers. of Pensylvany med. bull.*, mars 1904.

Bidault (Arch. expériment., mai 1904) qui a constaté une leucocytose constante chez les chevaux sains vaccinés par la malléine.

Billon et Stassano (Soc. de Biologie, 25 avril 1903) avaient déjà signalé une leucocytose nette, obtenue par l'injection intraveineuse d'une essence terpinée, ozonisée, la tallianine, à la dose de 2 cm^3 chez le lapin, de 10 cm^3 chez le cheval et de 20 cm^3 chez la vache.

D'autres substances ingérées *per os*, sont d'ailleurs susceptibles d'augmenter légèrement le nombre des leucocytes. Goldscheider l'a constaté chez l'homme avec 5 ou 6 gr. de nucléine. Horbaczewsky avec l'antipyrine, la phénacétine, l'antifébrine; Bidault (Med. expériment., mai 1904) l'avait observé chez le cheval avec l'iodure de potassium.

Labbé et Lortat-Jacob signalent une mononucléose provoquée par les injections sous-cutanées d'iode (Soc. de Biologie, 1903).

La leucocytose peut être provoquée par des moyens physiques. Hunerfauth (Wirchows' Archiv, 1874), Lyon (Ibid., 1881) Morel (1896) l'ont vue se produire régulièrement après la saignée. Ce dernier montre qu'après la saignée le plasma se reforme d'abord. Ensuite le nombre des leucocytes augmente. Il ne diminue pour revenir à la normale qu'après plusieurs jours, lorsque le nombre des hématoblastes augmente.

Stassano et Billon (Soc. de Biologie, 7 février 1903), Jolly et Stini (Ibid., 22 juillet 1905) ont signalé que la saignée chez les animaux de laboratoire peut donner une leucocytose de 300 à 400 p. 100, même avec une spoliation sanguine légère, et que l'augmentation porte principalement sur les polynucléaires.

Mezincezen après la thyroïdectomie, Dopter et Gouraud après la néphrectomie (Soc. de Biologie, 10 janvier 1903) ont aussi constaté des leucocytoses. qui ne sont peut-être dues qu'à la perte de sang subie par l'animal au cours de l'opération.

Nous même avons maintes fois constaté une hyperleucocytose marquée chez les animaux à la suite d'une laparotomie pure et simple, qui pourtant ne comporte qu'une perte de sang tout à fait insignifiante. Nous avons d'ailleurs pu nous rendre compte que si la laparotomie amène une leucocytose générale légère, elle produit une leucocytose locale, intra-péritonéale, assez accusée; ce qui ne semble pas devoir laisser à la saignée un rôle prédominant dans ces cas. De plus, la perte de sang au cours d'une laparotomie chez le lapin ou le cobaye est véritablement insignifiante, et ne saurait être considérée comme une saignée.

La révulsion ignée par le thermo ou le galvanocautère produit également une leucocytose que Morel a étudiée en 1896. Il a constaté que la révulsion ignée, chez les animaux, produit d'abord une hyperleucocytose apparente, qui diminue rapidement et qui porte surtout sur les leucocytes à évolution avancée. Au bout de quatre jours, il se produit une nouvelle hyperleucocytose plus intense, portant cette fois sur les leucocytes jeunes. Au huitième jour le nombre des leucocytes redevient normal.

La leucocytose a été signalée à la suite des bains froids. Winternitz, Swenzon et Lapinski, Berker l'ont observée; mais d'autres auteurs discutent fortement, ou nient même ce fait. Toutefois, Arneth semble trancher la question. Il a constaté, après les bains froids, une leucocytose de + 44 p. 100; mais cette leucocytose est éphémère, elle ne dure pas plus d'une heure.

Landerer en 1888 a pu provoquer de la leucocytose par des injections d'acide cinnamique; mais il a constaté que ces injections ne produisaient qu'une leucocytose éphémère, qui, si elle atteint rapidement son maximum, n'est que d'une très courte durée et disparaît en vingt-quatre heures.

Par contre, Richter et Spiro, Bulloch ont observé après les injections de cinnamate de soude une forte polynucléose, sans augmentation des éosinophiles. Batty Shaw utilisant le même médicament en injections intraveineuses chez le chat, a constaté une leucocytose de + 31 p. 108 à + 192 p. 100, portant sur les polynucléaires, tandis que le nombre des grands mononucléaires et des lymphocytes avait nettement diminué. Il est vrai que dans cette dernière série d'expériences, l'anesthésie prolongée des animaux crée une cause d'erreur, comme le fait remarquer Mougeot.

Charteris et Cathcart ont expérimenté différemment avec le même cinnamate de soude; ils se sont servi d'une solution à 5 p. 100 dans l'eau distillée, dont ils injectaient chaque jour environ 20 gouttes à des lapins. Ils ont compté les globules chaque jour, vingt-quatre heures après la précédente injection, en prélevant du sang sur l'animal à jeun. Ils ont ainsi observé une légère leucocytose, portant sur les mononucléaires, avec une diminution relative des polynucléaires, sans que le nombre des éosinophiles et des globules rouges soit influencé. Ces modifications duraient environ deux semaines.

Tarchanoff en 1891 a obtenu d'importantes leucocytoses en injectant de la spermine sous la peau.

Horbaczewski en 1892 a constaté le même effet avec des injections sous-cutanées de nucléine.

Stassano et Billon en 1902 ont étudié l'action des injections intraveineuses de lécithine, à la dose de 50 cgr. chez le lapin : ils ont observé une augmentation portant au quintuple le nombre des leucocytes. L'effet est maximum vingt-quatre heures après l'injection et dure quatre à cinq jours; au début il s'agit d'une polynucléose, à laquelle fait suite une mononucléose.

D'après Vergnioux (thèse de Paris, 1904) le nucléinate de soude, injecté sous la peau, serait la substance ayant fourni à Hahn la plus forte leucocytose.

La pilocarpine, l'hétol, seraient aussi, dit Mougeot, de bons leucotactiques, bien supportés en injections hypodermiques.

Les sérums normaux, provenant d'animaux non immunisés, sont également capables de provoquer de fortes leucocytoses.

Batelli et Mioni, entre autres, ont vu, dans leurs expériences, les injections de sérum hétérogène produire chez le chien une légère hypoleucocytose de faible durée, à laquelle succède une hyperleucocytose, quadruplant le nombre des polynucléaires.

Hamburger et Reuss ont constaté au contraire, chez le lapin, une hypoleucocytose persistante, après l'injection intraveineuse de sérums hétérogènes; mais, il importe de remarquer qu'ils ont agi avec de très fortes doses, injectant 2 cm^3 de sérum par kilogramme d'animal, et qu'ils ont observé des symptômes d'intoxication et deux morts.

Dans nos expériences, publiées en 1901 et en 1904 et faites à l'Institut Pasteur sur des lapins et des cobayes, avec diverses substances et particulièrement avec des sérums normaux, injectés dans le péritoine ou dans la plèvre, nous avons constamment observé une forte leucocytose locale et générale. Le sérum de cheval nous a paru donner les résultats les meilleurs avec le minimum de toxicité, surtout si l'on a soin de chauffer ce sérum à 56°, trois jours de suite, pendant deux heures, pour détruire les alexines sans atteindre les sensibilisatrices naturelles.

Si le nombre des expériences sur les animaux est considérable, les cas d'expérimentation chez l'homme sont forcément peu nombreux. Pourtant, French signale que Mager de Prague, Hofbauer de Vienne, Hahn de Munich, auraient obtenu chez l'homme des leucocytoses de plus de 75 p. 100 avec des injections de nucléine.

Mickulicz, après des injections hypodermiques d'acide nucléinique, a vu chez l'homme des leucocytoses allant jusqu'à 425 p. 100.

H. French, expérimentant soigneusement sur lui-même, avec du cinnamate de soude, avec de la nucléine, n'aurait au contraire observé que des résultats négatifs.

Dans les nombreux cas où nous avons employé le sérum de cheval chauffé chez l'homme, nous avons souvent procédé à la numération des leucocytes et nous avons constamment observé une polynucléose générale marquée, en même temps qu'un appel local énorme des leucocytes.

La pathogénie de ces leucocytoses provoquées a été longuement discutée par Silvermann, et Mougeot la résume de la façon suivante :

« Dans la plupart des cas on note une phase de leucopénie,

de quelques minutes à deux heures de durée environ, précédant la phase d'augmentation du nombre des globules blancs. Certains auteurs, comme Löwit, en concluent qu'il y a destruction des globules blancs; au contraire Goldscheider et Jacob, Brüge, Ewing, démontrent que cette leucopénie est purement apparente; il n'y a diminution du nombre des leucocytes en circulation que dans les vaisseaux superficiels, sous-cutanés, pendant que les capillaires des poumons et des autres organes profonds sont bourrés de globules blancs. Silvermann, qui a vu dans ses propres expériences que la phase de leucopénie suivant immédiatement l'injection de protéose est considérablement diminuée comme degré et comme durée, si on fait simultanément une injection de nitrite de soude (vaso-dilatation), conclut que les leucocytes ne sont pas détruits, que cette phase de diminution apparente est simplement due à l'emprisonnement des leucocytes par vaso-constriction des petits vaisseaux, provoquée par l'action irritative des substances introduites sur leur endothélium.

Au contraire la leucocytose est réelle et totale; on ne peut donc l'expliquer que par une action directe des substances introduites sur la moelle des os et les organes hématopoiétiques. Cependant Charteris et Cathcart (1904-1905) après injections quotidiennes de cinnamate de soude chez des lapins, pendant quinze jours, trouvent chez les animaux sacrifiés, que la moelle des os n'est pas sensiblement différente de la normale, tandis que dans la rate de tous, il existe « une légère évidence de stimulation, les cellules mononucléaires sont augmentées de nombre et décèlent une notable prolifération ».

Manoukhine, dans les *Archives des maladies du cœur, des vaisseaux et du sang* (1912, n° 6), a démontré l'action de la rate, du foie et de la thyroïde sur les leucocytes. Il résulterait de ses recherches, que la rate est un organe leucocytolytique; en effet, Crédé, Penkert, etc., ont montré qu'après la splénectomie, il y a une hyperleucocytose très accentuée. Mais Nicolas et Dumoulin ont constaté que le chiffre des globules blancs revenait à la normale au bout de quelques mois.

Suivant Manoukhine, le foie arrêterait la destruction des leucocytes polynucléaires, tandis que la thyroïde favoriserait l'augmentation des leucocytes mononucléaires.

Quoi qu'il en soit, un fait reste bien établi, c'est que nous pouvons par divers moyens provoquer artificiellement une leucocytose importante, aussi bien chez l'homme que chez les animaux.

Il reste à savoir si cette leucocytose provoquée est utilisable dans la lutte de l'organisme contre l'infection.

CHAPITRE VI

ESSAIS EXPÉRIMENTAUX DE LEUCOTHÉRAPIE CHEZ LES ANIMAUX

Après les expériences qui démontrent la possibilité de provoquer une leucocytose artificielle, nous devons ranger les tentatives expérimentales de leucothérapie chez les animaux.

L'idée première de protéger les animaux contre l'infection par une leucocytose provoquée paraît appartenir à Issaef[1]. En 1894, cet auteur produisait une hyperleucocytose expérimentale dans le péritoine des animaux en y injectant différents liquides. Ensuite il infecta la séreuse ainsi préparée, avec des cultures de bacilles du choléra. Il observa que la résistance du péritoine à l'infection se trouvait alors considérablement augmentée et qu'on arrivait à protéger les animaux contre plusieurs doses mortelles de culture microbienne.

Lœwy et Richter[2], en 1895, essayèrent d'immuniser par des injections d'albumose (spermose) les animaux contre l'infection pneumococcique.

Senator[3], la même année, obtenait des résultats analogues dans l'infection expérimentale avec des cultures de choléra des poules.

Horbaczewski ayant démontré la propriété que possède l'acide nucléinique, par lui découvert, d'exciter vivement la leucocytose, Faughan[4] s'en servit avec succès pour immuniser des lapins contre l'infection pneumococcique.

1. Issaef, *Zeitsch. f. higiene und infekt.*, XVI, 1894.
2. Lœwy et Richter, *Deutsche med. Woch.*, 1895, n° 15.
3. Senator, *Deutsche med. Woch.*, 1895, n° 51.
4. Faughan, *Amer. med. surg. bulletin*, 1896, p. 641.

Hahn[1] publiait la même année des résultats analogues obtenus avec la nucléine chez le chien.

Jacob[2] par des injections intra-veineuses et sous-cutanées d'albumose ou de protalbumose, faites au lapin, a pu le protéger contre l'infection pneumococcique et contre la septicémie de la souris.

Touzet[3], se servant de nucléine pour produire la leucocytose, a obtenu les résultats suivants : chez les animaux inoculés avec des doses mortelles de staphylocoque, il a vu des survies peu importantes et inconstantes ; dans l'infection streptococcique, il a constaté des survies plus importantes, avec atténuation manifeste de l'infection ; dans la diphtérie, il obtint une survie constante ; dans le tétanos expérimental, il nota un retard dans l'apparition des contractures dont l'intensité est atténuée, et des survies plus ou moins longues, avec un cas de guérison.

MM. Salvatore Diez et M. J. Campora[4] ont étudié l'action de l'acide nucléinique qui, d'après Myake, « *serait la substance la plus apte à provoquer une hyperleucocytose en rapport avec l'augmentation du nombre de leucocytes circulant dans le sang et avec une plus grande résistance du péritoine* ». Leurs expériences se groupent en quatre séries. Dans la première, ils ont recherché l'action des injections intrapéritonéales et sous-cutanées d'acide nucléinique sur 24 cobayes. Ils ont constaté une hyperleucocytose, toujours précédée d'une courte hypoleucocytose : l'augmentation du nombre des leucocytes se maintenait au-dessus de la normale pendant environ soixante-douze heures, mais sans atteindre le degré signalé par Myake. Dans une deuxième série d'expériences, ils ont produit une perforation intestinale chez un certain nombre d'animaux, auxquels ils avaient injecté de l'acide nucléinique, six, douze, dix-huit, vingt-quatre heures avant. Ces animaux ont résisté à l'infection, tandis que les témoins ont succombé en vingt-quatre heures

1. Hahn, *Arch. f. Hygiene*, 1896.
2. Jacob, *Zeitsch. f. klin. Medecin.*, 1896 et 1897.
3. Touzet, Thèse de Lyon, 1903.
4. Salvatore Diez et M. J. Campora, *Gazetta osp. e. cliniche*, n° 57, 1906.

environ à la même lésion. Dans la troisième série d'expériences, ils ont cherché à déterminer le degré de résistance que les injections intrapéritonéales d'acide nucléinique confèrent au péritoine, vis-à-vis des infections expérimentales : ils ont trouvé que cette résistance atteignait le chiffre de douze doses mortelles de culture de colibacille.

Dans la quatrième série d'expériences, ils ont cherché à préciser pendant combien d'heures, après l'infection du péritoine, on pouvait utilement injecter l'acide nucléinique. Chez les cobayes dont l'intestin avait été perforé, les injections d'acide nucléinique parvinrent à enrayer l'infection et à sauver l'animal, lorsqu'elles furent effectuées de trois à six heures après le début de l'infection; la mort se produisit dans la proportion de 6 p. 100 lorsque l'injection fut faite dix-huit heures après.

On trouvera plus loin l'exposé de nos expériences personnelles; elles nous ont montré qu'on peut protéger, d'une façon non douteuse, des animaux contre plusieurs doses mortelles de staphylocoque, de streptocoque, de bactérium coli, etc., en provoquant chez eux une leucocytose artificielle avec du sérum de cheval chauffé.

CHAPITRE VII

LEUCOTHÉRAPIE HUMAINE MÉDICALE ET CHIRURGICALE

Les premiers essais cliniques de leucothérapie dans les affections médicales paraissent remonter à 1895. A cette époque, Waldstein[1], pour lutter contre la leucopénie qui suit chez les diphtériques l'injection de sérum antidiphtérique, injecta 2 mgr. de pilocarpine, partant de ce fait clinique que le pronostic est bon lorsque les lymphocytes remontent rapidement au taux normal après la sérothérapie. Il obtint de la sorte une augmentation des leucocytes et une amélioration de l'état général. Cette première tentative est assez vague, il faut le reconnaître. Les résultats obtenus en 1896 par Hofbauer[2], à l'aide d'injection de nucléine dans les cas de septicémie puerpérale sont infiniment plus nets.

En 1897 Kunhau et Weiss[3] ont essayé de produire une leucocytose artificielle par des injections de pilocarpine chez des malades atteints de pseudoleucémie. Ils ont bien constaté l'existence de cette leucocytose, avec une amélioration immédiate des malades, mais tout cela fut passager et l'évolution de la maladie, dans son ensemble, ne parut pas modifiée.

En 1899, M. Doyen commença des recherches sur l'action immunisante « des colloïdes phagocytogènes » ou par abréviation phagogènes. Il isola d'échantillons de levures, « des extraits albuminoïdes, solubles à froid, presque entièrement précipitables par la chaleur en solution acide ».

1. Waldstein, *Berlin. klin. Woch.*, 1896.
2. Hofbauer, *Centralblatt für Gynekologie*, 1886.
3. Kunhau et Weiss, *Zeitschrift für klin. medicin.*, 1897.

L'exposé de ces recherches fut fait à l'Académie de Médecine le 13 juillet 1900. Il prépara la staphylase et un sérum antistaphylococcique, solution albuminoïde immunisante, qui n'a du sérum que le nom, mais dont l'action serait analogue à celle des sérums antitoxiques.

Plus récemment, agissant de même, non plus sur la seule levure de bière, mais aussi « sur les levures de vin, de vinaigre, de fruits, sur des ferments lactiques et des mycoses diverses non pathogènes », il combina ces solutions colloïdales « avec des toxines ou des vaccins microbiens » et prépara la mycolysine buvable ou injectable, qui augmente le nombre des polynucléaires et leur pouvoir phagocytaire : il l'employa dans le traitement des maladies microbiennes.

Kuhn[1], en 1902, injecta à cinq malades, atteints de dothiénentérie, de l'hétol, substance dont il connaissait les propriétés leucotactiques et qu'il savait inoffensive. Trois de ces malades présentèrent une forte leucocytose (de 5000 à 10600); deux d'entre eux guérirent; le troisième, qui présentait, dès le début des injections, des symptômes extrêmement graves, succomba. Chez le quatrième et le cinquième sujet, la leucocytose provoquée fut insignifiante et les deux malades moururent.

Vasquez[2] rapporte un cas d'infection grave post-opératoire, traité par le nucléinate de soude, par conséquent par une leucocytose provoquée.

Mougeot[3], sous la direction de son maître Huchard, a traité en 1904, par des injections biquotidiennes de nucléinate de soude à 5 cgr., six cas de maladies infectieuses graves, et il a obtenu deux guérisons et une longue survie inespérée.

Telles sont les principales tentavives de leucothérapie dans les infections médicales. On peut en rapprocher le traitement de certaines maladies infectieuses par des sérums « Hétéro-spécifiques » ou non spécifiques, comme par exemple le traitement de la pneumonie par le sérum de cheval non immunisé ou

1. Kuhn, *Münch. med. Woch.*, 9 décembre 1902.
2. Vasquez, *Boll. assoc. méd. de Puerto-Rico*, 1904, p. 330.
3. Mougeot, Huchard et Mougeot, *Journ. des praticiens*, 30 juillet 1904.

par le sérum antidiphtérique (Talamon), bien que les promoteurs de ces méthodes ne semblent pas avoir cherché délibérément la multiplication des leucocytes de leurs malades. Peut-être faut-il aussi rattacher aux tentatives de leucothérapie certaines médications anti-infectieuses, comme les injections sous-cutanées ou intraveineuses de collargol et les abcès dits de fixation, par injection aseptique de térébenthine sous la peau, suivant la méthode de Fochier. Il ne paraît pas certain que le collargol, dont nous ne voulons pas d'ailleurs nier la valeur thérapeutique, agisse en stimulant la leucocytose.

Brünner a bien signalé une augmentation marquée et rapide des leucocytes, après injection intraveineuse de collargol, chez le lapin. Crédé avait du reste constaté la même chose chez l'homme sain et chez le cheval, avec élévation de température.

French expérimenta le collargol sur lui-même et il constata à partir de la dixième heure, après une injection de 30 mgr., une leucocytose qui doubla le nombre moyen des globules blancs et dura environ vingt-quatre heures. Elle s'accompagna d'ailleurs de symptômes assez pénibles, de malaise, de céphalalgie et d'une élévation de température à 38°,7.

Mais d'après les recherches de Netter[1], de Robin et Bardet, l'argent colloïdal et les divers ferments métalliques sembleraient agir par une action catalytique et non pas comme des substances leucotactiques. Du reste, Schmidt[2], qui a fait la numération régulière de globules, chez des malades traités avec succès par le collargol, n'a pas pu déceler d'action leucotactique due à ce médicament.

La méthode de Fochier de Lyon consiste à provoquer, par une injection sous-cutanée d'essence de térébenthine aseptique, un abcès, dit de fixation. Cet abcès provoqué semble agir en produisant une élimination de toxines microbiennes et de poisons minéraux, comme l'ont montré Arnozan, Sabrazès,

1. Netter, *Soc. méd. des hôp.*, 1902-1903.
2. Schmidt, *Deutsch. med. Woch.*, 9 avril 1903.

Murates et Carles (thèse de Bordeaux, 1903). De plus, cette méthode semble produire une leucocytose salutaire.

Lemoine[1], entre autres, a suivi 18 cas de bronchite capillaire : chez 9 malades traités par les moyens ordinaires, il a eu 100 p. 100 de mort; chez les 9 autres, il appliqua la méthode de Fochier avec 66 p. 100 de guérison. Or, sur deux des malades qui ont guéri, il a deux fois trouvé une leucocytose manifeste, atteignant le double du chiffre initial. Cette leucocytose était élective pour les polynucléaires qui passaient de 75 à 86 p. 100.

Il semble donc que la méthode de Fochier produise une polynucléose évidente et qu'elle doive être rapprochée des essais de thérapeutique leucocytaire.

Herbert E. Durham[2], en 1897, et Stassano[3], en 1898, semblent avoir les premiers attiré l'attention des chirurgiens sur l'utilité de renforcer la leucocytose, moyen naturel de défense de l'organisme, dans les infections du péritoine. Le premier voudrait voir préparer le péritoine avec des sérums polyvalents, le second avec du sérum artificiel.

Besredka, en 1901, dans les *Annales de l'Institut Pasteur*, rappelle les propriétés leucocygènes des sérums normaux, du sérum de cheval en particulier; il insiste sur les avantages qu'il peut y avoir à le chauffer à 56°, et dit que depuis longtemps déjà, M. Metchnikoff avait eu la pensée qu'on pourrait utiliser ce sérum, après les opérations abdominales, pour agglutiner certains microbes et favoriser la phagocytose.

Mais, à notre connaissance, Washbourn[4] fut le premier à passer de la théorie à la pratique.

En 1901, dans une communication à la Société de Biologie[5], j'ai signalé les heureux résultats que j'avais obtenus chez l'homme, en provoquant une exaltation de la leucocytose

1. Lemoine, *Soc. méd. des Hôp. de Paris*, 3 mars 1905.
2. Herbert, E. Durham, *Medico chirurgical transactions*, London, 1897.
3. Stassano, *Loc. cit.*
4. Washbourn, *The Lancet*, 1898-1899.
5. R. Petit, *Soc. de Biologie*, 1901, p. 1810. — *Annales de l'Institut Pasteur*, 1904. — *Revue de gynéc. et de chir. abdom.*, 1904.

générale et un appel local des leucocytes dans le péritoine infecté. J'ai montré, par la suite, que cette exaltation de la défense naturelle de l'organisme pouvait être utilisée, non seulement pour guérir des infections, mais aussi à titre préventif, et j'ai cherché à en faire une véritable méthode chirurgicale comme la méthode antiseptique et la méthode aseptique.

Paul Delbet [1], en 1903, employa, sur mon conseil et d'après mes indications, le sérum de cheval chauffé dans un cas d'infection streptococcique *post abortum* grave. Il a publié, dans les *Comptes rendus de la Société de Biologie*, l'excellent résultat qu'il a obtenu dans ce cas.

Ad. Schmidt [2], en 1904, confirmant mes résultats, démontra, à son tour, l'effet préventif et curatif des injections intra-péritonéales de substances leucotactiques.

La même année et dans la même publication, M. Borckardt [3], procédant suivant la méthode que j'avais antérieurement indiquée, obtint les mêmes résultats que moi, vis-à-vis de l'infection coli bacillaire. Il remarque que le maximum de l'augmentation de résistance ainsi obtenue, a lieu vingt-quatre heures après l'injection et qu'elle dure quatre jours.

Mickulicz [4], peu de temps après, nous apporte le résultat de son expérimentation et de ses essais sur l'espèce humaine. Comme Issaeff, il expérimente sur le cobaye avec les cultures de colibacille. Il a employé, comme substances leucocygènes, la solution de chlorure de sodium à 8,5 p. 1 000, le bouillon neutre, une émulsion de 2 p. 100 d'amidon dans une solution physiologique de chlorure de sodium, enfin l'acide nucléinique. Les trois premières solutions ont été employées en injections dans le péritoine; l'acide nucléinique a été injecté dans le péritoine ou sous la peau. Dans le péritoine, il emploie la solution à 2 p. 100 et sous la peau celle à 5 p. 100. La dose injectée est de 1 cm^3 de solution par 250 à 300 gr. d'animal vivant.

1. Paul Delbet, *Comptes rendus de la Soc. de Biologie*, 3 janv. 1904, p. 837.
2. Ad. Schmidt, *Deutsch. med. Woch.*, 1904, n° 49, p. 1807.
3. Borckardt, *Deutsch. med. Woch.*, 1904, n° 49, p. 1806.
4. Mickulicz, *Deutsch. med. Woch.*, 1904, n° 31, p. 1140, et *Lancet*, 1904, oct.-nov.

Les injections d'acide nucléinique, sept heures avant l'infection par le coli bacille, ont augmenté la résistance de 16 fois, tant par injection intra-péritonéale que par injection sous-cutanée, et même davantage avec des injections répétées.

Ces expériences l'ont conduit à l'essai chez l'homme. Il se servit d'injection d'acide nucléinique à 1/2 p. 100 d'abord, puis à 4 p. 100. Ces injections, faites à la cuisse, étaient fort douloureuses, et, sous-cutanées ou péritonéales, entraînaient une forte réaction, avec malaise et vomissements, de sorte qu'il dût redescendre à la dose de 1 gr. par 75 kgr. de poids.

Du 7 janvier au 15 mai 1903, c'est-à-dire deux ans après la publication de mes premiers résultats, il a expérimenté sur 58 cas. Dans 55 cas, il s'agissait d'opérations sur l'estomac ou l'intestin; dans 3 cas, il s'agissait d'opérations extra-abdominales. Dans 4 cas, l'opération n'a été faite que trente-quatre heures après l'injection, mais en général l'opération a eu lieu de treize à dix-neuf heures après l'injection. Mickulicz signale comme accidents, des vertiges, une réaction locale durant environ vingt-quatre heures avec une rougeur érysipélateuse, de l'hyperthermie et des frissons; mais l'état général reste bon. Les résultats de Mickulicz ont été les suivants :

10 résections de l'estomac pour cancer, avec 9 guérisons, dont 6 sans complications. Dans deux cas, il y eut un début de péritonite, mais la guérison eut lieu cependant. Dans le dixième cas, la mort eut lieu en trois semaines par broncho-pneumonie.

22 gastro-entérostomies ou entéro-anastomoses, avec 19 guérisons et 3 morts, l'une par hémorragie, une autre par péritonite tuberculeuse, mais aucune par péritonite post-opératoire.

6 résections intestinales avec 4 guérisons, une mort par hémorragie onze jours après, une autre par collapsus le deuxième jour.

Mickulicz conclut qu'aucun de ses malades n'est mort de péritonite post-opératoire, mais il ajoute que dans ces cas, il a employé l'irrigation du péritoine avec la solution physiologique de chlorure de sodium.

Federman [1], grâce à l'emploi d'injections hypodermiques quotidiennes de 40 à 60 cm^3 de sérum de cheval normal, obtint 3 guérisons, sur 10 cas de péritonites appendiculaires aiguës désespérées, montrant ainsi l'efficacité de la leucothérapie chirurgicale curative.

Jayle [2], sur mes conseils et avec ma collaboration, a employé le sérum de cheval chauffé dans un cas de plaie septique et atone de la paroi abdominale, infectée par des anaérobies de l'intestin. Bien que la malade fût dans un état désespéré et finît du reste par succomber, nous vîmes, sous l'action du sérum de cheval chauffé, la sérosité purulente jusqu'alors dépourvue de leucocytes, se modifier et présenter d'innombrables globules blancs en pleine phagocytose, tandis que la plaie atone et rebelle se couvrait de bourgeons charnus et guérissait rapidement; cela, malgré le très mauvais état général et l'épuisement dans lequel était la malade au début de l'application de cette méthode.

En 1906, parut la thèse de Nazim [3] inspirée par Paul Delbet, dans laquelle l'auteur rapporte plusieurs observations que je lui ai communiquées, et mes théories sur le traitement des infections en chirurgie. Il conclut « qu'on peut favoriser la leucocytose locale par de nombreux procédés, mais qu'aucun n'a la valeur du sérum de Raymond Petit. Ce sérum, qui n'est autre que du sérum de cheval normal chauffé, provoque une leucocytose intense : il n'est ni toxique, ni irritant, il est donc très supérieur, par sa puissance et son mode d'action, aux agents mécaniques et physiques. Employé dans 59 cas, il a produit la guérison dans 95 p. 100 des cas, résultats d'autant plus remarquables qu'il a été généralement utilisé dans des cas exceptionnellement graves, regardés comme désespérés. Le sérum a été employé dans : la septicémie puerpérale, les pleurésies purulentes, les phlegmons, les anthrax, les panaris,

1. Federman, Cité par Mougeot, *Arch. gén. de Méd.*, 1906.
2. Jayle, *XVIII° Congrès de Chirurgie*, Paris, oct. 1905, et *Presse Méd.*, nov. 1905.
3. Nazim, *De l'infection en chirurgie et son traitement par le sérum de Raymond Petit*, thèse de Paris, 1906.

les brûlures, les ulcères; il s'est toujours montré efficace, quel que fût le lieu de son application. »

Ici je tiens à renouveler le regret que j'exprimai à M. Nazim lorsqu'il m'apporta un exemplaire de son travail, de le voir employer l'appellation de « Sérum de Raymond Petit ». En effet, cette dénomination me paraît mal choisie, car elle n'indique rien de la nature de la substance employée, ni du but poursuivi; le nom de celui qui a proposé, étudié et employé une méthode ne dit rien à l'esprit du praticien. Je préfère de beaucoup la dénomination de sérum leucocygène qui laisse prévoir le but cherché et la propriété essentielle du liquide, ou plus simplement celle de *sérum de cheval chauffé*, qui en indique exactement la nature. Il me semble que ces appellations moins prétentieuses sont de nature à parler davantage à l'esprit du médecin et du chirurgien.

Si la possibilité de produire expérimentalement, ou de provoquer chez l'homme une leucocytose générale ou locale considérable, est un fait indéniable, l'utilité de cette leucocytose a été très discutée. Au Congrès de Chirurgie de 1910, MM. Tuffier et de Rouville [1] ont examiné cette méthode, et l'ont sinon prise à parti, du moins considérée comme très incertaine, pour ne pas dire inutile. Reprenons leur travail et voyons par quels arguments nous pouvons leur répondre.

« Lorsqu'une infection éclate, disent-ils, il se développe chez le porteur, de l'hyperleucocytose, c'est-à-dire un développement considérable de globules blancs; ce sont ces globules blancs qui arrivent à tuer les microbes, pour Metchnikoff et Buchner, à détruire la toxine par sécrétion extra-cellulaire pour Simon, et pour Pawlowsky à neutraliser les toxines par les albuminoïdes et à agir directement sur les bacilles. Si nous pouvons provoquer chez un homme avant l'opération une leucocytose considérable, c'est-à-dire un exode de globules blancs, avant que l'infection se développe, peut-être ces globules

1. Tuffier et de Rouville, *Extrait du Congrès de Chirurgie*, 1910.

blancs suffiront-ils à l'arrêter. Toute la leucoprophylaxie est là. Voyons si cela est possible.

« Se basant sur la polynucléose des infections, on a cherché à la provoquer par des injections sous-cutanées ou intra-veineuses de médicaments leucogènes : c'est la leucoprophylaxie générale. Puis, s'appuyant sur ce fait qu'une intervention péritonéale provoque une leucocytose locale de défense, on a institué la leucoprophylaxie locale qui consiste à injecter avant l'opération ou à laisser après l'opération, dans le péritoine, un composé chimique ou physiologique, capable de stimuler cette défense. »

MM. Tuffier et de Rouville ont essayé pendant deux années de produire une leucocytose artificielle, en se servant de la tallianine qui aurait un pouvoir leucocytogène beaucoup plus accusé que le nucléinate de soude. Mais ils se demandent si on obtiendra chez l'homme les mêmes résultats que chez les animaux, et surtout chez l'homme malade. Voici comment ils expriment le résultat de leur expérience à cet égard : « Si vous faites une injection dans le cas où les malades sont extrêmement affaiblis, où leur résistance organique est vraiment défectueuse, vous n'obtenez rien. A un moment donné, il semble que l'organisme ne répond plus à la demande qui lui est faite. »

Nombre de constatations faites par divers auteurs et par nous-même, prouvent aujourd'hui que la leucocytose artificielle peut être obtenue chez l'homme, exactement comme chez les animaux soumis aux expériences.

Quant à l'absence de réaction chez les malades complètement affaiblis, dont la résistance organique est totalement épuisée, elle ne peut surprendre personne. Aucun de ceux qui se sont occupés de la leucothérapie n'a eu la pensée qu'on pourrait provoquer une leucocytose efficace sans limite. Ne demandez pas une leucocytose artificielle à un organisme qui ne peut plus fabriquer de globules blancs, mais excitez-la chez les malades qui, capables encore de la fournir, y manquent faute d'être stimulés dans ce sens. Nous ne savons pas exactement à quel moment un malade a définitivement perdu toute possibilité de réaction de défense; nous observons seulement qu'il ne se défend plus. Cela ne veut pas dire qu'il ait épuisé toutes ses ressources, et le seul moyen de le savoir, c'est d'essayer ce qui peut les réveiller ou les accroître.

Si nous employons pour cela des moyens qui ne puissent pas nuire, des substances non toxiques, nous aurons atteint notre but. Nous n'arriverons évidemment pas à supprimer la mort par infection, mais nous pourrons en reculer les limites, lorsque l'organisme sera encore susceptible de répondre à ce qu'on lui demande. Ainsi des malades qui auraient succombé à l'infection si l'on n'avait pas stimulé leurs moyens de défense naturelle, échapperont à la mort. Nous avons d'ailleurs vu cette réaction efficace se produire chez des sujets très infectés et très affaiblis, chez lesquels nous essayions sans grande confiance une tentative désespérée.

Du reste, MM. Tuffier et de Rouville, le reconnaissent eux-mêmes implicitement, lorsque parlant des perforations dans la fièvre typhoïde, cette maladie débilitante au premier chef, qui amène la formule sanguine à l'hypoleucocytose, ils nous disent : « Dans ce cas, on comprend l'avantage que le professeur Chantemesse a su retirer de l'hyperleucocytose, en injectant du nucléinate de soude. »

Faucon, dont ils citent le travail, conclut que l'injection préventive paraît donner de bons résultats expérimentaux, pour éviter l'infection péritonéale, quand il s'agit de lutter contre l'issue des matières intestinales dans la grande séreuse; tandis que l'injection préventive d'acide nucléinique n'a pas d'action quand il s'agit de prémunir les animaux contre une infection par des cultures vivantes et jeunes, c'est-à-dire là où l'action du microbe est prédominante.

Nous n'avons pas fait la même expérience; nous avons produit la leucocytose par le sérum de cheval chauffé, injecté dans le péritoine, comme on le verra plus loin, ce qui détermine à la fois une polynucléose générale et un appel local de leucocytes nombreux. Mais nous avons constamment pu, par ce moyen, protéger les animaux contre plusieurs doses mortelles de cultures vivantes et jeunes. Nous avons donc pu lutter ainsi efficacement contre les microbes et leurs toxines.

La lecture du mémoire de Mickulicz n'a pas entraîné la conviction de MM. Tuffier et de Rouville, parce qu'ils ont eu une série de 64 opérations abdominales graves sans une mort et sans rien injecter du tout. Est-ce bien là une preuve de l'inefficacité de la méthode? Nous ne le pensons pas. Des opérations graves, telles que des résections de l'estomac, des gastro-entérostomies, des entéro-anastomoses, des résections de l'intestin, peuvent évidemment être conduites avec assez d'asepsie et de rapidité, par des chirurgiens aussi habiles, pour que les malades n'aient pas de péritonite post-opératoire. Mais ce sont des malades non infectés. Pour se faire une opinion bien nette sur la valeur de la leucothérapie, dans ces cas, il en faudrait évidemment fournir un très grand nombre. Beaucoup plus probantes sont les observations dans lesquelles la leucothérapie s'adresse à des malades déjà gravement infectés, comme ceux dont nous avons parlé dans notre travail de 1904 [1] et d'autres, dont on trouvera plus loin les observations. Ces faits ont entraîné notre conviction absolue et celle de tous ceux qui les ont suivis.

« Il est tentant, concluent MM. Tuffier et de Rouville, de penser que probablement, que peut-être, que vraisemblablement, il y a là une action intéressante, mais son efficacité n'est pas certaine. Cette hyperleucocytose est-elle capable de lutter contre l'infection; ces globules blancs de genèse artificielle sont-ils entraînés pour la phagocytose, constituent-ils bien une armée contre les microbes, ou n'est-ce qu'un troupeau banal? Rien ne peut nous renseigner à ce sujet. »

A cette question, nous sommes en mesure de répondre : « Oui, l'hyperleucocytose est capable de lutter contre l'infection; ces globules blancs, de genèse artificielle, sont capables d'exercer la phagocytose; ils constituent bien une armée contre

1. R. Petit, *Revue de gynéc. et de chir. abdominale*, de Pozzi, 1904.

Planche I

A. — *Pleurésie purulente gangréneuse avant l'application de sérum de cheval chauffé.*

B. — *Pleurésie purulente gangréneuse, vingt-quatre heures après l'application de sérum de cheval chauffé.*

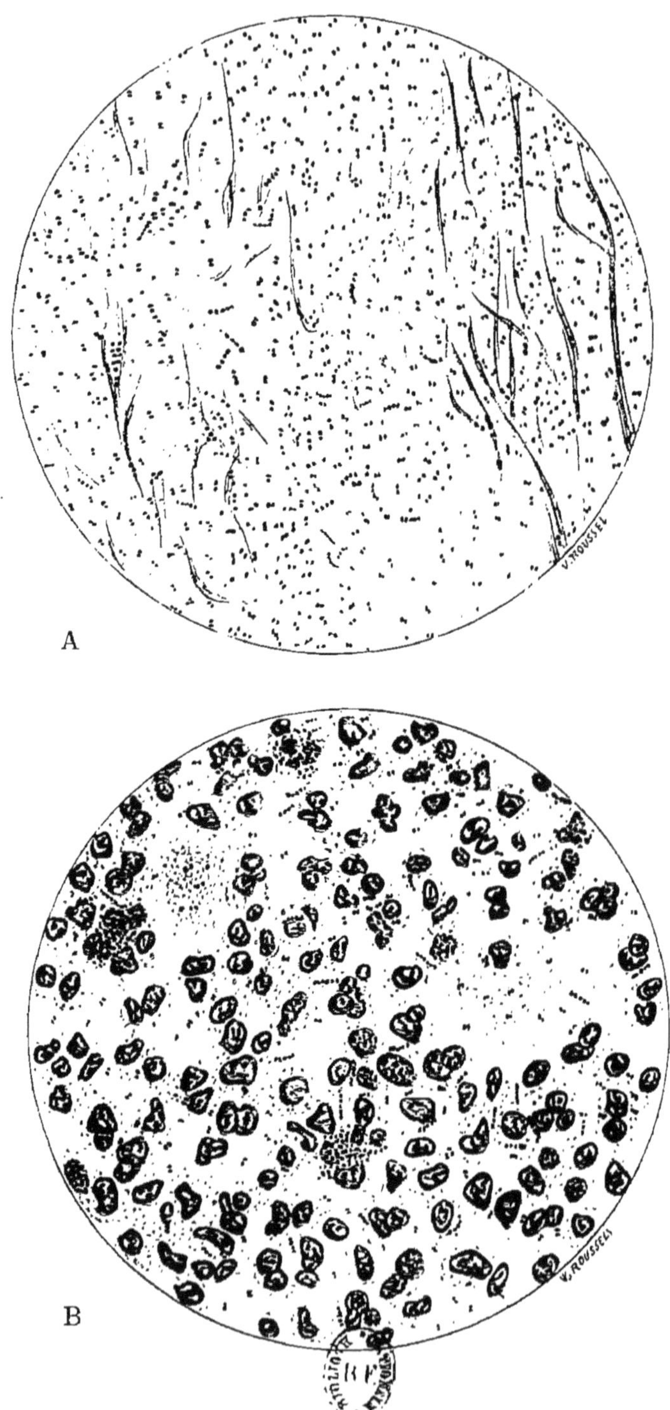

MASSON ET Cie, ÉDITEURS

les microbes et non un banal troupeau. Sans doute il ne faut pas provoquer la leucocytose à l'aide d'une substance comme l'aleurone, car les leucocytes en englobent les grains suspendus au lieu de phagocyter les microbes. Mais lorsqu'on se sert, comme nous l'avons fait, de sérum de cheval chauffé, on obtient bien une armée active contre les microbes. Pour être renseigné à ce sujet, il suffit d'examiner au microscope le liquide d'une péritonite septique grave, d'une pleurésie purulente, d'une infection puerpérale, etc., avant l'emploi du sérum de cheval chauffé, et de comparer ces préparations avec celles qui seront faites sur les mêmes malades vingt-quatre heures, douze heures, six heures même après l'emploi de ce sérum. Que l'on jette un coup d'œil sur les planches 1 et 2... et l'on sera renseigné sur la valeur des leucocytes et leur action. On y verra l'apparition des globules blancs, et les figures les plus nettes de phagocytose, démontrant jusqu'à l'évidence que les leucocytes appelés au foyer d'infection par le sérum de cheval chauffé sont bien une armée puissante contre l'invasion microbienne.

Après avoir parlé de la leucoprophylaxie générale, Tuffier et de Rouville rappellent les tentatives de leucoprophylaxie locale préventive, expérimentales et cliniques. Ils déclarent n'avoir jamais osé injecter préventivement chez l'homme, du sérum physiologique dans le péritoine la veille de l'opération. Les cas où j'ai fait des injections préventives de sérum de cheval chauffé, la veille de l'opération (et non pas vingt-quatre heures après comme on l'a imprimé), celui de Myake qui injecta 50 cm^3 d'acide nucléinique neutralisé à 0,5 p. 100, neuf heures avant l'opération d'une sténose du pylore, n'entraînent pas leur conviction.

Ils pensent que l'injection préventive dans le péritoine n'est guère possible et qu'il faudrait faire, la veille de l'opération, une boutonnière dans la séreuse pour introduire la substance leucocygène. Ce serait donc deux opérations successives que le malade accepterait difficilement. D'ailleurs, à quoi bon, disent-ils, faire venir des leucocytes dans la cavité péritonéale qui en est déjà abondamment pourvue?

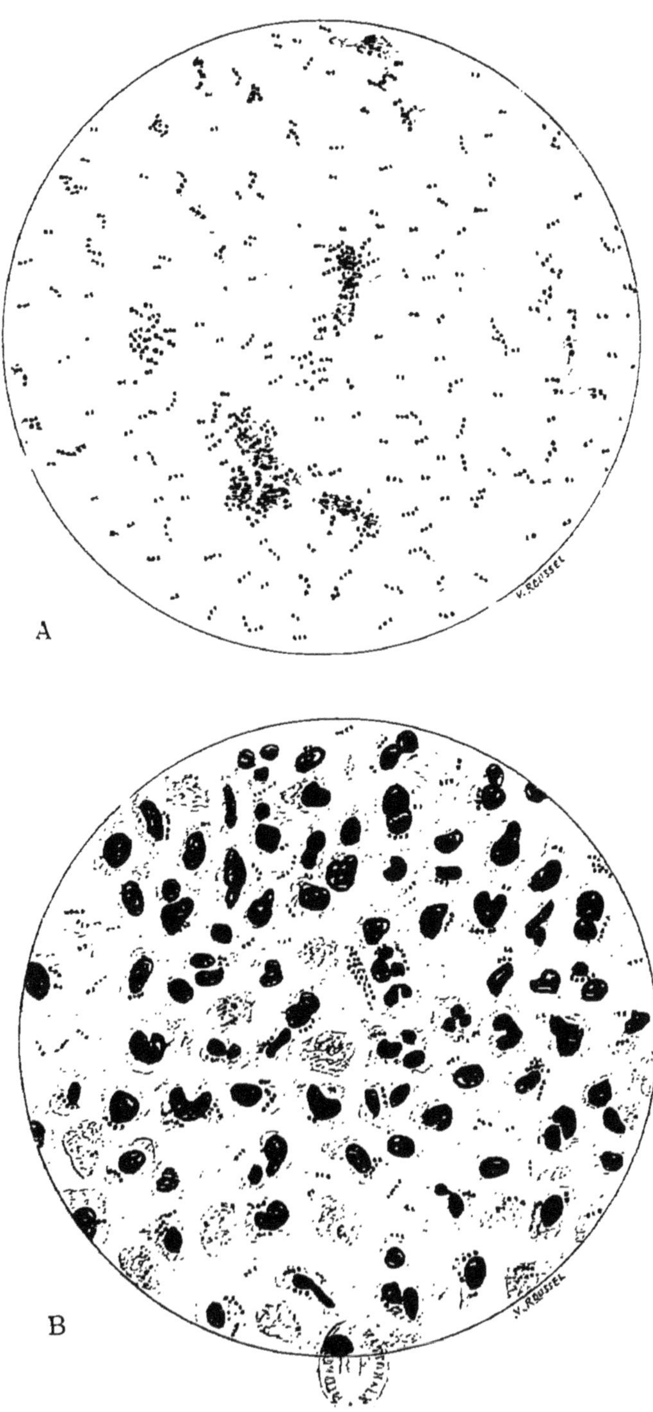

MASSON ET Cie, ÉDITEURS

Planche II

A. — *Infection puerpérale, avant le pansement au sérum de cheval chauffé.*

B. — *Infection puerpérale, six heures après le pansement au sérum de cheval chauffé.*

A cela nous répondrons d'abord que la cavité péritonéale n'est point pourvue de leucocytes en quantité suffisante comme ces auteurs paraissent le penser; tout au contraire, lorsqu'on ouvre l'abdomen d'un animal et qu'on examine la minime quan-

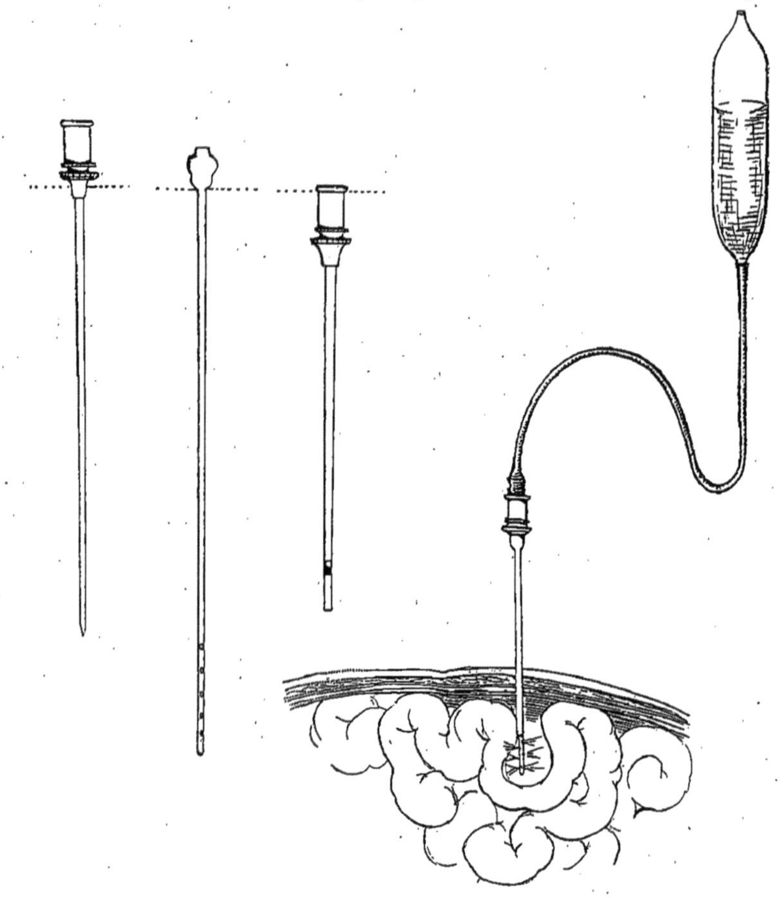

Fig. 1.

tité de liquide qu'il contient, on n'y trouve que peu de leucocytes.

Le fait que pour rendre l'animal réfractaire vis-à-vis des microbes injectés dans le péritoine il faille préparer ce dernier par des injections préventives de substances capables d'augmenter le nombre des leucocytes démontre bien que la quantité de ces éléments dans le péritoine normal non préparé est insuffisante pour protéger l'organisme.

Il en est de même chez l'homme. L'injection préventive a donc bien pour effet d'amener des leucocytes aptes à phagocyter, dans une région où il n'y en avait pas assez préalablement.

Quant au danger et à la difficulté de l'injection préventive, qu'il nous soit permis de les contredire.

L'injection intra-péritonéale est facilement réalisable, sans qu'il soit besoin de faire une première laparotomie. Ce qui arrête ces auteurs, c'est la crainte de piquer l'intestin ; en réalité rien n'est plus difficile, car les anses intestinales se dérobent devant l'instrument grâce à leur mobilité. Chez les animaux de laboratoire dont la paroi intestinale est mince et fragile, nous n'avons que rarement réussi à ponctionner l'intestin quand nous avons cherché à le faire. D'ailleurs, chez l'homme, j'emploie un trocart spécial que j'ai fait construire chez Galante et qui donne toute sécurité. Il comprend un fin trocart ordinaire, avec sa canule, et une tige mousse et creuse, de même volume que le trocart, mais plus longue que lui de quelques centimètres ; lorsque cette tige mousse est enfoncée à fond dans la canule à la place du trocart, la partie qui la dépasse se trouve perforée d'orifices disposés tout autour, comme dans les tubes d'arrosage (voir la figure 3). Voici comment je l'utilise :

Après un nettoyage de la peau, j'apprécie approximativement l'épaisseur de la paroi du sujet et je ponctionne en restant plutôt en deçà du péritoine. Je remplace le trocart par la tige mousse ; si je ne puis l'enfoncer à fond dans la canule, c'est que je n'ai pas pénétré le péritoine. Je replace le trocart et j'enfonce prudemment un peu plus, jusqu'à ce que la tige mousse puisse être poussée à fond. Comme elle est notablement plus longue, elle refoule devant elle les viscères abdominaux, sans pouvoir les blesser et elle permet l'injection et la diffusion du sérum dans le péritoine. Jamais dans les cas où je m'en suis servi, je n'ai pu constater la moindre trace de piqûre de l'intestin, et je suis convaincu qu'en procédant comme je viens de le dire, l'injection intra-péritonéale n'offre aucun danger.

Certes nous ne saurions trop nous associer à la conclusion de MM. Tuffier et de Rouville, lorsqu'ils disent : « Opérer vite, bien et aseptiquement, lutter par tous les moyens mécaniques dont nous disposons pour faire une asepsie préopératoire et opératoire, sont encore les plus sûrs garants de la vie de nos opérés. » Mais nous y ajouterons que la leucocytose provoquée artificiellement peut nous aider puissamment dans notre tâche, en venant s'ajouter aux moyens précités. Que si l'efficacité de cette méthode peut paraître incertaine, à ceux qui ne l'ont employée que dans des opérations où il n'y avait pas d'infection préalable, et faute de statistiques portant sur un nombre de cas suffisant, elle ne peut laisser aucun doute dans l'esprit de ceux qui s'en sont servi dans des infections graves et qui ont suivi pas à pas, sur des préparations microscopiques, les effets qu'elle produit et que l'évolution clinique confirme.

CHAPITRE VIII

EXPÉRIENCES SUR L'ACTION DU SÉRUM DE CHEVAL CHAUFFÉ

INJECTÉ DANS LE PÉRITOINE OU DANS LA PLÈVRE

(Recherches personnelles.)

Depuis les travaux de M. Metchnikoff, on sait que la phagocytose, particulièrement dévolue aux leucocytes polynucléaires, est l'un des moyens les plus importants dont soit doté l'organisme, pour se défendre contre les infections microbiennes.

Cette découverte comportait, comme déduction pratique, que tous les moyens aptes à stimuler la migration des globules blancs dans un foyer infecté, devaient sans doute favoriser la phagocytose et par conséquent aider à la guérison.

Dans la cavité péritonéale, certaines substances déterminent un appel leucocytaire très accusé, qui peut être utilisé pour combattre l'infection de la séreuse. Le même résultat peut être obtenu dans la cavité pleurale. C'est pourquoi, sur les conseils de mon maître, M. Metchnikoff, j'ai cherché à voir dans quelle mesure cette propriété pourrait être mise à profit, dans les opérations abdominales, plus particulièrement dans celles qui sont pratiquées pour des affections septiques et dans les opérations portant sur toutes les séreuses en général.

Lorsque j'ai commencé, en 1899, mes expériences dans le laboratoire de M. Metchnikoff à l'Institut Pasteur, je n'avais lu sur cette question que le travail d'Issaëff[1] publié en 1894; cependant d'autres avaient écrit sur ce sujet.

1. Issaëff, *Zeitschrift f. Hygiene u. Infektionskraukh*, XVI, 1894, p. 287.

En Angleterre, Herbert E. Durham[1], s'inspirant du travail d'Issaëff, avait pensé que le péritoine pourrait être protégé contre l'infection chez l'homme, comme il l'avait été chez les animaux, par une leucocytose provoquée.

Stassano, dans son travail sur l'évolution de l'antisepsie, en 1898, émet aussi l'opinion que la chirurgie pourrait utiliser avec avantage la leucocytose pour lutter contre l'infection.

Voici, brièvement exposé, le résultat de mes expériences sur cette question[2].

EXPÉRIENCES SUR LE PÉRITOINE

Dans mes premières expérimentations, je pratiquais la laparotomie chez un cobaye préparé par une injection intra-péritonéale d'eau physiologique, faite la veille et chez un cobaye témoin; chez les deux animaux, je faisais une perforation intestinale, je laissais sortir un peu de matières fécales dans le péritoine, puis je suturais la perforation et refermais l'abdomen. Voici les résultats obtenus.

Dans une première expérience, le cobaye préparé est mort quarante-et-une heures après le cobaye témoin; dans une deuxième expérience, le cobaye préparé est mort vingt-quatre heures plus tard que le cobaye témoin. Un second cobaye témoin a survécu après avoir fait une péritonite localisée, mais la perforation intestinale avait porté sur une anse vide.

Les résultats de cette dernière expérience prouvaient que les faits ne pouvaient pas être exactement comparables. J'essayai alors de faire une perforation, de la suturer sans laisser sortir de matières et d'injecter dans le péritoine des quantités déterminées de matières fécales de cobaye.

Dans une première expérience, le cobaye préparé est mort vingt-six heures plus tard que le cobaye témoin.

1. Herbert E. Durham, *Medico Chirurgical Transactions*, vol. LXXX, London, 1897.
2. Voir *Société de Biologie*, Paris, 28 décembre 1901, p. 1815; et *Annales de l'Institut Pasteur*, t. XVIII, juin 1904.

Dans une deuxième expérience, le cobaye préparé est mort vingt-quatre heures plus tard que le cobaye témoin.

De toutes ces expériences, il ressort un fait, c'est que l'animal préparé par l'injection intra péritonéale d'eau physiologique résiste plus longtemps que les témoins.

Mais il y a encore, dans ces deux dernières expériences, des conditions défectueuses. J'essayai de déterminer la dose minima de matière fécale de cobaye, nécessaire pour tuer un animal de même espèce, par injection intra-péritonéale et je me rendis vite compte que les diverses prises de matières n'avaient pas le même pouvoir infectant et qu'il était impossible de faire ainsi deux expériences comparables entre elles.

J'ai donc dû reprendre des expériences analogues à celles que Issaëff avait faites avec le bacille du choléra. Pour cela, j'ai déterminé d'abord la dose mortelle de cultures de bacilles typhiques, de bactérium coli, de staphylocoques, en injection intra-péritonéale, chez le cobaye. Je me servais, pour chaque espèce microbienne, d'une même race en culture de vingt-quatre heures sur gélose inclinée; j'émulsionnais la totalité de cette culture en surface, dans 10 cm^3 d'eau physiologique, et j'injectais à une série de cobayes des doses progressivement croissantes de cette émulsion, dans la cavité péritonéale.

Entre temps, j'ai cherché à savoir, comme Issaëff, quelle est la substance dont l'injection intra-péritonéale détermine le plus puissant appel de leucocytes polynucléaires, et par conséquent stimule le mieux la phagocytose.

J'ai donc injecté comparativement dans le péritoine des cobayes de l'eau physiologique, des émulsions d'aleurone, du bouillon peptone, du sérum de bœuf, du sérum de cheval chauffé et diverses autres substances excitant la leucocytose. Toutes les deux heures je prélevais, avec une pipette très effilée, un peu du liquide exsudé dans la cavité péritonéale, et l'examinant au microscope, je pouvais suivre, pour ainsi dire pas à pas, les progrès de l'afflux leucocytaire. Le sérum de cheval m'a paru produire manifestement une leucocytose maxima. Cette leucocytose est notamment beaucoup plus abondante et plus durable que celle qui résulte déjà d'une simple laparotomie; elle atteint son maximum au bout de vingt-quatre heures environ. La leucocytose la plus marquée est produite par l'émulsion d'aleurone; mais on trouve les globules blancs gorgés de grains de cette substance et inaptes à la phagocytose. C'est donc au sérum de cheval normal que nous avons donné la préférence.

Sur le conseil de notre ami, M. Besredka, nous avons fait chauffer ce sérum au bain-marie, pendant deux heures, à la température de 56°, avant de l'utiliser, parce que le sérum chauffé est de ce fait même beaucoup moins toxique. Ajoutons que ces injections qui produisent un afflux leucocytaire, ne déterminèrent aucun accident chez les animaux. Elles sont inoffensives, et le sérum est un milieu excellent pour la conservation des cellules.

Le liquide à injecter étant choisi et la dose mortelle d'une culture exactement déterminée, j'ai préparé un certain nombre de cobayes, par une injection intra-péritonéale de sérum de cheval chauffé. Le lendemain, je leur injectais dans le péritoine, de une à cinq fois la dose mortelle de culture émulsionnée, tandis que des animaux témoins recevaient de la même façon une dose mortelle, sans avoir subi l'injection préparante de sérum.

Les résultats ont été très caractéristiques et constants dans toutes les séries d'expériences. Avec le bacille typhique comme avec le bactérium coli, les animaux préparés ont tous survécu à des injections de 5 fois la dose mortelle, tandis que tous les témoins, avec une seule dose mortelle, ont succombé en vingt-quatre à trente heures.

Avec le staphylocoque, les résultats ont été identiques et les animaux préparés ont pu résister à 6 et 8 doses mortelles et plus, tandis que tous les témoins sont morts en vingt-quatre à trente-deux heures.

J'ai cherché à répéter ces expériences avec des cultures de streptocoques et de gonocoques, mais je n'ai pas pu y parvenir. Il m'a été en effet impossible d'entraîner la mort des animaux avec des injections intra-péritonéales de gonocoques; avec le streptocoque, je n'ai pas pu déterminer la dose mortelle, parce que j'expérimentais sur le cobaye qui lui résiste bien.

Il est donc possible, par une injection intra-péritonéale de sérum de cheval chauffé, de provoquer une polynucléose considérable dans la séreuse; cette polynucléose a pour conséquence une phagocytose des microbes injectés, suffisamment intense et rapide pour permettre aux animaux de résister à l'injection intra-péritonéale de 5 à 8 doses mortelles de microbes pathogènes.

Pour utiliser cette méthode chez l'homme au point de vue chirurgical, il faut distinguer deux catégories de cas : ceux dans lesquels on a à faire une intervention chirurgicale sur un péritoine non infecté, et ceux dans lesquels l'infection de la séreuse existe déjà.

Les premiers sont les seuls dans lesquels puissent se trouver réalisées les conditions expérimentales. On peut alors faire une injection de sérum dans le péritoine vingt-quatre heures avant l'opération.

Dans la seconde catégorie de cas, il ne peut être question d'injection préventive de sérum, avant l'opération, puisque les malades ont déjà de l'infection péritonéale, localisée ou généralisée.

Il faudrait donc, après avoir évacué le liquide septique de l'abdomen, après avoir traité comme il convient les lésions (appendicite, salpingite, perforation intestinale, etc.), assécher aussi complètement que possible la cavité péritonéale, et y verser une certaine quantité de sérum de cheval (20 cm^3 par exemple) avant de suturer la paroi. On aurait ainsi enlevé la majeure partie des microbes et la polynucléose due au sérum viendrait permettre une phagocytose rapide des éléments microbiens restés dans la séreuse.

Nous nous sommes demandé si le sérum de cheval chauffé ne pourrait pas avoir une action agglutinante sur les microbes pathogènes. Nous avons essayé, à ce point de vue, l'action du sérum de cheval sur une émulsion de colibacilles; l'agglutination a été presque immédiate avec le sérum de cheval, tandis qu'elle ne s'est produite qu'au bout de deux heures avec le sérum de bœuf.

Mais les microbes pathogènes que l'on peut rencontrer dans les infections péritonéales sont-ils tous agglutinés par le sérum de cheval? Nous ne saurions le dire. Nous avons essayé de comparer l'action du sérum de cheval sur différentes races de colibacilles et nous avons trouvé des différences considérables.

Dans une première expérience, nous avons pris 5 échantillons de colibacilles de provenances diverses, en cultures de vingt-quatre heures, sur gélose inclinée. Chaque culture a été émulsionnée dans 10 cm^3 d'eau physiologique, et nous avons ajouté à 1 cm^3 de l'émulsion 1, 3 et 5 gouttes de sérum de cheval chauffé.

L'agglutination s'est produite en deux heures pour un échantillon, en vingt-quatre heures pour 3 autres; elle a complètement fait défaut pour le cinquième.

Nous avons renouvelé la même expérience avec 10 races de coli de différentes provenances, et en n'ajoutant que 1/10 de goutte, 4/10 de goutte, et une goutte de sérum.

L'agglutination a eu lieu en vingt-quatre heures avec 1/10 de goutte de sérum pour 4 échantillons, avec 1/5 de goutte pour 2 autres, enfin deux races de colibacilles sont restées inagglutinables par le sérum de cheval chauffé.

On ne peut donc compter d'une façon constante sur l'action agglutinante du sérum; mais elle peut exister et, dans ce cas, elle est très favorable, car elle se manifeste rapidement et donne pour ainsi dire le temps aux polynucléaires d'affluer pour phagocyter les germes microbiens.

Convaincu de l'action utile du sérum déposé dans la cavité péritonéale à la fin d'une intervention chirurgicale, certain d'ailleurs de son innocuité, nous l'avons utilisé dans un bon nombre de cas chez l'homme. Les résultats que nous avons obtenus ont été conformes à ce que l'expérimentation permettait de prévoir et nous avons constaté des guérisons dans des cas d'infection grave et même généralisée du péritoine.

Chez quelques-uns de mes malades, j'ai observé une élévation passagère de la température, l'état général restant d'ailleurs excellent; j'ai cherché quelle en pouvait être la cause, je me suis demandé si les injections intra-péritonéales de sérum chauffé ou d'eau physiologique ne pouvaient pas déterminer une élévation thermique par elles-mêmes.

Pour résoudre cette question, j'ai fait des expériences sur les cobayes.

J'ai constaté que les cobayes ayant reçu 4 cm³ d'eau physiologique, avaient une élévation thermique à peine appréciable, si l'on compare leur température à celle des témoins.

En injectant du sérum de bœuf chauffé, la température s'élève de 0°,9 à 1°,6, tandis que celle des témoins ne varie que de 0°,5.

Enfin, l'injection de sérum de cheval chauffé détermine une oscillation thermique, qui varie de 0°,7 à 2°,4, tandis que la température des témoins, prise en même temps, ne varie que de 1°,1 au maximum. En outre, l'élévation thermique ne paraît pas en rapport avec la dose de sérum injectée, puisqu'elle n'a été que de 1°,4 pour une injection de 4 cm³, tandis qu'elle était de 2°,4 pour 2 cm³.

Encore faut-il ajouter qu'il semble y avoir, dans l'élévation thermique avec une même dose, des variations individuelles assez considérables, puisque chez 2 cobayes ayant reçu chacun 2 cm³ de sérum, la température a monté de 0°7, chez l'un et de 2°,4 chez l'autre. On ne peut donc conclure qu'une seule chose, c'est que l'injection intra-péritonéale de sérum chauffé peut amener une élévation thermique passagère et inconstante.

On a du reste souvent observé que la polynucléose provoquée, aussi bien par l'administration d'acide nucléinique, que par le sérum de cheval chauffé, par l'eau physiologique (Solieri) ou par tout autre moyen, s'accompagne généralement d'une légère élévation de la température, et cela en dehors de tout processus d'infection microbienne. Cette élévation thermique n'est pas très considérable en général; elle paraît plus intense après l'emploi de l'acide nucléinique qu'après celui du sérum de cheval chauffé.

Cliniquement, ce phénomène ne répond pas au tableau symptomatique de la fièvre et mérite plutôt la dénomination d'hyperthermie. Nous avons en effet maintes fois constaté chez l'homme, de ces élévations de la température qui ne s'accompagnent d'aucun des symptômes généraux de la fièvre. Le pouls, plus fréquent que normalement, reste de bonne qualité; la langue est humide; il n'y a pas de frisson. Enfin le malade ne présente ni céphalalgie, ni abattement, ni soif vive; il accuse au contraire un état de bien-être général et le plus souvent l'hyperthermie passerait inaperçue si le thermomètre n'en venait révéler l'existence. Ces élévations thermiques ne sont d'ailleurs pas de longue durée.

Pouvons-nous actuellement déceler la cause de cette hyperthermie? Sans doute, ce sont les ferments leucocytaires qui la déterminent.

On sait expérimentalement depuis longtemps que l'injection de ferment tryptique ou de ferment végétal protéolytique, tel que la papaïne, faite aux animaux ou à l'homme, détermine une élévation de la température en dehors de toute infection microbienne. Noël Fiessinger et Pierre-Louis Marie, dans tous leurs essais thérapeutiques à l'aide de ces ferments, ont observé des poussées de température.

Ils ont en outre constaté expérimentalement chez les animaux que la résorption aseptique des épanchements sanguins ou des collections de globules blancs s'accompagne d'élévation de température.

Les expériences de Roger et Cadiot sont à ce point de vue très intéressantes; ils ont démontré que l'injection de sang veineux d'un lapin faite dans les vaisseaux d'un autre lapin, provoque une élévation thermique de 0°,6, tandis que l'injection de sang défibriné élève toujours la température de 1°5,. Il semblerait d'après Chantemesse et Podwyssotsky, que pendant la défibrination du sang, des leucocytes se détruisant, une petite quantité de nucléo-albumine mise en liberté agisse à la façon d'une matière hyperthermisante. « Mettons ferment protéolytique et dérivés de digestion à la place de nucléo-albumines, disent Fiessinger et Marie, et la conclusion de Chantemesse et Podwyssotsky reste entièrement intangible. » La leucolyse déterminerait donc une réaction thermique à caractère transitoire et variable.

En clinique n'a-t-on pas observé et décrit depuis longtemps des fièvres aseptiques, dont la pathogénie se trouve dès lors éclairée d'un jour nouveau?

A la suite de grands traumatismes avec épanchements sanguins dans les tissus, à la suite des hématomes un peu étendus, des hémothorax, des hémorragies méningées, dans les fractures fermées, on observe de la fièvre aseptique. La température monte le soir à 38° ou 39° et persiste ainsi pendant trois à cinq jours, sans qu'on puisse incriminer une infection locale ou générale. De toutes les théories invoquées pour expliquer ces faits, celle de Pillou[1] reste la plus satisfaisante et la plus vraisemblable; c'est par suite de la résorption de la collection sanguine et des débris de tissus traumatisés que la température s'élève, comme elle le fait constamment chez les cobayes auxquels on injecte aseptiquement du sang dans le péritoine. Billroth attribue l'élévation thermique à la leucine, Schmiedeberg incrimine l'histozine, Schmidt le fibrin-ferment. Pour Pillou, c'est la sécrétion des globules blancs vivants ou altérés, contenus dans l'épanchement qui élève la température. N'observa-t-il pas une hyperthermie considérable coïncidant avec l'abondance des leucocytes dans un épanchement, ou survenant après l'injection expérimentale de leucocytes vivants en solution salée chez le lapin?

Ce serait donc probablement le ferment protéolytique sécrété par les leucocytes qui agirait comme substance hyperthermisante.

Nous pouvons donc dire, en résumé, que l'injection intra-péritonéale de sérum de cheval chauffé détermine une polynucléose abondante et une phagocytose assez active pour permettre aux animaux de résister au moins à cinq ou huit doses mortelles de microbes pathogènes.

1. Pillou, *Société de Biologie*, 9 mars 1896.

Ce sérum a une action agglutinante inconstante et son injection dans le péritoine peut amener une élévation thermique passagère et sans gravité.

J'ai voulu chercher à savoir s'il existe des sensibilisatrices naturelles ou spécifiques dans les exsudats péritonéaux provoqués chez les animaux, par l'injection préalable d'eau physiologique ou de sérum de cheval. J'ai eu recours dans ce but à la réaction de fixation de Bordet; je me suis servi, dans mes expériences, de divers microbes : bacille typhique, vibrion cholérique, bactérium coli, staphylocoque doré, en culture de vingt-quatre heures, contre lesquels la résistance du péritoine est fortement augmentée par les injections de sérum de cheval chauffé.

J'ai commencé par préparer du sérum hémolytique, en injectant à des cobayes 5 cm³ de sang de lapin défibriné, dans le péritoine, quatre fois, à environ huit jours d'intervalle. J'ai ensuite chauffé ce sérum à 55° durant une demi-heure.

Pour chaque expérience, j'ai recueilli les liquides suivants :

1° ***Exsudat préparé.*** — J'injecte 5 cm³ d'eau physiologique dans le péritoine d'un cobaye. Vingt-quatre après, j'injecte 15 cm³ d'eau physiologique dans le péritoine; l'animal est immédiatement sacrifié; je recueille le liquide contenu dans le péritoine, je le chauffe une demi-heure à 55° et je le centrifuge.

2° ***Exsudat non préparé.*** — J'injecte 20 cm³ d'eau physiologique dans le péritoine d'un cobaye qui est aussitôt sacrifié. Je recueille le liquide contenu dans le péritoine, je le chauffe une demi-heure à 55° et je le centrifuge.

3° ***Sérum de cobaye chauffé*** à 55° pendant une demi-heure.

4° ***Sérum alexique***, ou sérum de cobaye non chauffé.

5° ***Émulsion d'une culture de vingt-quatre heures***, sur gélose inclinée, dans 50 gouttes d'eau physiologique.

6° ***Globules rouges de lapin sensibilisés.*** — Au moment de m'en servir seulement, je recueille un peu de sang défibriné de lapin, je le lave trois fois à l'eau physiologique, au centrifugeur, puis j'y ajoute une quantité égale de sérum hémolytique.

Dans une première expérience, j'avais 8 tubes à essai contenant :

1.	Exsudat préparé	20 gouttes.
	Alexine	2 —
	Émulsion de typhique	3 —
2.	Exsudat préparé	20 —
	Alexine	4 —
	Émulsion de typhique	3 —
3.	Exsudat non préparé	20 —
	Alexine	2 —
	Émulsion de typhique	3 —
4.	Exsudat non préparé	20 —
	Alexine	4 —
	Émulsion de typhique	3 —
5.	Eau physiologique	20 —
	Alexine	2 —
	Émulsion de typhique	3 —
6.	Eau physiologique	20 —
	Alexine	4 —
	Émulsion de typhique	3 —
7.	Sérum de cobaye chauffé	20 —
	Alexine	2 —
	Émulsion de typhique	3 —
8.	Sérum de cobaye chauffé	20 —
	Alexine	4 —
	Émulsion de typhique	3 —

Au bout de cinq heures, j'ajoute à chacun des 8 tubes, 2 gouttes de globules de lapin sensibilisés. Au bout d'une demi-heure environ, l'hémolyse apparaît dans les 2 tubes d'exsudat préparé. Très peu plus tard, l'hémolyse se fait dans les tubes d'exsudat non préparé et dans ceux de sérum de cobaye chauffé. Il n'y a pas d'hémolyse dans les tubes contenant l'eau physiologique (5 et 6).

Au bout de douze heures, l'hémolyse est complète dans tous les tubes, sauf dans ceux contenant l'eau physiologique (5 et 6) où elle est nulle (5) ou très légère (6).

Cette expérience a été répétée plusieurs fois avec les mêmes résultats.

Dans une seconde expérience, plusieurs fois répétée également, je me suis servi d'une émulsion de vibrion cholérique, au lieu d'une émulsion de bacille typhique. J'avais, en outre, ajouté 2 tubes à la série des huit précédents; ces 2 tubes contenaient chacun 20 gouttes d'exsudat préparé par le sérum de cheval chauffé, avec 2 et 4 gouttes d'alexine et 3 gouttes d'émulsion cholérique. Les résultats ont été les mêmes; l'hémolyse a commencé par les exsudats non préparés et dans le sérum de cobaye chauffé, tandis qu'elle a fait défaut dans l'eau physiologique.

Une troisième expérience, 2 fois répétée, a été faite dans les mêmes conditions, en substituant une émulsion de bactérium coli à l'émulsion de vibrion cholérique. Les résultats ont été en tout comparables aux précédents, mais l'hémolyse a paru se faire un peu moins tôt que dans les 2 expériences précédentes.

Enfin, dans une quatrième expérience, j'ai employé une émulsion de staphylocoque doré. Tout s'est passé comme avec le bactérium coli, à ceci près, que l'hémolyse a été ici un peu plus rapide, mais moins cependant qu'avec le vibrion cholérique ou le bacille typhique. Toutefois ces différences ont été très légères et presque insignifiantes.

Comment devons-nous interpréter ces résultats qui sont tous concordants?

Le fait que l'hémolyse s'est produite, à peu près en même temps et presque également dans les tubes d'exsudat non préparé, dans ceux d'exsudat préparé et dans ceux de sérum de cobaye chauffé, indique nettement, en tout cas, que l'augmentation de la résistance du péritoine préparé par injection d'eau physiologique ou de sérum de cheval, n'est pas due à la production d'une sensibilisatrice dans l'exsudat préparé, comme l'a avancé Pfeiffer, dans les conclusions de son rapport au Congrès de Bruxelles, 1903. En effet, s'il y avait eu dans l'exsudat préparé une sensibilisatrice, elle aurait permis à l'alexine de se fixer sur les corps microbiens, et les globules sensibilisés, ajoutés cinq heures après, n'auraient plus trouvé d'alexine pour les dissoudre, il n'y aurait donc pas eu d'hémolyse, or nous avons observé constamment le contraire.

EXPÉRIENCES SUR LA PLÈVRE

J'ai tenté, sur la plèvre des lapins, des expériences analogues à celles que j'avais précédemment faites sur le péritoine. Ici, l'expérimentation est beaucoup plus difficile et délicate, en raison des faibles dimensions de la séreuse et surtout à cause de l'importance du fonctionnement normal des organes qu'elle enveloppe. Il est évident, *a priori*, qu'un épanchement pleural gêne les fonctions des poumons et du cœur. J'ai eu la confirmation expérimentale de cette hypothèse dès mes premières tentatives, en août 1903. A diverses reprises, j'ai injecté dans la plèvre des lapins, de 5 à 6 cm^3 de liquides divers, eau stérilisée, eau physiologique, bouillon peptone, sérum de bœuf, sérum de cheval, émulsion d'aleurone; tous ces animaux sont morts dans un laps de temps qui varia de trois à six jours.

Seul un lapin auquel j'injectai 5 cm^3 de sérum de cheval chauffé dans la plèvre et chez lequel je pratiquai au bout de vingt-huit heures une incision pleurale avec résection d'une côte, le 1er mai 1904, survécut et restait bien portant à la fin d'octobre de la même année.

Pour me rendre compte de l'action du sérum de cheval chauffé sur la séreuse pleurale, j'ai dû prendre le parti de sacrifier les animaux de six à quarante-huit heures après l'injection intra-pleurale de 4 cm^3 de sérum. J'ai pu constater ainsi que dans la plèvre, les choses se passent comme dans le péritoine. Dès la sixième heure, on constate déjà un afflux important de leucocytes polynucléaires dans la séreuse; leur nombre augmente rapidement, pour atteindre son maximum au bout vingt-huit à trente heures. Après quarante-huit heures, il diminue.

Restait à savoir si la polynucléose provoquée dans la plèvre pouvait, comme dans le péritoine, avoir une action protectrice contre l'infection microbienne.

Le 14 mars 1904, j'émulsionne dans 10 cm^3 d'eau physiologique, une culture de staphylocoque doré, sur gélose, vieille de vingt-quatre heures. Je savais par des essais précédents qu'un centimètre cube de cette émulsion tuait le lapin en moins de vingt-quatre heures, par septicémie.

J'injecte, à cinq heures du soir, dans la plèvre d'un lapin, 3 cm^3 de sérum de cheval chauffé, puis 1 cm^3 de l'émulsion de staphylocoque. Un lapin témoin reçoit 1 cm^3 d'émulsion de cette même culture.

Le lapin qui a reçu du sérum de cheval succombe le 19 mars seulement. A l'autopsie, on trouve un épanchement pleural abondant avec fausses membranes, mais l'examen du sang du cœur et les cultures prouvent qu'il n'y a pas eu de septicémie.

Le lapin témoin meurt de septicémie le 15 mars au matin, un peu plus de douze heures après l'inoculation; à l'autopsie je trouve un épanchement purulent dans la plèvre gauche, un épanchement séreux dans la plèvre droite et dans le péricarde, un peu de sérosité dans le péritoine. Les cultures faites avec les liquides trouvés dans les plèvres, dans le péricarde et avec le sang du cœur, donnent toutes du staphylocoque doré pur. Seule, la sérosité péritonéale contient à la fois du staphylocoque doré et du bactérium coli.

Le lapin qui a reçu du sérum de cheval a donc survécu cinq jours et est mort sans présenter de septicémie. Dans tous les cas, il a pu limiter son infection à la plèvre inoculée.

J'ai renouvelé cinq autres fois cette expérience avec des résultats analogues.

Il est probable que l'abondance de l'épanchement joue un rôle physique important dans le mécanisme de la mort chez les animaux traités, car l'injection de 4 à 5 cm^3 d'eau bouillie, d'eau physiologique, de sérum de cheval, d'émulsion d'aleurone, en dehors de toute infection, a entraîné la mort des lapins en quatre à six jours. Au contraire, chez un lapin qui avait reçu le 30 avril 1904, 5 cm^3 de sérum de cheval chauffé dans la plèvre droite, j'ai réséqué une côte et ouvert la plèvre le 1er mai; il s'est écoulé un liquide aseptique; j'ai suturé la plèvre, et l'animal vivait encore le 6 octobre 1904. On est donc en droit de conclure à la réalité de l'action mécanique de l'épanchement en dehors de l'infection.

En résumé, ces expériences nous démontrent que l'injection de sérum de cheval chauffé dans la plèvre du lapin y détermine un important appel de leucocytes polynucléaires. Ces polynucléaires, par leur action phagocytaire, luttent contre l'infection provoquée, la limitent, et donnent aux animaux une survie constante. Ces résultats sont en tous points comparables à ceux qui nous ont été fournis par nos expériences sur la séreuse péritonéale.

Nous avions antérieurement cherché à savoir si l'injection de sérum de cheval chauffé dans la plèvre pouvait, comme dans le péritoine, donner lieu à une élévation de la température. Pour cela, nous avions fait les expériences que voici résumées :

Le 28 janvier 1904, deux lapins n° 6 et n° 40 sont mis en expérience à six heures du soir; leur température rectale exactement notée est de 38° pour le n° 40 et 38°,1 pour le n° 6.

Le lapin n° 40 reçoit 2 cm³ de sérum de cheval chauffé dans la plèvre droite. Le lapin n° 6 sert de témoin. A sept heures, la température du n° 40 est montée à 38°,5, celle du n° 6 est de 38°,2.

Le lapin injecté a donc eu une élévation de température de 0°,5 tandis que la température du témoin n'a varié que de 0°,1.

Le 2 février, j'ai repris la même expérience, avec deux lapins; mais j'ai fait au témoin une ponction simple de la plèvre droite, sans injection, pour voir si l'élévation de la température ne devait pas être mise sur le compte de la ponction elle-même.

Chez le lapin injecté avec le sérum de cheval chauffé, la température s'est élevée de 38° à 38°,5, le premier jour; elle est montée à 38°,7 le lendemain. Le 4, elle s'est maintenue à 38°,6 pour descendre les jours suivants et atteindre 38° le 7 février.

Chez le lapin témoin, la température, dans le même temps, a oscillé entre 38°, 38°,2 et 38°,3.

Le lapin injecté a donc eu une élévation de température de 0°,7 pendant que la température du témoin n'a varié que de 0°,3. Ces variations de la température, en dehors de toute infection, sont peu importantes et inconstantes, comme nous l'avions déjà constaté expérimentalement avec les injections intra-péritonéales.

En résumé, nous devons conclure que les injections de sérum de cheval chauffé dans la plèvre agissent comme dans le péritoine. Mais ici les dispositions anatomiques et l'importance immédiate des fonctions des poumons et du cœur, rendent chez le lapin l'expérimentation beaucoup plus délicate, et les résultats moins nets.

Par contre, nous verrons plus loin, que les résultats obtenus chez l'homme dans le traitement des pleurésies purulentes par le sérum de cheval chauffé, sont tout aussi nets que ceux obtenus dans les cas d'infection péritonéale.

De ces diverses expériences nous étions en droit de tirer les conclusions suivantes :

1° Le sérum de cheval chauffé injecté dans les séreuses est inoffensif.

2° Il produit une très forte leucocytose locale, en même temps qu'une leucocytose générale, puisque le nombre des globules blancs circulant, loin d'être diminué par la leucocytose locale, est au contraire augmenté.

3° L'injection de sérum de cheval chauffé dans les séreuses peut s'accompagner d'une élévation thermique inconstante, généralement légère et toujours sans gravité.

4° Cette injection est capable de protéger les animaux contre plusieurs doses mortelles de cultures microbiennes diverses.

Cette substance nous a paru la meilleure pour provoquer une leucocytose artificielle et stimuler la phagocytose. Nous lui donnons d'autant plus volontiers la préférence, qu'elle constitue un milieu biologique excellent pour les éléments anatomiques.

Telles sont les raisons qui nous ont conduit à employer le sérum de cheval chauffé dans le traitement des infections chirurgicales et même dans certains cas pour prévenir l'infection.

CHAPITRE IX

PRÉPARATION DU SÉRUM DE CHEVAL CHAUFFÉ. SES FORMES

LE SÉRUM DE CHEVAL CHAUFFÉ

L'agent leucocygène que nous avons employé, tant dans nos expériences que dans nos opérations chez l'homme, est le sérum de cheval chauffé, provenant d'animaux sains, non immunisés.

Préparation. — Ce sérum, dont j'ai signalé pour la première fois l'emploi en chirurgie, à la Société de Biologie en 1901, n'a rien de mystérieux. C'est le sérum de cheval normal, que l'on a couramment dans les laboratoires de bactériologie.

On recueille du sang en pratiquant sur un cheval sain une saignée de la jugulaire. Le trocart stérilisé est introduit dans la veine de l'animal, à jeun, après incision de la peau. Un tube de caoutchouc stérilisé conduit le sang du trocart à un cristallisoir fermé, parfaitement aseptique. Après vingt-quatre à trente heures de repos, en lieu frais, le sérum est recueilli, stérilement, par siphonage. Il est ensuite réparti avec la plus minutieuse asepsie, dans des ampoules stérilisées, de 5, 10 ou 20 cm^3, qui sont immédiatement scellées aux deux extrémités. On s'assure ensuite par un séjour de deux ou trois jours à l'étuve, qu'aucune des ampoules ne se trouble, ni ne dépose; quelques-unes de chaque lot sont ouvertes et servent à faire des ensemencements de contrôle, sur des tubes à culture qui doivent rester absolument stériles. On chauffe alors toutes les ampoules au bain-marie à la température de 56° C. pendant deux heures, trois jours de suite. Le sérum est alors prêt pour l'usage thérapeutique, et se conserve admirablement.

Pour obtenir le sérum sec, on place dans un cristallisoir stérile du sérum liquide, tel qu'il vient d'être préparé. Ce cristallisoir est placé sous une cloche stérilisée, hermétique, en rapport avec une machine pneumatique ou une trompe à eau. L'évaporation se fait; on peut l'activer en portant le tout à une température de 30° à 40° à l'étuve sèche. Lorsque l'évaporation est complète, le sérum sec se présente sous forme de lames ou de tablettes irrégulières, jaunâtres. On les détache à l'aide d'une spatule stérilisée, et avec toutes les précautions les plus minutieuses d'asepsie, on les réduit en poudre grossière, qui est répartie en tubes de 1 gr., scellés à la lampe.

J'insiste sur la nécessité de la pulvérisation grossière qui, à mon avis, présente une grande importance au point de vue thérapeutique. Ce sérum sec sert à saupoudrer des plaies sur lesquelles il doit fondre; or, si le sérum est très finement pulvérisé, il fond mal ou ne fond pas, et son action leucocygène ne s'exerce plus. Ce fait de la diminution notable de la solubilité après fine pulvérisation n'a rien de surprenant, n'est-ce pas le même phénomène qu'on observe avec le sucre par exemple?

Il est donc très important, pour avoir un sérum sec actif, qui fonde facilement, de ne pas chercher à obtenir un état de pulvérulence impalpable, mais seulement une poudre à gros grains.

C'est sous ces deux formes, sérum liquide en ampoules, et sérum sec, qu'on trouve le sérum de cheval chauffé dans le commerce, très soigneusement préparé à Paris par Barlerin, Oliviero, Roussel, etc., etc.

Si une ampoule n'était pas restée aseptique, on en serait averti au moment de s'en servir par l'existence d'un dépôt plus ou moins abondant, qui ne ressemble en rien aux petits flocons, coagulés aux extrémités par la fermeture des ampoules à la flamme. D'ailleurs, il se dégagerait à l'ouverture de l'ampoule une odeur nauséabonde, qui attirerait immédiatement l'attention.

Bien entendu, une ampoule ouverte doit être utilisée immédiatement, et ne peut être, sans danger, conservée pour un usage ultérieur, même jusqu'au lendemain.

UTILITÉ DU CHAUFFAGE

L'action toxique d'un sérum sanguin normal, hétérogène, est bien connue. L'attention des expérimentateurs a été de nouveau attirée récemment sur ce sujet, parce que cette action ressemble par plus d'un point au choc anaphylactique. Zinsser[1], dans son intéressant mémoire sur ce sujet, rappelle le travail de Coca[2], où l'historique de la question est passé en revue. Parmi les chercheurs modernes, Landois a essayé de rapprocher l'action toxique d'un sérum, de l'action qu'il exerce sur les globules rouges. Il pense que l'action hémolytique et l'hémagglutination sont parmi les causes les plus importantes des accidents. Zinsser résume les recherches de Landois, de Coca, de Lœb, Stricker et Tuttle, de Friedmann, Ulhenluth et Hændel, Dœrr et Moldovan.

Ses recherches personnelles ont porté sur l'analyse de l'action toxique du sérum de chèvre sur le lapin, et elles nous ont paru particulièrement intéressantes. Le sérum de chèvre est hémolytique et agglutinant pour les globules du lapin. Il est très toxique *in vivo* pour le lapin, puisque 5 cm³ de sérum de chèvre tuent un lapin de 885 gr. en deux minutes. Mais il a noté un fait, qui nous paraît d'importance capitale à notre point de vue, c'est que le chauffage du sérum de chèvre à 56° fait disparaître complètement cette action toxique. Ses expériences lui permettent de dire que l'hémagglutination ne peut pas être la cause de l'action toxique du sérum de chèvre pour le lapin et que cette toxicité est intimement liée aux propriétés hémolytiques du sérum, ou tout au moins à quelque élément qui, dans le sérum, est spécialement sensible à la température de 56°. En somme, ses expériences corroborent les recherches

1. H. Zinsser. *The journ. of exp. med.*, vol. XIV, n° 1 juillet 1911, p. 25.
2. Coca. Virchow's *Archiv. f. Pathol. Anat.*, 1909, p. 92.

de Friedmann et autres; elles laissent à penser que l'action toxique des sérums est analogue aux actions anaphylactiques.

Ce travail de Zinsser présente à notre point de vue un vif intérêt; il établit à la fois la toxicité des sérums, et la suppression de leur toxicité par le chauffage à 56°. Or, c'est précisément dans le but de supprimer la toxicité du sérum de cheval, que nous avons pris le parti de l'employer chez l'homme après chauffage à 56°. Jamais nous n'avons observé, pendant plus de treize ans, d'accidents toxiques, ressemblant de près ou de loin, à de l'anaphylaxie. Deux fois seulement nous avons constaté une éruption rougeâtre, analogue d'aspect aux éruptions sériques, mais très passagère (vingt-quatre heures) et sans autres symptômes; il ne nous semble d'ailleurs pas certain que cette éruption fut imputable au sérum lui-même; car dans les deux cas, il s'agissait de pansements humides recouverts de taffetas chiffon : or, nous avons assez souvent rencontré des sujets chez lesquels un pansement humide, même à l'eau stérilisée, mais recouvert de taffetas gommé ou de taffetas chiffon, donnait lieu à des éruptions tout à fait semblables. Il suffisait, au reste, de supprimer le taffetas imperméable pour voir disparaître immédiatement l'éruption.

En dehors de ces deux cas d'éruption, nous n'avons jamais observé après l'application du sérum de cheval chauffé, que quelques élévations thermiques, sans symptômes généraux et qui cédaient spontanément en vingt-quatre ou quarante-huit heures, sans avoir entraîné aucun trouble, à tel point que ces élévations thermiques étaient vraiment des révélations du thermomètre.

Or, nous avons employé le sérum de cheval chauffé à des doses assez élevées chez un même sujet. Sans doute, quand nous l'avons utilisé en pansements sur des plaies, on peut supposer que l'absorption n'a pas été très grande. Mais on ne peut en dire autant, dans les cas très nombreux, où nous avons mis quotidiennement 20 et 40 cm³ de sérum de cheval chauffé dans la cavité péritonéale, dans la plèvre ou dans le gros intestin. Dans aucun de ces cas, nous n'avons observé le moindre accident. De même, lorsque nous avons injecté le sérum de cheval chauffé dans les veines, nous n'avons constaté aucun symptôme particulier, bien que les injections aient parfois été répétées plusieurs fois chez le même sujet à des intervalles souvent assez longs. Il est vrai que dans les cas d'injection intraveineuse, l'injection a toujours été faite progressivement avec courtes interruptions au début, comme nous l'avait conseillé Besredka.

Nos recherches et nos observations cliniques, qui remontent à plus de treize ans, sont donc en parfait accord avec les résultats obtenus par Zinsser et montrent l'important avantage que présente le sérum de cheval normal, chauffé à 56°, sur le sérum non chauffé, dans les applications thérapeutiques.

Kucharzewski H. (*Arch. int. de pharmacodynamie*, 1904, p. 117) a étudié les modifications du sang après les injections de sérums thérapeutiques ou de sérum de cheval normal. Il a observé d'une façon constante les résultats suivants :

1° Un léger abaissement de la quantité d'hémoglobine et des hématies surtout après de fortes doses.

2° Une hyperleucocytose très nette, qui dure quelques jours, après des doses moyennes ou fortes, alors que les faibles doses ne produisent aucune modification.

Ces résultats ont été absolument les mêmes, qu'on ait injecté du sérum antidiphtérique, du sérum antitétanique, du sérum antistreptococcique, chauffé ou non, ou bien du sérum normal. C'est donc nettement le sérum qui provoque les modifications du sang et non les propriétés antitoxiques, acquises par l'immunisation.

Puisque le sérum de cheval normal chauffé est le moins toxique, puisqu'il agit d'autre part sur le sang de la même façon que les sérums immunisés, ne semble-t-il pas plus logique et plus simple de l'utiliser dans ces cas?

Propriétés. — Les propriétés principales du sérum de cheval chauffé sont au nombre de trois.

I. — *Action sur la leucocytose et la phagocytose.*

Sous l'influence du sérum, le nombre des leucocytes circulants est notablement augmenté, mais surtout il se produit un énorme afflux de leucocytes polynucléaires aptes à la phagocytose, au point où le sérum a été déposé. Nous avons suffisamment insisté sur ce fait dans l'exposé de nos expériences pour n'y point revenir.

II. — *Action hémostatique.*

Au cours de leurs recherches sur la coagulation du sang à l'état normal et à l'état pathologique, et particulièrement dans l'hémophilie, P.-E. Weil et P. Carnot ont constaté que les sérums humains ou animaux ont un pouvoir hémostatique tout spécial. Ainsi dans les cas d'hémophilie spontanée, les sérums de bœuf, de cheval, de lapin, rendent la coagulation normale de tous points, à raison de 3 à 5 gouttes pour 3 cm^3 de sang. Dans ces conditions, la coagulation se produit en cinq minutes, sans séparation des hématies; la séparation du caillot et l'exsudation du sérum se font d'une façon entièrement normale, à la condition que la dose employée demeure en bonne proportion, l'excès de sérum ayant, comme l'excès des solutions de chlorure de calcium, un effet inverse.

In vivo, ces auteurs ont observé que l'acquisition des caractères normaux de coagulation, faite au bout de quarante-huit heures, persiste un certain temps, puis diminue, pour disparaître au bout de cinq semaines environ. De la sorte, par injections préventives, ils ont pu obtenir une sorte de vaccination, assez efficace pour que des malades, hémophiles avérés, aient pu se faire arracher une dent sans saigner plus qu'un sujet sain.

Dans l'hémophilie familiale, les résultats *in vitro* ont été peu appréciables; les résultats *in vivo* ont, au contraire, été positifs, et l'injection intra-veineuse, chez l'homme, de sérums humains ou animaux, a modifié la crase sanguine.

C'est au sérum de cheval frais que ces auteurs accordent la préférence, à cause de la difficulté de se procurer du sérum humain. Ils tirent de leurs recherches les conclusions suivantes :

1° Dans l'hémophilie acquise, la correction adéquate du vice de coagulation a permis de prévenir les hémorragies. (Ils n'ont pas eu l'occasion d'étudier, dans ces cas, la valeur curative du sérum frais.)

2° Dans l'hémophilie familiale, où le sérum ne corrige pas, *in vitro*, la lésion du sang, mais possède cependant une action, *in vivo*, assez notable, quoique incomplète, les injections de sérum frais se sont montrées efficaces préventivement et de façon curative.

Ils conseillent les injections de sérum frais, à la dose de 10 à 20 cm^3, et préfèrent le sérum de cheval au sérum de bœuf, qui leur a souvent donné des accidents immédiats, tels que de violents accès fébriles, avec frissons, bâillements et même vomissements, avec douleurs lombaires.

Nous n'avons pas répété l'expérimentation de MM. P.-E. Weil et Carnot; mais ayant remarqué, lorsque nous nous sommes servis de sérum de cheval chauffé en pansement sur des plaies, que l'écoulement sanguin était rapidement arrêté et considérablement réduit, comme quantité, nous avons essayé de l'employer dans toute une série de cas divers, soit à titre préventif, soit à titre curatif, avec les plus heureux résultats.

Lorsque le sérum de cheval chauffé a été employé par nous en applications locales, en pansements, ou même abandonné en assez grande quantité dans des cavités absorbantes comme la plèvre, le péritoine, la vessie, nous n'avons jamais observé aucun accident anaphylactique, même léger, et cependant nous avons eu l'occasion de l'employer aussi chez des malades pour lesquels nous en avions déjà fait usage plusieurs mois, ou plusieurs années auparavant.

Il pourrait fort bien n'en être pas ainsi, quoique nous ne l'ayons pas observé, quand on doit recourir à l'injection intraveineuse. Aussi conseillerions-nous, aujourd'hui que ces accidents sont mieux connus, de prendre les précautions recommandées par Besredka; il faudrait injecter le sérum dilué, ou mieux, en injecter d'abord une petite quantité, par exemple 1/2 ou 1 cm^3, interrompre l'injection pendant quelques minutes, pousser alors une nouvelle dose égale et interrompre de nouveau. Après avoir agi de cette façon quatre ou cinq fois, le reste de la dose pourrait être injecté sans danger d'accidents.

Laurent Giroud (thèse de Lyon, 1909) a réuni plusieurs observations cliniques d'hémorragies où l'effet des injections de sérum s'est montré démonstratif, ce sont des cas de purpura rhumatoïde, d'épistaxis rebelles chez des rhumatisants, des brightiques, des éthyliques, des hémorragies intestinales, des hémoptysies à répétition, des hémophilies. Il a utilisé le sérum antidiphtérique en injections sous-cutanées.

Tissier et Corpechot ont de même traité avec succès un enfant atteint d'hémorragies multiples. A l'occasion de leur communication, Bonnaire a insisté sur l'influence antihémorragique des sérums.

Nous avons personnellement employé le sérum de cheval chauffé pendant une douzaine d'années pour prévenir ou pour combattre des hémorragies, l'utilisant, suivant les cas, tantôt en injections intra-veineuses, tantôt en applications locales. Nous avons constamment observé ses propriétés hémostatiques remarquables.

III. — *Action sur la réparation des tissus.*

Le sérum de cheval chauffé constitue pour les éléments anatomiques un milieu essentiellement favorable à la vie et à la multiplication, à l'opposé des solutions antiseptiques, qui sont toujours plus ou moins caustiques. L'eau stérilisée, employée en asepsie, est dépourvue d'action caustique, mais elle n'est pas favorable à la vie des cellules et peut même favoriser les phénomènes d'autolyse.

Le sérum de cheval chauffé aide à la réparation des tissus d'une plaie, par les leucocytes qu'il attire et aussi parce qu'il est un milieu physiologique naturel dans lequel vivent les éléments anatomiques.

Nous avons parlé du rôle des leucocytes dans la réparation des tissus. Ranvier, à l'Académie des Sciences en 1897 avait déjà montré le rôle physiologique de ces éléments, dans la réparation des plaies de la cornée, tant par leur transformation en cellules fixes que par les éléments d'hypernutrition qu'ils apportent dans leur protoplasma.

Hédon et Fleig, dans les *Archives internationales de physiologie* (juillet 1905, p. 95-126) ont publié leurs recherches concernant l'action des sérums artificiels et du sérum sanguin sur le fonctionnement des organes isolés des mammifères. Ils ont remarqué que les sérums artificiels favorisent l'entretien du fonctionnement des organes isolés du corps, tandis que l'eau de mer, ramenée au titre isotonique, comme le plasma de Quinton, est capable d'inhiber complètement les contractions cardiaques par exemple. D'après eux, le sérum sanguin, chauffé à 56°, ce qui en diminue la toxicité, semble être un excellent milieu nutritif et réparateur pour les organes isolés du corps; il aurait surtout des propriétés nutritives, tandis que les solutions salines auraient plutôt des propriétés excitantes pour la contraction.

Les expériences de Carrel viennent à l'appui de ces données, puisque c'est dans le plasma qu'il a pu réussir à conserver des tissus vivants et constater leur accroissement.

Nous n'avons pas répété ces expériences, mais nous avons maintes fois, depuis plus de treize années, constaté l'action vitalisante du sérum de cheval chauffé sur les plaies. Lorsqu'on saupoudre de sérum sec la surface d'une plaie atone et qu'on la recouvre d'un pansement humide au sérum de cheval chauffé, on voit très rapidement la plaie devenir bourgeonnante et rose. Sur une plaie en plein bourgeonnement, mais de surface irrégulière, si l'on saupoudre les parties creusées, avec du sérum sec, on constate, souvent dès le lendemain, que la dépression est comblée par des bourgeons nouveaux. Il est donc possible d'obtenir une véritable production de tissus, et d'en diriger l'évolution. Nous avons vu ainsi des phlegmons étendus, largement ouverts, se terminer par une cicatrisation parfaite, avec des tissus souples et sans traces disgracieuses. Des pertes de substances étendues, à la suite d'anthrax volumineux, se sont rapidement comblées, sans laisser de déformation appréciable. Dans un cas d'escharre sacrée énorme et profonde, intéressant toute l'épaisseur des fessiers, disséquant le sacrum sur ses deux faces, ouvrant l'articulation sacro-coccygienne, nous avons obtenu une cicatrisation parfaite par bourgeonnement, alors que les médecins qui avaient vu la malade, et nous-même, étions intimement convaincus qu'il serait indispensable de recourir à des greffes.

Enfin, dans tous les cas où nous avons pratiqué des greffes épidermiques, des greffes de Thiersh, ou des greffes italiennes, dans un cas de rhinoplastie totale, nous avons constamment enregistré d'excellents résultats.

Ce n'est donc pas, simplement par déduction logique, mais bien en nous appuyant sur des faits nombreux et toujours concordants que nous attribuons au sérum de cheval chauffé, un rôle important dans la réparation des tissus.

DEUXIÈME PARTIE

EMPLOI DU SÉRUM DE CHEVAL CHAUFFÉ EN CHIRURGIE

CHAPITRE X

DE L'EMPLOI DU SÉRUM DE CHEVAL CHAUFFÉ CONTRE LES INFECTIONS EN CHIRURGIE ABDOMINALE

Le premier des moyens employés pour lutter contre les infections du péritoine, fut l'évacuation au dehors des produits septiques, à l'aide de l'incision et du drainage. Ensuite vint l'emploi des solutions antiseptiques agissant sur la vitalité des microbes, retardant ou arrêtant leur développement et leurs sécrétions toxiques.

Nous avons vu quels reproches on peut faire aux antiseptiques : action incertaine, aux doses utilisables en clinique; toxicité; action défavorable sur les cellules. Ces inconvénients deviennent particulièrement accusés lorsqu'il s'agit d'une infection des séreuses, car le pouvoir d'absorption de celles-ci est très considérable, et leur revêtement endothélial est d'une extrême fragilité; c'est pourquoi d'ailleurs on a vite renoncé à l'emploi du sublimé et de l'acide phénique dans les opérations abdominales. Dès 1891, Pierre Delbet, dans les *Annales de gynécologie*, écrivait que les antiseptiques diminuent la résistance des séreuses, du péritoine en particulier et favorisent la formation d'adhérences post-opératoires, en altérant ou en détruisant même l'endothélium de la séreuse.

Bien des auteurs ont même rejeté complètement les lavages de l'abdomen, avec quelque liquide que ce soit, même l'eau stérilisée ou l'eau physiologique, à cause de l'action mécanique fâcheuse de ces lavages sur l'endothélium péritonéal et de la dissémination possible des éléments septiques dans toute la séreuse.

C'est pourquoi la plupart des chirurgiens se sont rangés à l'asepsie, en chirurgie abdominale.

Mais n'existe-t-il pas d'autres moyens de lutter contre l'infection péritonéale? Si l'antisepsie est ici nuisible et l'asepsie innocente, ne peut-on faire plus et mieux, en aidant l'organisme dans ses défenses naturelles?

Connaissant le mécanisme de la défense normale de l'organisme contre les microbes, sachant l'action des leucocytes polynucléaires, nous avons essayé de stimuler ces phénomènes physiologiques, et d'inciter les polynucléaires à sortir en grand nombre pour phagocyter les microbes de l'infection.

L'injection expérimentale de sérum de cheval chauffé dans le péritoine s'étant toujours montrée inoffensive, et n'ayant déterminé que de légères élévations thermiques, passagères et d'ailleurs inconstantes, j'avais tenté, dès 1901, de l'utiliser, chez l'homme, dans les opérations portant sur la cavité péritonéale, et j'ai publié dans la *Revue de gynécologie et de chirurgie abdominale* de Pozzi (juillet-août 1904) mes résultats très encourageants et notamment ma première observation chez l'homme, qui remonte au mois de mai 1901.

Depuis lors, je n'ai jamais cessé de recourir au sérum de cheval, dans toutes les opérations septiques de l'abdomen et même dans les opérations pour affections non suppurées, chaque fois que l'intervention a été longue et laborieuse, et chaque fois aussi que j'ai dû agir plus ou moins largement, sur le péritoine ou l'épiploon; chaque fois enfin que la cavité du tube digestif a dû être ouverte au cours de l'opération.

Herbert E. Durham, en 1897, a démontré par l'expérimentation sur les animaux que la protection du péritoine peut être obtenue non seulement contre l'infection cholérique comme l'avait prouvé Issaëff, mais aussi contre les infections dues au bacille typhique, au bacille pyocianique, au prodigiosus, au bactérium coli. Pour provoquer la leucocytose artificielle dans le péritoine des animaux, il a employé la nucléine, l'acide nucléinique, ou le sérum antistreptococcique auquel il semble donner la préférence.

Il a émis l'idée que cette méthode pourrait être employée soit à titre préventif, soit à titre curatif, en chirurgie abdominale; mais il s'en est tenu à l'expression de l'idée théorique.

Stassano, en 1898, proposa également l'utilisation de la leucocytose provoquée artificiellement pour prévenir ou combattre l'infection péritonéale en chirurgie; il ne rapporta, lui non plus, aucune expérience sur l'homme. Il semble bien que la première tentative de ce genre, faite en chirurgie, soit celle de Washbourn (*Lancet*, 1899).

Nous basant sur nos recherches personnelles, nous avons utilisé systématiquement depuis 1901 le sérum de cheval chauffé en chirurgie abdominale. Notre but était, par cette méthode, d'exciter les moyens de défense normaux de l'organisme, de l'entraîner à la production des phénomènes biologiques, qu'on observe dans la guérison spontanée. Nous n'avons donc pas fait une tentative empirique, nous avons au contraire agi, suivant un plan bien déterminé; en un mot, nous avons essayé une véritable méthode biologique, dont les préceptes fondamentaux sont les suivants :

1° N'employer aucune substance susceptible d'amoindrir la résistance et la vitalité des éléments anatomiques.

2° Placer au contraire ces éléments anatomiques dans les conditions stimulantes les plus favorables à la vie et dans un milieu qui leur soit propice.

3° Produire, en même temps qu'une leucocytose générale, un appel local, aussi considérable que possible, de leucocytes polynucléaires, aptes à phagocyter les éléments microbiens d'abord, puis à aider la réparation des tissus lésés.

4° Favoriser l'hémostase.

Nous devons diviser les cas de chirurgie abdominale où nous avons employé le sérum de cheval chauffé en deux catégories.

Dans la première, l'injection de sérum de cheval chauffé a été faite préventivement dans le péritoine non infecté, de douze à quinze heures avant l'opération.

Dans la seconde, le sérum de cheval chauffé a été injecté dans le péritoine à la fin de l'opération.

Cette seconde catégorie comprend elle-même des cas de deux ordres :

Ceux où l'opération a été faite en pleine infection péritonéale et ceux où il n'y avait pas d'infection lors de l'intervention.

Nous avons réservé l'injection préventive à des cas où l'opération devait ouvrir assez largement la cavité du tube digestif, dans un péritoine non enflammé. Ce sont les moins nombreux. On sait en effet que le péritoine non enflammé est beaucoup plus sensible à l'infection que le péritoine qui a déjà lutté et qui est chroniquement enflammé. Or, dans certains cas pathologiques, on sait d'avance qu'il y aura de sérieuses craintes d'infection opératoire, parce que l'estomac ou l'intestin devront être ouverts, puis suturés, avec ou sans résection, et qu'il est à peu près impossible de se mettre à coup sûr à l'abri d'issue de matières ou de liquides septiques. Dans ces cas, l'infection post-opératoire est d'autant plus à redouter que le péritoine, indemne jusque-là, est en pleine réceptivité et sans défense.

Nous avons donc injecté dans la cavité péritonéale, au niveau de la zone de la future intervention, de 20 à 40 cm^3 de sérum de cheval chauffé, afin de mettre la séreuse en défense par une abondante polynucléose.

Pour pratiquer l'injection préventive, que MM. Tuffier et de Rouville considèrent à tort, croyons-nous, comme tellement dangereuse qu'ils n'ont jamais osé la pratiquer, il n'est point besoin de faire une première laparotomie la veille de l'opération. Je reconnais volontiers, avec ces auteurs, que cette pratique serait difficile à faire admettre aux malades, et qu'elle comporterait trop d'inconvénients et de complications.

J'ai déjà dit précédemment que la blessure de l'intestin au

cours d'une ponction de l'abdomen n'était guère à redouter. Il est très difficile de la produire, même volontairement. Pour l'éviter à coup sûr, j'ai fait construire, par M. Galante, un petit appareil, très simple, qui donne toute sécurité et permet d'irriguer de sérum de cheval chauffé, toute la zone où aura lieu l'opération.

Il se compose (fig. 1) d'un fin trocart (*a*) qui peut être remplacé dans sa gaine (*b*) par une tige (*c*) plus longue de quelques centimètres que le trocart. Cette tige creuse se termine par une extrémité mousse, et la partie qui dépasse la gaine est percée d'une série d'orifices sur tout le pourtour.

Après avoir apprécié l'épaisseur de la paroi abdominale dans la région envisagée, et réalisé une asepsie aussi parfaite que possible de la peau, je ponctionne avec le trocart dans sa gaine. Le trocart est retiré et remplacé par la tige mousse; si la ponction n'a pas pénétré le péritoine, cette tige, plus longue que le trocart, ne peut être enfoncée à fond dans la gaine. Il suffit de replacer le trocart et d'enfoncer un peu plus, jusqu'à ce que la tige mousse puisse pénétrer entièrement. En entrant dans la cavité abdominale, cette tige refoule devant elle les viscères, sans pouvoir les blesser. Elle crée, entre eux et la paroi, un espace dans lequel le sérum pourra facilement se répandre. Il suffit alors, à l'aide d'un petit tube de caoutchouc stérilisé, d'unir l'extrémité de la tige mousse avec une ampoule de sérum et de laisser couler le liquide qui ne subit ainsi aucune manipulation dangereuse. L'injection terminée, la piqûre est protégée par une rondelle d'emplâtre Vigier à l'oxyde de zinc.

Ce petit appareil est analogue au trocart spécial que Schmidt[1] a employé en 1904, pour faire des injections péritonéales préventives, d'un mélange de sérum de cheval (5 à 10 cm³) et de solution de chlorure de sodium à 9 p. 1 000 (250 à 500 cm³). Comme moi-même, il n'a jamais observé la moindre trace de lésion intestinale, dans les cas où il a pratiqué l'injection préventive.

1. Schmidt, *Deutsch. Med. Woch.*, 1904, n° 49, p. 1807.

L'emploi du sérum de cheval chauffé, au cours d'une opération abdominale, est très simple et d'une grande facilité, qu'il s'agisse d'un cas d'infection péritonéale ou que la séreuse soit indemne.

Dans le premier cas, l'opération est pratiquée suivant les règles habituelles : pour ma part, je ne me sers d'aucun antiseptique depuis 1901, et je donne la préférence à une solution de chlorure de sodium à 10 p. 1 000, même pour laver mes mains gantées, au cours de l'opération. J'évacue le contenu septique de la séreuse, aussi exactement que possible, sans faire de lavage. S'il s'agit d'une appendicite à chaud, ou d'une pelvi-péritonite d'origine annexielle, je recherche toujours l'organe primitivement atteint, appendice, trompe ou ovaire, afin de l'enlever. Je suis convaincu, qu'en agissant avec prudence, on peut toujours y parvenir et je crois que cela est d'importance capitale. Dans l'appendicite par exemple, l'appendice est la source de l'infection, il faut, avant tout, chercher à la supprimer, C'est, à mon avis, le meilleur moyen d'assurer la guérison.

Lorsque le point de départ de l'infection a été enlevé, je verse dans la cavité abdominale, au niveau de la zone opératoire, 20 cm^3 de sérum de cheval chauffé. L'une des extrémités effilées de l'ampoule est cassée et flambée à la lampe, il ne reste plus qu'à rompre l'autre extrémité pour que le liquide s'écoule.

Il faut alors drainer; je me sers pour cela du drain en caoutchouc n° 35 environ, autour duquel je fais un tamponnement peu serré, avec quatre longues lanières de gaze stérilisée. La plaie étant partiellement fermée par quelques points de suture, je verse encore le contenu d'une ampoule de sérum de cheval chauffé dans la lumière du drain. Ce liquide imprègne les mèches du tamponnement. Lorsque la température, les jours suivants, reste élevée, je verse, à nouveau, le contenu d'une ampoule de sérum de cheval chauffé dans le drain, à chaque pansement, et j'en continue l'usage jusqu'à voir le drain donner issue à un liquide purulent, épais, crémeux, d'odeur très spéciale, forte et fermentée, qui est due aux leucocytes.

Au bout de quarante-huit heures les lanières du tamponnement sont enlevées et ne sont pas renouvelées; grâce à leur imbibition par le sérum, et par la sérosité devenue gluante et épaisse, elles sont faciles à détacher. Si on les exprime, on en voit sourdre de la sérosité, modifiée comme nous venons de le dire. Examinons cette sérosité, au microscope, nous la trouverons remplie de leucocytes polynucléaires, dont la plupart ont déjà phagocyté les microbes : on les voit inclus dans le protoplasma des leucocytes, ayant déjà beaucoup perdu de leur affinité pour les matières colorantes. Ces microbes sont pâles, en partie digérés, avec des contours inégaux et irréguliers.

Si la plaie a dû rester largement ouverte, ou bien si l'infection a empêché la réunion, si même il y a de la gangrène de la tranche de l'incision, je panse cette plaie, en la saupoudrant de sérum de cheval chauffé desséché et grossièrement pulvérisé, puis je tamponne avec des lanières de gaze aseptique, imbibées de sérum de cheval, et je recouvre le tout d'un pansement humide, à l'eau salée physiologique (10 p. 1 000). A chaque pansement je fais toujours de l'aspiration par le drain.

Enfin, lorsqu'il existe une fistule stercorale, c'est encore à l'emploi prolongé du sérum de cheval chauffé, versé dans le drain, que j'ai recours. Tout en faisant la désinfection par la phagocytose, il excite la vitalité des cellules et le bourgeonnement, au point de permettre l'oblitération de la fistule stercorale, comme j'ai pu l'observer dans plusieurs cas.

Quand il s'agit d'une intervention péritonéale pour une affection non septique, je me sers encore systématiquement de sérum de cheval chauffé. Ici, son action est moins nécessaire que dans les cas précédents et l'on pourra certainement m'opposer de belles et heureuses statistiques de laparotomies aseptiques bien guéries sans sérum. Je l'emploie cependant, même dans ces cas, pour les deux raisons suivantes :

D'abord lorsqu'une intervention abdominale est longue, du fait d'adhérences anciennes, ou de quelque difficulté imprévue, on peut toujours craindre la contamination de la séreuse, malgré toutes les précautions prises. D'un autre côté, nous restons convaincu que le sérum, versé dans la cavité abdominale, aide à une réparation plus rapide et plus parfaite, qu'il contribue à empêcher la production d'adhérences et met ainsi à l'abri des accidents ultérieurs graves, imputables aux brides post-opératoires. En effet, depuis 1901, nous n'avons jamais eu à intervenir une seconde fois chez nos opérés, pour des accidents de ce genre; de plus, nous avons pu constater, dans une autopsie et dans plusieurs cas de laparotomie faite sur d'anciens opérés, pour d'autres affections, qu'il n'y avait aucune adhérence et que les cicatrices antérieures étaient parfaites. Voilà pourquoi nous conseillons l'usage du sérum de cheval chauffé dans les opérations abdominales, même non septiques.

A la fin de l'opération, avant de suturer le péritoine nous vidons dans la séreuse une ampoule de 20 cm^3 de sérum, et nous suturons sans drainage. Nous agissons ainsi d'autant plus volontiers, que cette méthode ne comporte aucun inconvénient, l'expérimentation l'a prouvé et notre pratique chez l'homme nous en a fourni la confirmation absolue.

Nous avons employé l'injection préventive de sérum de cheval chauffé dans le péritoine, avant l'opération, dans 5 cas de chirurgie stomacale (gastrostomies et gastro-entérostomies). Les malades n'ont éprouvé aucun trouble, aucun malaise à la suite de cette injection et nous avons pu nous rendre compte, au moment de l'opération, que les viscères abdominaux n'avaient pas été touchés par la ponction. Quatre de ces malades ont guéri; le cinquième, cancéreux cachectique très avancé, a succombé sans avoir présenté de signes d'infection péritonéale.

La même injection préventive a été faite dans un cas de bride, dans un cas d'étranglement à travers une boutonnière de l'épiploon et dans un cas d'obstruction chronique, qui tous les trois ont guéri. — Ceci porte à huit le nombre de nos injections péritonéales préventives.

Nous avons réservé surtout l'injection préventive aux cas où, dans un péritoine sain, nous devions ouvrir le tube digestif. Dans les autres cas, où le péritoine a déjà réagi, l'injection préventive nous a paru moins nécessaire, parce que la séreuse est déjà mieux défendue, et nous nous sommes contentés d'user du sérum au cours et à la fin de l'opération.

Nous avons opéré suivant cette méthode, 42 cas d'appendicite à chaud, avec 3 décès. Un des décès s'est produit subitement par embolie chez une malade cardiaque, trois jours après l'opération, alors que tout semblait permettre d'escompter une guérison. Les 2 autres cas de mort ont trait à une fillette de quatorze ans et à un jeune garçon de neuf ans, opérés d'urgence *in extremis*, avec un pouls incomptable et qui ont succombé, la première dix heures, le second huit heures, après l'opération. Les 39 autres cas ont guéri et cependant plusieurs d'entre eux, particulièrement graves, paraissaient être désespérés.

Sur 29 cas de laparotomie pour annexites suppurées, nous avons eu 27 guérisons et 2 décès; l'un, vingt-huit heures après l'opération, chez une jeune femme de trente ans, atteinte de péritonite généralisée, d'origine annexielle gauche, opérée *in extremis*, avec un pouls à peine perceptible; l'autre chez une femme de trente-quatre ans, qui a succombé dix jours après l'opération, avec broncho-pneumonie et érysipèle de la face.

Huit cas d'hystérectomie abdominale totale pour fibrome avec annexites suppurées et pelvi-péritonite nous ont donné 8 guérisons.

Dans 4 cas d'hystérectomie abdominale totale pour cancer avec infection septique du péritoine, nous avons constaté 3 guérisons et 1 décès qui ne fut certainement pas imputable à l'infection péritonéale, puisque la malade a succombé le sixième jour, sans fièvre ni vomissements.

Deux cas de grossesse extra-utérine suppurée et rompue, opérés d'urgence, se sont terminés par 2 guérisons.

Dans 1 cas de péritonite post-opératoire, où le sérum de cheval n'a été employé que deux jours après l'opération, alors que les accidents infectieux avaient éclaté, M. Paul Delbet a constaté une amélioration passagère, avec décès le lendemain.

Une péritonite suppurée de l'arrière-cavité des épiploons s'est terminée par la guérison.

Un cas de kyste hydatique suppuré du foie, 1 cholécystectomie et 5 cholécystostomies pour cholécystites calculeuses suppurées ont tous guéri.

Enfin dans 5 cas d'opérations pour des hernies étranglées ou des hernies avec suppuration, nous avons obtenu 5 guérisons.

Cela nous donne un total de 99 laparotomies pour affections suppurées graves avec 94 guérisons et 5 décès.

Quant aux interventions péritonéales pour des affections non suppurées, elles sont au nombre de 206 qui se répartissent ainsi :

Trente-trois cas de laparotomies pour annexites, uni ou bilatérales, avec adhérences le plus souvent, qui nous ont donné 33 guérisons.

Trente-deux hystérectomies abdominales totales pour fibromes, avec 30 guérisons. Nous avons eu 2 décès, l'un par paralysie intestinale, l'autre par shock chez une malade profondément anémiée du fait d'hémorragies abondantes et prolongées. Ce dernier cas nous donne à penser qu'il vaudrait mieux, en pareille circonstance, reculer un peu plus que nous ne l'avons fait le moment de l'intervention. En tout cas, aucune de ces deux malades n'a présenté de signes d'infection péritonéale.

Quatre cas de grossesse extra-utérine, rompue ou non, avec 4 guérisons.

Vingt-quatre kystes de l'ovaire, dont plusieurs ont nécessité une intervention longue, hérissée de difficultés, du fait des adhérences inextricables, nous ont donné 24 guérisons.

Trois cures radicales d'éventration, avec adhérences, qui ont guéri toutes trois.

Quatre hystérectomies abdominales pour néoplasmes, avec 3 guérisons et 1 décès. Ce dernier cas avait trait à un volumineux sarcome utérin. La malade, complètement cicatrisée, paraissait guérie, lorsque le vingt-cinquième jour, elle succomba à une crise d'urémie convulsive.

Quatre laparotomies pour obstruction par bride ou étranglement interne, avec 4 guérisons.

Trois péritonites tuberculeuses avec 3 guérisons.

Soixante-trois cas d'appendicite, opérés à froid, avec 63 guérisons.

Trois kystes hydatiques du foie, qui ont tous trois guéri.

Une cholécystostomie pour cholécystite septique non suppurée avec péricholécystite et adhérences étendues, qui s'est terminée par une guérison.

Vingt-quatre cas de hernie inguinale, 4 de hernie crurale, et 4 de hernie ombilicale, qui ont tous également guéri.

En résumé, cela nous donne 206 interventions avec 203 guérisons et 3 décès, dont aucun n'est imputable à une infection péritonéale.

On verra dans les observations que nous résumons à la fin de cet ouvrage, que dans toutes ces interventions, la durée a été notablement abrégée.

Dans aucun cas, nous n'avons observé de brides ou d'adhérences post-opératoires par la suite, et nous n'avons eu qu'un seul cas d'éventration, après une laparotomie pour péritonite généralisée et appendicite gangréneuse.

Voici quelques exemples de ces divers cas, dans lesquels on pourra voir le détail de la technique suivie par nous et des suites opératoires; on trouvera toutes les observations résumées à la fin de cet ouvrage.

Appendicite suppurée. — Drainage abdomino-lombaire.

Mme M..., vingt-quatre ans, est prise le 29 juin 1906, dans la soirée, de douleurs de ventre, particulièrement du côté droit, avec fièvre et vomissements. Dans le courant de mai, elle avait déjà eu deux fois des troubles digestifs violents qu'elle avait considérés comme des indigestions, mais qui étaient en réalité deux crises appendiculaires.

Lorsque je l'examine le 30 juin, je constate, dans la fosse iliaque droite de la submatité, de l'empâtement avec une forte contracture musculaire de défense. La douleur est très vive à la partie antérieure et il existe un point douloureux très accusé dans la région lombaire droite. La température est de 39°,4.

Diète hydrique et application de vessie de glace sur l'abdomen.

Après être montée à 39°,5 le 1er juillet, la température descend un peu pour atteindre 38°,5 le 3; les vomissements ont cessé, cependant l'état général reste grave, le teint est terreux et la langue sale. Le 4 et le 5, la température remonte et atteint 39°,4 les vomissements ont reparu, le pouls est à 110.

Devant cette aggravation et après avoir constaté l'existence d'une grosse collection purulente remplissant la fosse iliaque droite et la région lombaire, l'opération est pratiquée à chaud le 6 juillet. Incision de Jalaguier. On arrive dans une collection purulente extrêmement abondante (près d'un litre) et d'odeur particulièrement fétide. La recherche de l'appendice est extrêmement laborieuse; celui-ci est en position rétro-cæcale ascendante, très adhérent au côlon ascendant, il est perforé au voisinage de son extrémité libre. Extirpation de l'appendice dont le moignon est enfoui dans le cæcum. La collection purulente évacuée, on voit que l'abcès s'étend en arrière jusqu'au pôle inférieur du rein correspondant; une contre-incision lombaire me paraît nécessaire et me permet d'établir un drainage abdomino-lombaire. La cavité de l'abcès est tamponnée avec des lanières de gaze stérilisée, imprégnées de 40 cm^3 de sérum de cheval chauffé. Chute brusque de la température jusqu'à 37°,6.

Le 8 et le 9, la température remonte à 39° et la malade fait une poussée de parotidite droite qui cède bientôt sans avoir suppuré. A partir du 12, la température oscille entre 37° et 37°,8. Les pansements sont renouvelés quotidiennement et, par deux fois, du sérum de cheval chauffé est vidé dans la cavité de l'abcès par le drain antérieur; le drain postérieur assure un écoulement parfait de liquides. Le drainage antérieur est supprimé le premier, le 13 juillet; peu de jours plus tard, le drain postérieur progressivement raccourci est rejeté. La malade commence à se lever. Le 19 juillet, la cicatrisation est complète et la malade est en convalescence.

Nous l'avons revue chaque année depuis, son état est des plus satisfaisants.

Appendicite à chaud avec abcès.

M. B..., vingt-huit ans, est atteint, le 31 juillet 1911, d'une violente crise appendiculaire. Le Dr Quellien applique le traitement classique : diète absolue, glace sur l'abdomen, injection de sérum artificiel.

Pendant les premiers jours le malade semble s'améliorer et on peut espérer un refroidissement de la crise; mais, dans l'après-midi du 11 août, les vomissements reparaissent, la température s'élève et le pouls devient fréquent et irrégulier; dans la soirée le ventre commence à se ballonner.

Appelé dans la nuit, j'interviens d'urgence.

L'incision de la paroi nous conduit dans un volumineux abcès de la fosse iliaque droite et je trouve, baignant dans le pus, un gros calcul biliaire et des matières fécales. Le cæcum est perforé au niveau de l'insertion de l'appendice; de ce dernier, je ne retrouve que des lambeaux adhérents et baignant dans le pus.

Ablation des débris appendiculaires; suture en bourse de la perforation intestinale; drainage et tamponnement avec des mèches imbibées de 40 cm^3 de sérum de cheval chauffé. Suture de la paroi. Les jours suivants, après l'ablation des mèches, on verse dans la cavité péritonéale, à six reprises différentes, 20 cm^3 de sérum de cheval chauffé.

La température est rapidement revenue aux alentours de 38°. La plaie bourgeonne avec activité et le drain est progressivement raccourci. A partir du douzième jour, le Dr Quellien qui suit le malade se borne à des pansements secs purement aseptiques; le drain est rapidement éliminé et la cicatrisation définitive de la plaie était réalisée le 19 septembre, moins de six semaines après l'intervention.

Nous avons revu le malade en 1912; il a une cicatrice régulière, mais avec éventration et jouit maintenant d'une bonne santé.

Appendicite à chaud. Péritonite généralisée. Gangrène de la plaie. Noma. Parotidite. Escharre sacrée énorme. Embolies pulmonaires. Pleurésie purulente. Fistule stercorale.

Mme J..., trente ans, est prise subitement le 25 juillet 1912 de douleurs dans la fosse iliaque droite avec vomissements et élévation de température à 39°. Je suis appelé à la voir le lendemain. La malade est dans un état très grave. Facies péritonéal, ventre ballonné, dur, très douloureux. La douleur présente son maximum au point de Mac Burney. Par le toucher combiné au palper, on a de la fluctuation dans le cul-de-sac postéro-latéral gauche, le pouls est rapide et petit. Prostration. État typhique. Il s'agit d'une appendicite suraiguë.

L'opération est décidée et pratiquée le jour même, trente-six heures après le début. Incision de Jalaguier. La cavité péritonéale est libre de toute adhérence. Dès l'ouverture, il s'écoule une abondante quantité de pus séreux, mal lié, horriblement fétide; les anses intestinales grêles sont vascularisées; l'appendice remonte derrière le cæcum et suit le bord inférieur de la portion terminale de l'iléon, se dirigeant presque transversalement vers la gauche; il est gros, turgescent, œdémateux; on le résèque et le moignon est enfoui dans le cæcum. Le pus complètement évacué, j'explore les annexes qui ne présentent aucune lésion. Tamponnement avec quatre mèches de gaze; un premier drain plonge dans la cavité pelvienne, un second s'arrête au voisinage du cæcum. Suture de la paroi en étages. En terminant, je verse dans l'abdomen par les drains 40 cm³ de sérum de cheval chauffé. Injections sous-cutanées de sérum et d'huile camphrée. La température au moment de l'opération était de 41°. Après avoir eu quelques vomissements chloroformiques, la malade ne présente aucun signe de réaction péritonéale. Tous les jours, on fait de l'aspiration dans les drains et on y verse du sérum de cheval chauffé (20 à 40 cm³). La température tombe aux environs de 39°. L'état général reste très grave avec prostration, insomnie et délire.

Le 31 juillet la malade se plaint d'une vive douleur du côté du siège; le lendemain, nous observons une escharre très étendue intéressant la fesse droite, la région sacrée et empiétant sur la fesse gauche. Les téguments sont livides et marbrés sur tout le corps. L'escharre est saupoudrée de sérum de cheval desséché.

Dans la bouche, la lèvre inférieure présente une escharre qui s'étend vers la commissure avec tous les caractères du noma; cette escharre est badigeonnée plusieurs fois par jour avec du sérum de cheval chauffé et saupoudrée de sérum sec.

Séro-diagnostic de la fièvre typhoïde; le résultat en est négatif. L'état de l'abdomen est satisfaisant; l'aspiration ramène une petite quantité de pus épais et bien lié; les mèches ont été enlevées au bout de quarante-huit heures; la malade avait eu une selle spontanément le troisième jour.

Le 2 août le genou droit est le siège d'un épanchement avec rougeur de la peau; une ponction exploratrice montre qu'il s'agit d'un épanchement séreux qu'on évacue. Trois petites escharres le long du rachis dans la région lombaire : elles sont pansées au sérum de cheval.

Au pourtour des ongles des deux mains évoluent de petites onyxis suppurées. Six jours après son apparition, la grande escharre du siège s'élimine d'un seul morceau; elle mesure les dimensions invraisemblables de 15 centimètres sur 16 1/2; elle intéresse la peau, le tissu cellulaire sous-cutané, toute l'épaisseur du grand fessier droit, un peu du grand fessier gauche et laisse complètement à nu le surtout ligamenteux sacré postérieur; l'articulation sacro-coccygienne est largement ouverte et le doigt peut passer en avant du sacrum disséqué. Les mêmes pansements au sérum sont renouvelés deux fois par jour.

Huit jours après l'opération, j'enlève les fils; aucune réaction inflammatoire du côté de la plaie qui paraît s'être réunie par première intention; mais sous nos yeux, à la faveur des mouvements respiratoires, la peau se désunit sur toute la longueur de l'incision et les deux tranches de la plaie apparaissent complètement grises et gangrénées. Cette plaie est immédiatement saupoudrée de sérum sec et pansée avec des mèches imbibées de sérum de cheval. Pendant ce temps, la plaie sacrée se déterge et bourgeonne activement. A ce moment apparaît une parotidite droite. L'état général est néanmoins meilleur et la température abaissée.

Le 10 août la malade est prise subitement de douleurs dans le côté droit de la poitrine avec dyspnée intense et forte élévation de température. L'état général est très grave et la malade semble devoir succomber à très brève échéance. A l'auscultation, on reconnaît une embolie du poumon droit au tiers supérieur. Le lendemain, nouvelle crise de suffocation menaçante avec petits mouvements convulsifs. Il existe de la matité à la base du poumon droit; une ponction exploratrice évacue environ 200 gr. de liquide citrin. A l'auscultation, on constate un gros foyer de souffle pulmonaire à la base droite.

Le genou gauche est à son tour tuméfié, et les téguments à ce niveau présentent de grandes plaques rouges. Une ponction articulaire évacue une petite quantité de liquide clair. Il y a de l'œdème des deux pieds. Les divers pansements sont renouvelés chaque jour de la même façon, les plaies complètement détergées sont roses, saignantes; elles bourgeonnent avec une grande activité, se rétrécissent et se comblent à vue d'œil. Injection lente de sérum glucosé dans le rectum.

Le 15 août, l'état général est beaucoup meilleur, les plaies sont en très bonne voie. Un drain abdominal a été supprimé; l'autre a été remplacé par un plus petit et plus court; le toucher vaginal permet de sentir un utérus à peu près normal et mobile; l'œdème des pieds a diminué; une petite escharre minuscule et superficielle apparaît dans la région dorsale; elle est pansée comme les précédentes. La plèvre droite contient encore une certaine quantité de liquide. La plaque gangréneuse de la bouche est depuis longtemps éliminée et cette lésion est actuellement réparée.

Les téguments reprennent une coloration normale, notamment au niveau des genoux qui ne contiennent plus d'épanchement appréciable. La parotide droite a repris ses dimensions normales et la malade n'en souffre plus. Les pieds présentent encore de l'œdème cachectique qui est apparu depuis plusieurs jours. En outre, on constate deux taches ecchymotiques déprimées aux deux talons, la malade éprouve des douleurs extrêmement violentes à ce niveau et il semble qu'elles doivent faire là deux escharres. On dispose le lit de façon à ce que l'appui ne se fasse pas sur les talons ; tous les deux sont pansés avec des compresses de sérum de cheval. Peu à peu la douleur disparaît, l'œdème des jambes diminue et les téguments des talons reprennent plus de souplesse ; ils semblent moins desséchés, moins déprimés et la coloration ecchymotique disparaît. Cependant, l'état général de la malade va en s'améliorant.

Le 22 août, la malade, qui depuis quelques jours a davantage de température, présente de l'oppression très marquée ; elle a eu plusieurs frissons suivis de sueur et l'état général est de nouveau très sérieux ; à l'examen, je constate l'existence d'un gros épanchement pleural droit que je suppose purulent, hypothèse d'ailleurs démontrée séance tenante par une ponction exploratrice.

Sans délai, après anesthésie locale à la cocaïne, je fais un empyème sans résection costale. J'évacue environ 300 gr. de pus mal lié et fétide. La plèvre reçoit cinq drains de longueur différente ; sans faire de lavage, je verse dans la cavité pleurale 40 cm^3 de sérum de cheval chauffé ; des pansements quotidiens sont faits, au cours desquels on verse dans les drains d'abord 20 puis 10 cm^3 de sérum de cheval chauffé. Le pus de la plèvre a été soumis à l'examen bactériologique ; il s'agit de streptocoque extrêmement virulent à l'état de culture pure. Très rapidement, la cavité pleurale se réduit, les drains sont successivement éliminés et réduits à un seul du n° 16.

Entre temps, le 29 août, la malade a présenté au niveau d'une des nombreuses piqûres qui lui ont été faites antérieurement, un gros phlegmon antéro-externe de la partie supérieure de la cuisse. Il a été incisé, drainé et plusieurs fois irrigué de sérum de cheval. Ce phlegmon s'est cicatrisé très rapidement.

Maintenant, la malade s'alimente de plus en plus, l'état général est chaque jour meilleur, toutes les plaies sont en voie de réparation, il n'y a plus d'élévation de température.

Le 30 août, le drain qui plonge dans l'abdomen au niveau de la partie inférieure de l'incision de l'appendicite est éliminé et je n'arrive pas à le remettre en place parce que le trajet est très sinueux. Comme on a la sensation d'un peu de rétention purulente dans le bassin, que le pus a une odeur fécaloïde et se trouve mélangé de quelques gaz venant d'un point de sphacèle de l'intestin, je me décide après anesthésie générale au kélène à pratiquer la colpotomie postérieure pour placer un drain dans la cavité de Douglas et pouvoir laver au besoin dans les deux sens par un drainage abdomino-vaginal. Aussitôt ce drainage établi, la température revient à la normale.

Au mois de septembre, je confie les pansements à mon ami le Dr Barlerin; la malade est pansée d'abord tous les deux jours jusqu'au 5 octobre. Son état est très satisfaisant, elle a engraissé; la cavité de la plèvre droite s'est réduite d'abord à 60 cm^3, puis à 20 et à 15 cm^3. Les petites escharres situées sur les apophyses épineuses sont complètement guéries; la grande escharre du siège est à peu près cicatrisée, ses dimensions sont tout à fait réduites, elle est moins grande que la paume de la main, le sacrum est complètement recouvert par des bourgeons charnus serrés et vivaces qui ont nivelé toutes les anfractuosités.

Cependant, depuis trois ou quatre jours, la malade avait une légère élévation de température avec un peu de douleur et de gonflement au niveau d'une ancienne piqûre faite à la partie externe et supérieure de la cuisse gauche; il y a là un petit abcès que j'incise. Le pus est très épais, crémeux et contient du streptocoque. Par le drain, j'injecte dans la cavité de l'abcès 5 cm^3 de sérum de cheval : ce pansement est renouvelé tous les jours; le drain est raccourci puis enlevé le sixième jour; deux jours après la cicatrisation est complète.

Le 26 octobre, le drain vaginal ne donnant pour ainsi dire pas de pus, mais plutôt une sérosité rosée et sanguinolente, je l'enlève et la malade prend des injections de sérum artificiel deux fois par jour.

A la fin du mois, la cicatrisation vaginale est terminée, le toucher montre une souplesse parfaite des culs-de-sac postérieur et latéral droit, l'utérus est mobile et en situation normale.

Le 2 novembre, le drain pleural qui, depuis plusieurs jours ne donnait lieu à aucun écoulement, est sorti de la plèvre spontanément et pendant les quarante-huit heures où le pansement n'a pas été renouvelé, la plaie de l'empyème s'est complètement cicatrisée. Pendant ce temps, l'épidermisation progresse rapidement du côté du sacrum; il ne reste à cicatriser qu'une surface des dimensions d'une pièce de 2 francs.

L'état général reste excellent et la malade engraisse et sent revenir ses forces.

La malade, revue à la fin de 1913 est en parfait état. Pas d'éventration. L'escharre sacrée a laissé une cicatrice régulière à peine déprimée, vraiment très minime, qui ne laisse pas soupçonner quelle brèche effrayante a existé à ce niveau.

Appendicite à chaud. — Abcès pelvien. Perforation large de l'appendice. Gangrène de la plaie.

M. Ed..., quarante-neuf ans, officier de marine, a plusieurs fois souffert du bas-ventre et particulièrement du côté droit, par crises assez violentes mais de peu de durée.

Vers le 20 novembre 1912, il a été repris de douleurs abdominales avec fièvre peu élevée et pouls assez fréquent. L'état général s'aggrave rapidement.

Le 25 novembre, je suis appelé près de lui par mon confrère et ami le Dr Chevallier. Nous trouvons un homme très calme, se plaignant de douleurs assez vives à la pression au-dessus de l'arcade crurale droite; ces douleurs sont réveillées par la toux et les inspirations profondes. Au palper, on sent une masse dure à convexité supérieure régulière occupant la partie inférieure droite du ventre et dépassant la ligne médiane. Le point le plus élevé de cette masse répond exactement au point de Mac Burney. Dans toute la région il y a de la défense musculaire. Le toucher rectal permet de percevoir le pôle inférieur de cette même masse immédiatement au-dessus et un peu à droite de la prostate. Là, on perçoit l'impulsion communiquée par le palper abdominal, avec sensation de rénitence. La température n'a pas dépassé 38°,2, mais le pouls bat aux environs de 100 par minute, la langue est sèche et rôtie, les lèvres et les dents sont fuligineuses.

Je pense à une appendicite avec abcès pelvien, émettant cependant quelques réserves pour la possibilité d'un kyste rétro-vésical en voie de suppuration, à cause du peu de réaction péritonéale et de la régularité du pôle supérieur de la collection.

Toutefois, en raison du défaut de concordance entre le pouls et la température, de l'aspect de la langue et des oscillations du thermomètre qui marque 37° le matin et dépasse 38° le soir, nous proposons une intervention d'urgence pour le lendemain matin.

Le 25 novembre, anesthésie au kélène suivi de chloroforme. Incision de Jalaguier. Le péritoine pariétal est fusionné avec les organes sous-jacents; il faut le décoller avec précaution. Des adhérences anciennes de l'épiploon limitent la région malade et l'isolent de la masse intestinale et de la grande cavité péritonéale. Je pénètre assez facilement dans un foyer de péritonite pelvienne suppurée, composée de deux abcès superposés et réunis en bissac par une communication circulaire et étroite, en diaphragme. Dans cette cavité, partant du cæcum qui la limite en haut et à droite, je trouve l'appendice putrilagineux presque détruit, méconnaissable, complètement ouvert et adhérant fortement dans la profondeur au rectum. En haut, il s'insère sur un cæcum putrilagineux, déchiqueté et réduit à la seule épaisseur de la muqueuse. Dans le foyer pelvien il y avait environ 300 gr. de pus sanieux, mêlé de sang et horriblement fétide, dans lequel nageait un calcul stercoral très dur, allongé, gros comme une olive dont il rappelait la forme. Après avoir libéré et réséqué l'appendice et évacué le pus, j'enfouis vaguement le moignon dans le cæcum, à l'aide d'une suture en bourse qui comprend la séreuse et la musculeuse, tendant à rapprocher les bords de la surface infectée et déchiquetée de l'intestin. Cette suture en bourse est à peine serrée, en raison de l'extrême friabilité des tissus. Un gros drain plonge dans l'excavation pelvienne et est entouré d'une lanière de gaze stérilisée imbibée de 20 cm^3 de sérum de cheval chauffé. Une seconde ampoule de 20 cm^3 est versée dans le drain et la paroi est partiellement suturée en étages, dans la partie supérieure.

Pas de vomissements; la température descend à 37°,8 le soir, le pouls est à 90. État général satisfaisant.

Le 26 novembre, le pansement est souillé de pus très fétide; je le change, je fais de l'aspiration par le drain et j'y injecte 20 cm^3 de sérum de cheval chauffé. Température 37°,6. Pouls à 84. Le soir, la température est de 37°,7 et le pouls à 80. Aucune réaction péritonéale. Le malade a rendu des gaz par l'anus spontanément. État général satisfaisant.

Le 29 novembre, en inspectant la partie supérieure de la plaie suturée, je juge nécessaire d'enlever les fils, les lèvres de la plaie paraissant grisâtres. La plaie se désunit d'elle-même, laisse échapper un peu de pus sanieux grisâtre mal lié et mêlé de bulles gazeuses. Les deux tranches sont complètement sphacélées et grisâtres; le bord externe du grand droit est tout à fait noir. Je fais immédiatement des pansements au sérum de cheval chauffé; la plaie est saupoudrée de sérum sec et pansée avec des compresses imbibées de sérum chaque jour.

Le 1er décembre, les escharres dans la moitié superficielle de la plaie sont tombées; un morceau du grand droit s'est éliminé. Le fond de la plaie reste encore gris. Deux drains à la partie supérieure de la plaie assurent l'écoulement du pus de deux petits décollements.

Le 3 décembre, l'un des drains abdominaux donne issue à du pus mêlé de gaz d'une coloration jaune ocre qui rappelle celle du contenu intestinal et me fait craindre un sphacèle du cæcum.

Le 5 décembre, la perforation du cæcum est confirmée par l'issue de matières liquides bien nettes; cependant, la plaie est à peu près complètement débarrassée de toute escharre et bourgeonne activement. On fait de l'aspiration par les deux drains et les pansements sont faits quotidiennement au sérum de cheval. L'état général s'améliore de plus en plus.

Le 8 décembre, la quantité de matières passant par la plaie a nettement diminué. Mêmes pansements au cours desquels, je verse 10 cm³ de sérum de cheval chauffé dans les drains.

Le 11 décembre, il n'y a plus trace de matières dans le pansement; la plaie superficielle s'est en grande partie comblée par bourgeonnement de la profondeur vers la surface : il n'y a plus aucun décollement.

Le 18 décembre, j'enlève un des drains abdominaux, l'autre est raccourci de moitié et s'élimine spontanément le 24 décembre,

A partir de ce moment, la plaie bourgeonne très vite. A l'aide de bandelettes d'emplâtre Vigier à l'oxyde de zinc, je cherche à rapprocher les lèvres de la plaie.

Le 31 décembre, la plaie ne présente plus qu'un 1/2 cm. de large sur 6 cm. de long environ, et offre un bel aspect bourgeonnant. Après avoir fait des injections de cocaïne, je détache la peau sur tout le pourtour de la plaie et j'abrase au bistouri une mince couche superficielle de la partie bourgeonnante. J'arrose la plaie de 10 cm³ de sérum de cheval et je suture la peau au crin de Florence, sans drainage. Réunion par première intention.

Ablation des fils le 8 janvier. Le malade, qui a déjà commencé à se lever dès le 20 décembre, quitte la maison de santé complètement guéri.

Pelvi-péritonite d'origine annexielle. — Appendicite.

Mme A..., trente-deux ans, est atteinte, au commencement de juin 1911, d'une pelvi-péritonite grave d'origine annexielle. Cette malade, réglée à onze ans, fut atteinte il y a douze ans de métrite et de salpingite. L'année suivante il lui fut fait un curettage. Elle n'a pas eu de grossesse; depuis trois ans, elle a présenté des poussées inflammatoires du côté du bas-ventre et du péritoine pelvien.

Lorsque nous l'examinons, la température est à 39°, le pouls à 110, et la malade a des vomissements fréquents; le ventre est ballonné, douloureux surtout à droite. Repos au lit, application de glace sur l'abdomen et diète hydrique, puis lactée. Au bout de quinze jours, l'examen devenu plus facile permet de constater un point douloureux net et persistant du côté de l'appendice, et des annexes très augmentées de volume des deux côtés. La température reste aux environs de 38°. Quelques jours plus tard, un nouvel examen nous permet de reconnaître une rétroversion de l'utérus fixé par des adhérences; les annexes droites paraissent assez élevées et grosses, on sent une tumeur vraisemblablement annexielle gauche prolabée dans le cul-de-sac de Douglas.

Au mois d'août, la malade part en voyage malgré notre conseil. Les époques reviennent régulièrement en août et en septembre, toujours en avance de quelques jours et très abondantes. Examinée de nouveau le 1er novembre, la malade présente les mêmes signes physiques.

Opération le 4 novembre. Laparotomie médiane sous-ombilicale. Le bassin est complètement fermé par des adhérences anciennes qui fusionnent tous les organes. On ne voit même pas l'utérus. Après libération d'une partie des adhérences, on découvre l'utérus rétroversé. La trompe gauche kystique, s'étend le long du fond de l'organe jusqu'à la racine de la trompe droite; je la libère et l'enlève, ce qui ne put être fait qu'en entamant les tissus du fond de l'utérus; j'énuclée en même temps trois petits fibromes; le plus gros du volume d'une forte noisette était situé à l'implantation de la trompe gauche. Libération et ablation de l'ovaire gauche prolabé dans le fond du Douglas, et représenté par un kyste suppuré du volume d'une mandarine; ce temps fut extrêmement laborieux et au cours de la libération des adhérences, le kyste suppuré s'est rompu.

L'ovaire droit porte un kyste du volume d'une grosse amande

que je résèque. Un surjet ferme la plaie de l'ovaire. A ce moment apparaît un appendice volumineux, très long et fortement vascularisé. Ablation de l'appendice. L'opération très difficile est terminée par un raccourcissement intra-abdominal des ligaments ronds que je fixe ensuite dans la suture de la paroi abdominale exécutée en trois plans. La cavité de Douglas est tamponnée avec quatre mèches imbibées de 20 cm³ de sérum de cheval chauffé. Drainage.

Ablation facile des mèches au bout de quarante-huit heures. Aspiration.

Le drain est raccourci progressivement, puis supprimé le dixième jour. Il reste une plaie qui n'a aucune tendance au bourgeonnement malgré des attouchements iodés. Je fais quelques pansements quotidiens avec du sérum de cheval chauffé desséché et pulvérisé. En deux ou trois jours, la plaie devient bourgeonnante et ne tarde pas à se cicatriser.

Au commencement de décembre, la cicatrice au niveau du drainage étant déprimée, la malade demande une intervention esthétique. Extirpation de cette partie de la cicatrice à la cocaïne, décollement des bords de la plaie et suture au crin de Florence. Réunion par première intention.

Depuis cette époque, la malade n'a plus éprouvé aucun trouble.

Pelvi-péritonite suppurée; ablation des deux trompes suppurées, de l'ovaire droit et des trois-quarts du gauche, greffe de l'ovaire dans la corne utérine. Persistance des Règles. Grossesse et accouchement.

Mme M..., trente-deux ans, est accouchée le 27 juin 1898 d'un garçon et a eu une déchirure du périnée.

Le 24 novembre 1899, je constate un prolapsus léger, avec rectocèle et je fais, le 5 décembre 1900, une colpo-périnéorraphie.

Les fils sont enlevés le dixième jour, mais deux jours plus tard, toutes les sutures furent détruites par l'introduction brutale et maladroite d'une canule à lavement, maniée sous les couvertures.

La cicatrisation a eu lieu par bourgeonnement.

Depuis, le prolapsus et la rectocèle se sont progressivement accentués.

En 1903, elle devient enceinte et fait une fausse couche accidentelle à deux mois et demi. Je la trouve, le 20 février 1903, en pleine infection puerpérale avec une température de 40°,2. Je m'assure de la vacuité de l'utérus, et sans faire de curettage j'essuie la cavité utérine avec une compresse de grosse toile stérilisée, montée sur une pince. L'utérus est rempli avec une mèche de gaze stérilisée, imprégnée de sérum de cheval chauffé et dans l'extrémité de laquelle j'enveloppe 1 gr. du même sérum desséché dans le vide. Je renouvelle ce pansement six jours consécutifs. Dès le second jour, le température tombe et la malade est guérie le quinzième jour.

En mars 1904, cette malade fait de la phlébite variqueuse des deux jambes, remontant sur le trajet des saphènes internes.

Le 10 mars 1908, la malade a une poussée aiguë de salpingite double avec pelvipéritonite grave. Elle a des vomissements et une température élevée pendant dix-sept jours.

Je l'opère à froid le 3 septembre 1908. Anesthésie au kélène suivi de chloroforme par le Dr Roux.

Assisté du Dr Planchon, je fais une laparotomie médiane sous-ombilicale. Après avoir libéré les adhérences de tout le bord inférieur du grand épiploon, je trouve une collection purulente à droite, dans laquelle baigne un ovaire volumineux, présentant un kyste suppuré rompu du volume d'une mandarine. La trompe droite atteinte de salpingite suppurée contient environ 50 gr. de pus épais. Ablation des annexes droites. A gauche, je trouve également une salpingite suppurée un peu moins volumineuse et un ovaire adhérent, présentant plusieurs kystes dont l'un atteint le volume d'une grosse noix. J'enlève la trompe gauche et je fais une ablation partielle de l'ovaire gauche, dont je ne puis conserver que le quart externe environ. Comme l'utérus restait trop mobile après l'ablation des deux trompes, je pensai pouvoir lui offrir un moyen de fixité en suturant le moignon ovarien gauche dans la corne utérine correspondante, au niveau même de la section de la trompe agrandie.

Tamponnement du pelvis avec des mèches de gaze imprégnées de 20 cm^3 de sérum de cheval chauffé. Drainage. Sutures de la paroi en trois plans. Colpo-périnéorraphie.

Les suites opératoires furent très simples. Pas d'élévation de température. Le drain, progressivement raccourci, a pu être enlevé le quatorzième jour, et la malade, levée le vingtième jour, a quitté l'hôpital quelque temps après.

Depuis l'opération, la malade a continué de voir très régulièrement ses époques tous les mois; mais, au lieu de perdre abondamment pendant sept jours comme antérieurement, elle perdait seulement pendant deux jours normalement et pendant deux autres jours beaucoup moins.

Le 2 janvier 1910, elle a vu ses époques paraître comme de coutume, puis elles furent suspendues les mois suivants. La malade accusait tous les troubles sympathiques de la grossesse.

Le 12 juin, aucun doute n'était plus possible sur l'existence d'une grossesse.

Enfin, le 2 octobre 1910, l'accouchement a eu lieu.

La malade, assistée par le Dr Lemercier, a mis au monde une fille bien constituée de huit livres.

Annexites suppurées doubles. — Appendicite.

Mme B..., trente-quatre ans, se présente à mon examen le 2 mai 1909 se plaignant de vives douleurs dans le côté droit du ventre et dans toute la région pelvienne.

De constitution chétive, elle n'a cependant fait aucune maladie grave.

Le début de son état actuel remonte à un mois et demi et a coïncidé avec la poussée aiguë d'une goutte militaire dont son mari était atteint. Après avoir éprouvé de vives brûlures à la miction et avoir constaté des pertes verdâtres très abondantes, elle a eu, à deux reprises en l'espace de quinze jours, de l'élévation thermique avec frissons, nausées et vomissements et des douleurs extrêmement aiguës dans le bas-ventre.

Actuellement, elle n'est pas complètement apyrétique; sa température oscille autour de 38°,5. Les pertes verdâtres ont diminué, puis disparu en même temps que le sentiment de cuisson, sous l'influence d'injections répétées avec une solution de permanganate de potasse.

A l'examen, l'utérus paraît à peu près indemne ; le col, un peu rouge, n'est pas ulcéré. Du côté du ventre, la palpation décèle du ballonnement et trois zones douloureuses du côté des annexes droites et gauches et au point de Mac Burney. Par le toucher et le palper combinés, on perçoit deux masses empâtées et douloureuses à droite, nettement fluctuantes, qui répondent aux annexes enflammées.

Opération le 17 mai 1909. Laparotomie médiane. Position de Trendelenbourg. Après avoir libéré quelques adhérences du bord inférieur de l'épiploon, on aperçoit l'utérus peu volumineux et deux masses latérales formées par les annexes; deux anses grêles agglutinées adhèrent légèrement aux annexes gauches. Le cæcum est attiré en bas par l'appendice allongé et fixé contre les annexes droites par des adhérences anciennes.

Ablation des annexes des deux côtés. Salpingites suppurées avec abcès péri-ovarien, résection de l'appendice et enfouissement du moignon.

On suture la paroi abdominale en laissant à la partie inférieure quatre mèches et un gros drain. Nous n'avons pas pu user à ce moment de sérum de cheval chauffé, la seule ampoule dont nous disposions ayant été accidentellement cassée.

Le lendemain, état général mauvais; la malade a peu vomi, mais le ventre est ballonné et douloureux dans sa partie inférieure. Pouls 130. Température 39°,6. Je vois la malade dans la soirée. Ablation des mèches, aspiration par le drain. On évacue ainsi une certaine quantité de pus séreux sanguinolent (environ 40 gr.). Je verse dans le drain 40 cm³ de sérum de cheval chauffé. Purgation le lendemain matin.

Le 19 mai la purgation fait effet. Le pansement est traversé; par le drain, on aspire une certaine quantité de pus plus épais que la veille. Pouls 110. Température 38°,6. Injection de 20 cm³ de sérum de cheval chauffé dans le drain. Le soir, la température ne dépasse pas 38°,8. État général meilleur. Injection sous-cutanée de 500 gr. de sérum artificiel.

Le 20 mai, la température est descendue à 37°,7. Pouls 96 La malade se sent bien. Nouveau pansement avec aspiration et injection de 20 cm³ de sérum de cheval chauffé. Dans la journée, injection sous-cutanée de sérum artificiel.

Le 21 mai, état général satisfaisant; la malade réclame de l'alimentation. Pouls 86. Température 37°,8. Aspiration et injection dans le drain de 20 cm³ de sérum de cheval chauffé.

Le même pansement fut renouvelé pendant les trois jours suivants. La température n'a pas dépassé 38° le soir et le pouls oscille autour de 80.

Le 25 mai, le drain commence à être repoussé; on le raccourcit et on refait le même pansement, sans remettre de sérum de cheval.

Le quatorzième jour, le drain progressivement raccourci est supprimé. A partir de ce moment, les suites opératoires deviennent très simples; la cicatrisation était complète le vingt-deuxième jour et la malade put quitter la maison de santé le 20 juin, trente-trois jours après l'opération, complètement guérie.

Nous avons revu la malade en août 1909, dans un état excellent.

Fibrome. Salpingite suppurée double. Pelvi-péritonite.

Mme H..., âgée de trente-six ans, a eu, au mois de janvier 1910, une pelvi-péritonite suppurée grave pour laquelle elle a dû garder le lit trois mois; pendant les trente premiers jours elle a eu de la fièvre, et a été traitée par le repos et des applications de glace sur le bas-ventre. Cette malade, réglée à treize ans régulièrement, a eu un enfant à vingt-six ans. Deux ans plus tard, elle a commencé à observer de l'avance dans ses époques qui revenaient jusqu'à deux fois dans le même mois et revêtaient fréquemment le caractère hémorragique avec expulsion de gros caillots.

Lorsque je l'examine le 10 mai 1910, je trouve une tuméfaction considérable, remplissant le bassin, les deux fosses iliaques et remontant sur la ligne médiane jusqu'à l'ombilic. Cette tuméfaction est inégale, avec des parties dures, ligneuses et d'autres rénitentes. Tout le bas-ventre est encore très sensible à la pression. Au toucher on trouve un col volumineux, ligneux, ulcéré, entr'ouvert, laissant écouler un liquide purulent. Les culs-de-sac vaginaux sont empâtés, et toute tentative de mobilisation de l'utérus est impossible.

État général très précaire, teint jaunâtre, facies d'infection profonde; état nauséeux continuel.

Je conclus à un fibrome de l'utérus avec annexites suppurées et pelvi-péritonite; je décide une intervention abdominale. Les époques surviennent, elles durent huit jours et nécessitent par leur extrême abondance des injections vaginales très chaudes et des injections sous-cutanées de sérum artificiel.

Je l'opère le 20 mai 1910. Laparotomie médiane sous-ombilicale. Je trouve le bord inférieur du grand épiploon adhérent à la masse qui occupe le bas-ventre. Résection du bord inférieur du grand épiploon. J'ouvre une collection purulente abondante, au milieu de laquelle on découvre un utérus fibromateux du volume des deux poings, avec deux salpingites suppurées, la droite rompue. L'ovaire droit porte un kyste suppuré d'environ 100 gr. L'appendice est adhérent avec l'épiploon et à l'ovaire droit. L'ovaire gauche paraît sain. Hystérectomie abdominale totale, ablation des deux trompes et de l'ovaire droit, résection de l'appendice très allongé et adhérent. L'ovaire gauche est conservé. Drainage abdomino-vaginal. Quatre mèches de gaze stérilisée, imbibées de 40 cm^3 de sérum de cheval chauffé, sont employées à tamponner la cavité pelvienne. Sutures en étages de la paroi abdominale.

Le pus examiné contient du bactérium coli et du streptocoque.

Pendant les deux premiers jours, la température oscille entre 38° et 38°,4. Pouls à 80; respiration normale, état général satisfaisant.

Les mèches sont enlevées sans difficulté; aspiration de sérosité sanguinolente par le drain abdominal, dans lequel je verse 20 cm³ de sérum de cheval chauffé. Dès les jours suivants, le teint devient meilleur et l'état général est véritablement transformé.

Le drain abdominal est progressivement raccourci. Le drain vaginal tombe spontanément le sixième jour. Injections vaginales deux fois par jour avec de l'eau bouillie salée au titre isotonique.

Ablation des fils le septième jour. Le drainage abdominal est supprimé douze jours après l'opération.

Le 5 juin, la cicatrisation est complète. Le 7 juin la malade se lève et quitte la maison de santé le 9 juin dans un état excellent.

Nous l'avons revue en décembre 1910, en mars et en juillet 1911, la guérison se maintient parfaite.

Épithélioma kystique suppuré des ovaires. Pelvi-péritonite. — Ascite[1].

Mme J..., quarante-cinq ans, vient consulter le 15 janvier 1904 pour des douleurs abdominales et de l'ascite.

Cette malade a été réglée à quinze ans d'une façon régulière; toutefois elle avait presque chaque mois un retard de trois ou quatre jours. Elle a eu quatre enfants qui sont bien portants et n'a jamais fait de fausse couche. Elle souffre du bas-ventre depuis cinq à six ans. Divers médecins l'ont successivement soignée.

Il y a deux ans, elle a eu des troubles digestifs et des vomissements; en même temps, elle s'est aperçue d'une augmentation progressive du volume du ventre.

En août 1903, le Dr Lévêque porte le diagnostic d'ascite et

1. *Revue de Gynécologie* de Pozzi, juillet-août 1904.

fait une première ponction qui donne issue à 12 litres de liquide jaune citrin; un mois plus tard, une nouvelle ponction devient nécessaire et évacue 10 litres de liquide. La malade s'affaiblit, elle maigrit rapidement et présente une coloration jaunâtre, terreuse. Elle marche très difficilement et se fatigue au moindre effort.

Des troubles digestifs apparaissent : vomissements fréquents, diarrhée continuelle obligeant la malade à se lever sept ou huit fois par nuit; dégoût pour la plupart des aliments.

Pendant le mois de décembre 1903, cette femme a eu quatre hémorragies utérines abondantes. Elle est restée très affaiblie. L'examen du cœur et des poumons ne révèle rien d'anormal. L'abdomen est très volumineux.

Hernie ombilicale du volume d'une mandarine. La cavité péritonéale contient une quantité abondante de liquide et cette ascite rend difficile la délimitation du foie et de la rate qui ne paraissent cependant pas très modifiés dans leur volume. Les reins ne sont pas sentis.

Il existe un prolapsus vaginal assez marqué avec œdème de la muqueuse. Le toucher vaginal permet de sentir le col utérin dévié vers la gauche : le cul-de-sac postéro-latéral gauche est rempli par une masse volumineuse, de consistance inégale, généralement rénitente; elle présente des points ramollis et fluctuants; cette masse suit faiblement les mouvements communiqués au col de l'utérus; elle est bien sentie par le toucher rectal.

Par le palper combiné au toucher, on perçoit, vaguement à cause de l'ascite, une masse dure à droite. Je pense à un fibrome utérin avec annexite et probablement à une tumeur kystique végétante de l'ovaire gauche. Je conseille une ponction de l'ascite pour pouvoir faire un examen plus précis. Cette ponction est pratiquée le 17 janvier 1904 par M. Lévêque, elle donne issue à 6 litres de liquide jaune verdâtre, qui contient des particules pulvérulentes blanchâtres, déposant lentement au fond du vase. Il ne paraît pas y avoir de sang.

L'examen fait immédiatement me permet de constater que le

foie déborde à peine les fausses côtes; la rate donne une zone de matité peu appréciable; sur les téguments de l'abdomen, on ne voit pas de circulation collatérale. Lorsque j'examine la malade, deux heures environ après la ponction, je constate une coloration jaune des téguments que le médecin n'avait pas observée auparavant.

La vulve est entr'ouverte; le périnée est peu étendu et très faible; il y a un prolapsus vaginal antérieur et postérieur assez marqué. Au toucher, le col utérin est nettement abaissé, entr'ouvert et long. L'utérus paraît remonter à trois travers de doigt au-dessus du pubis. Il est en antéflexion et son fond est plus développé et irrégulier vers la droite. Les annexes droites ne peuvent être distinguées au toucher. Le cul-de-sac postéro-latéral gauche est rempli par une masse arrondie, du volume d'une grosse orange, dure dans son ensemble, ramollie et fluctuante à son pôle inférieur; elle est douloureuse à la pression. Cette tumeur est séparée de l'utérus par un sillon et subit peu les impulsions données au col. D'ailleurs, l'utérus est peu mobile. La malade accuse des douleurs vives dans le bas-ventre et des poussées douloureuses du côté du rectum.

Je constate après la ponction que l'anneau ombilical est dilaté et admet trois doigts.

La malade urine peu : en vingt-quatre heures, 700 cm^3 (il en a été perdu un peu en allant à la garde-robe et la malade a de la diarrhée). L'analyse faite chez M. Geny, pharmacien, a donné les résultats suivants :

Quantité : 700 cm^3 en vingt-quatre heures, aspect trouble, limpide par filtration; couleur jaune, odeur normale; réaction acide; densité 1 024. Urée : 16 gr. 89 par litre, soit 11 gr. 82 en vingt-quatre heures. Albumine : néant. Glucose : néant.

Indican : présence en quantité appréciable.

Le sédiment se compose de cristaux d'urate de soude, de cellules épithéliales pavimenteuses et de quelques leucocytes.

L'examen du dépôt du liquide ascitique montre de nombreux leucocytes en bon état. Pas de sang; pas d'éléments néoplasiques. Je m'arrête au diagnostic de fibrome avec kyste végétant de l'ovaire gauche probable, et je conseille l'hystérectomie abdominale totale.

La malade a consulté ensuite M. Boissard, accoucheur des hôpitaux, qui a bien voulu m'écrire son diagnostic : tumeur fibro-kystique, et qui conclut également à l'intervention radicale.

Le 30 janvier 1904, je l'opère. Anesthésie au kélène suivi de chloroforme par le Dr Paul Mathieu. Laparotomie. Il s'écoule un flot de liquide ascitique. Je trouve un épithélioma kystique et végétant de l'ovaire droit, adhérent de tous côtés et rompu dans l'abdomen.

L'utérus présente un fibrome interstitiel du volume d'une grosse noix, au niveau de la corne droite. La vessie adhère complètement à l'utérus. L'ovaire gauche prolabé dans le Douglas est le siège d'un épithélioma kystique végétant et suppuré, adhérent partout à son voisinage.

Il est également rompu et il y a une notable quantité de pus dans le péritoine. L'intestin grêle est parsemé d'innombrables petits points blanchâtres sous-séreux. Je fais l'hystérectomie abdominale totale, longue et très laborieuse en raison des adhérences et je m'y décide parce qu'il y a du pus répandu dans la séreuse, car l'état avancé des lésions m'y eût fait renoncer sans cela. Cure radicale de la hernie ombilicale, drainage abdominal et vaginal. Je prélève du pus pour l'examen bactériologique.

Avant de refermer la paroi abdominale, je dépose dans le péritoine 30 cm³ cubes de sérum de cheval chauffé.

Les suites opératoires ont été fort simples. La plus haute température a été 38° le troisième jour. État général satisfaisant. Le drain abdominal donne issue à un suintement qui, examiné au microscope, contient une énorme quantité de polynucléaires.

Le vingt-et-unième jour la cicatrisation est complète, la malade se lève, elle mange de bon appétit, elle a notablement engraissé. Tous les troubles digestifs ont disparu. Les selles sont normales et régulières. Il y a une très faible quantité de liquide ascitique, à peine appréciable.

Je revois la malade chez elle le 20 mars 1904, elle a repris la vie commune; son teint est excellent et l'état local est parfait; le liquide ascitique n'a pas augmenté. Le toucher ne laisse rien percevoir d'anormal.

Le 18 juin 1904, l'état resta excellent. Pas d'ascite.

L'examen bactériologique du pus nous a permis d'isoler deux espèces microbiennes, un streptocoque prenant le Gram et à courtes chaînettes de trois à quatre éléments réguliers, et un colibacille.

Épanchement purulent dans l'arrière-cavité des épiploons.

M. L..., trente-deux ans, cultivateur, m'est présenté par son médecin, le Dr Delambert. Rien de notable dans ses antécédents, homme robuste et en pleine santé.

Vers onze heures du matin, le 7 décembre 1902, le malade conduisant son cheval par la bride, se trouve serré contre un mur par un brancard de la voiture; il n'a pas perdu connaissance, mais il se plaint d'une douleur angoissante au creux épigastrique; presque immédiatement il est pris de vomissements bilieux qui réapparaissent à trois ou quatre reprises en quelques heures. Un peu d'agitation dans l'après-midi. Vers le soir, nouveau vomissement à la suite d'ingestion de liquide alimentaire; le lendemain pas de fièvre; nuit légèrement agitée.

L'examen des urines permet de constater qu'elles ne contiennent pas de sang; le malade se plaint d'une légère douleur persistante dans la région précordiale. Traitement : purgation, diète lactée. Les jours suivants, toujours un peu de nervosité; état saburral de la langue; alimentation lacto-végétarienne légère.

Le 12 décembre, amélioration très sensible; le malade se lève et vaque à quelques occupations.

Le 19, le malade présente de nouveau des signes d'embarras gastro-intestinal avec fièvre légère et fugace, 38° au maximum. Nouvelle purgation, antiseptiques intestinaux; la douleur précordiale persiste toujours. A partir du 31, l'état s'améliore, le malade reprend une partie de ses occupations.

Le 10 janvier 1903, on constate que la douleur précordiale a disparu, mais que le foie est sensible; il déborde à peine les fausses côtes droites; l'hypertrophie semble porter principalement sur le lobe gauche; le malade se lève à partir de cette époque et se promène un peu, mais son attitude n'est pas normale; il se courbe de plus en plus en avant lorsqu'il marche et se plaint toujours d'une douleur vague, tantôt au creux épigastrique, tantôt au niveau du cœur. Nervosisme, insomnie.

Le 14 mars, le Dr Delambert est rappelé près du malade et dès qu'il soulève les couvertures, il aperçoit une tumeur volumineuse dans l'hypochondre droit.

Le 15 mars, je l'examine à mon tour.

A l'inspection, on remarque que les régions de l'hypochondre droit et de l'épigastre sont notablement tuméfiées sans qu'il y ait de modification de couleur à la peau; la tumeur est mate, dure, tendue, rénitente plutôt que vraiment fluctuante, elle est mal délimitée vers la gauche où l'on sent une résistance jusque dans l'hypochondre. Pensant à la possibilité d'un kyste hydatique, je recherche, sans résultat, le frémissement spécial. Le diagnostic est épineux en raison de l'évolution lente et presque apyrétique. Ma conclusion fut donc : collection liquide occupant la région sous-hépatique et s'étendant de l'hypochondre droit jusqu'à l'hypochondre gauche. L'estomac paraît être refoulé en avant et à gauche.

Préciser la nature de cette collection était fort difficile. Une opération me paraît nécessaire et je la fixe pour le 18.

Après anesthésie au kélène, suivi de chloroforme, je fais une laparotomie latérale droite sur le point culminant de la tumeur. Celle-ci est située en arrière du côlon transverse et de l'estomac. Je libère des adhérences dans la région de l'hiatus de Winslow et j'évacue une quantité considérable de pus mêlé de sang et de sérosité. Explorant avec le doigt, j'arrive à me rendre compte que la collection s'est faite dans l'arrière-cavité des épiploons. Un gros drain pénètre dans la cavité par l'hiatus de Winslow;

un autre drain est placé à gauche et pénètre dans l'arrière-cavité des épiploons par une contre-ouverture. Chacun des drains est entouré de mèches de gaze stérilisée et je verse 40 cm^3 de sérum de cheval chauffé dans les drains avant de suturer, par étages, la paroi abdominale.

Le 19 mars, le malade a eu de nombreux vomissements, dus au chloroforme; pas d'élévation de la température; le pansement est complètement traversé par du liquide qui a continué à s'échapper par les drains. Le 20 mars, nouveau pansement; état apyrétique. Les pansements sont continués tous les jours jusqu'au 6 avril. A ce moment, le liquide qui s'écoule étant beaucoup moins abondant, les pansements ne sont faits que tous les deux jours, puis tous les trois ou quatre jours jusqu'au 16 mai. Les mèches avaient été enlevées au bout de quarante-huit heures et les fils au bout de dix jours. Réunion par première intention. Le malade s'est levé pour la première fois le 20 avril.

Le 16 mai, il est complètement guéri et depuis cette époque, le Dr Delambert qui l'a revu plusieurs fois, a pu s'assurer que la cicatrisation est excellente, si bien que le malade peut reprendre, sans porter de ceinture, les rudes travaux des champs.

Cholécystite calculeuse.

Mme D..., quarante-deux ans, souffre depuis la fin du mois de février 1911 de douleurs d'estomac, qu'elle a d'abord considérées comme des crampes. Ces douleurs se sont exaspérées progressivement, et depuis près de trois mois s'accompagnent souvent de vomissements d'ailleurs peu abondants et généralement alimentaires.

Bientôt toute tentative d'alimentation solide est devenue impossible, chaque repas provoquant une crise des plus vives avec vomissements; de la sorte la malade s'est mise à la diète lactée et au bouillon de légumes. Elle dut même, il y a quelques semaines, renoncer à ce dernier aliment, après avoir eu quelques vomissements de sang bien nets mais peu abondants. Amaigrissement considérable; la malade est squelettique et littéralement décharnée; teint terreux, jaune paille, faiblesse extrême. L'aspect général est celui du dernier degré de la cachexie. Depuis plus d'un mois, la malade garde continuellement le lit.

Lorsque je l'examine, le 14 mai 1911, je constate l'existence d'une tumeur dure, arrondie, bosselée, dans la région épigastrique, répondant à la ligne médiane et empiétant un peu à gauche. Le foie ne déborde pas les fausses côtes et donne à la percussion une zone de matité à peu près normale. Mon impression fut qu'il s'agissait d'un cancer de l'estomac, cependant quelques réserves s'imposaient du fait qu'il n'y avait pas de ganglion sus-claviculaire net. L'examen du sang ne dénotait pas non plus d'augmentation du nombre des mononucléaires. La malade n'a pas présenté de mœléna, mais la réaction de Meyer montre qu'il y a nettement du sang dans les matières.

Je fis examiner cette malade par mon ami, le Dr Planchon, qui porta lui aussi sans hésiter le diagnostic de néoplasme gastrique. En raison des réserves que je devais faire, je proposai au mari de la malade de pratiquer une laparotomie exploratrice qui, dans ma pensée, devait me conduire soit à une extirpation, soit à une gastro-entérostomie.

Après anesthésie au kélène suivi de chloroforme, faite par le Dr Bruguière, je fis la laparotomie médiane sus-ombilicale le 26 mai 1911. Je trouvai l'estomac parfaitement sain, indemne de tout néoplasme. La tumeur était formée par la vésicule biliaire très allongée qui adhérait à la paroi antérieure de l'estomac, puis se recourbait en avant pour amener son fond, rempli de petits calculs et d'une pâte, véritable boue biliaire épaisse, mêlée de pus assez abondant, au contact de la paroi abdominale.

Je libérai immédiatement les adhérences et je pratiquai une cholécystostomie. Un drain assez gros fut laissé dans la vésicule. Avant de refermer la paroi à laquelle j'abouchai la vésicule, je versai dans la cavité péritonéale 40 cm³ de sérum de cheval chauffé. Pas de drainage du péritoine. L'opération assez rapidement menée avait duré environ trente-cinq minutes; mais la malade étant dans un état de faiblesse extrême, on dut lui faire le jour même et les suivants plusieurs injections de sérum artificiel, et des injections d'huile camphrée pendant les trois premiers jours; bien qu'il n'y eut pas d'élévation de la température, l'état restait très grave, la malade était dans un état de prostration complète, elle reconnaissait à peine les siens et elle ne pouvait prononcer une parole ni même articuler un son.

Dès le lendemain de l'intervention, le pansement fut changé; il était teinté de bile en petite quantité : supposant le drain obstrué par la boue biliaire, je le retirai et le lavai avant de le remettre en place. Il était rempli de petits graviers biliaires. J'injectai 10 cm³ de sérum de cheval chauffé dans la vésicule. Le lendemain, 28 mai, le pansement était largement imprégné de bile.

Le troisième jour, l'écoulement biliaire ayant été insignifiant, je nettoie de nouveau le drain qui était encore obstrué. Lavage de la vésicule avec un peu de sérum artificiel, ce lavage amène l'expulsion d'une quantité de calculs dont le volume variait d'un grain de mil à un pépin de raisin. J'injecte 10 cm³ de sérum de cheval chauffé dans la vésicule.

Le 30 mai, le drain est encore obstrué. J'explore délicatement la vésicule avec un stylet et je sens des calculs. A l'aide d'une petite curette mousse à long manche, j'extrais de la vésicule une énorme quantité de petits calculs à facettes du volume d'un grain de chènevis, puis un calcul notablement plus gros, et enfin deux autres comme des noisettes, puis j'injectai de nouveau 10 cm³ de sérum de cheval chauffé et je remis le drain en place.

Le lendemain, l'écoulement de bile fut considérable. La malade n'avait pas de fièvre, l'état général était meilleur, la prostration diminuait et la malade répondait faiblement, ou par signes aux questions posées.

Les jours suivants, le même pansement fut renouvelé et j'extirpai encore à la curette un grand nombre de calculs; ils étaient assez volumineux, l'un d'eux était profondément fixé vers le col de la vésicule et fut assez difficile à mobiliser.

Depuis ce moment l'amélioration a été très rapide et l'écoulement de bile beaucoup plus abondant. Le huitième jour, la plaie était régulièrement cicatrisée, et la fistule biliaire bien établie.

Cependant, avant comme après l'opération, la circulation de la bile vers l'intestin restait libre et les matières étaient bien colorées.

L'alimentation put être progressivement reprise et la malade, levée le quinzième jour, rentra chez elle le 17 juin; elle avait déjà quelque peu engraissé et ne souffrait aucunement.

Nous l'avons revue le 15 octobre, après un séjour de trois mois à la campagne, son état général est excellent, elle présente un embonpoint tout à fait normal et n'a plus ressenti aucune douleur. La fistule biliaire très réduite, laisse encore passer la bile d'une façon intermittente.

A la fin de l'année la fistule biliaire était fermée.

Cholécystite calculeuse suppurée. Appendicite. — Rétroversion.

Mme G..., quarante ans, a présenté depuis quatre ans, deux crises douloureuses avec fièvre, sur lesquelles elle renseigne assez mal pour que l'on reste hésitant entre le diagnostic de coliques hépatiques sans ictère et celui d'appendicite.

Je suis appelé à la voir le 20 octobre, elle est en pleine crise aiguë depuis cinq jours. Elle a eu d'abord des douleurs subites, extrêmement violentes, qu'elle localise dans le côté droit du ventre et dans une zone qui s'étend de l'hypochondre à la fosse iliaque. Sa température ne s'est jamais élevée au-dessus de 38°,4; elle a eu des nausées, mais pas de vomissement.

A l'examen, tout le côté droit du ventre est en état de contracture de défense très accusée; il n'y a pas plus de souplesse vers la partie supérieure que vers la partie inférieure. La pression localisée permet de déterminer deux points douloureux maxima : l'un exactement au point de Mac-Burney, l'autre au siège de la vésicule biliaire, tout le côté présente de la submatité. Au toucher, on trouve l'utérus en rétroversion complète et douloureux; la malade a d'ailleurs des époques irrégulières très abondantes et toujours en avance.

La malade est tenue au repos, à la diète hydrique avec de la glace sur l'abdomen.

Le troisième jour, la contracture commence à céder et l'on sent une masse empâtée, allongée verticalement et s'étendant depuis le point de Mac-Burney jusqu'au bord inférieur du foie. Ce dernier organe est d'ailleurs augmenté de volume. Nous avons su de plus que la malade, depuis plusieurs années, boit d'une façon habituelle des quantités de vin très exagérées.

Peu à peu, les jours suivants, la zone empâtée se réduit et se localise de plus en plus vers l'hypochondre. La malade étant absolument apyrétique, je l'opère le 28 octobre.

Je fais d'abord une laparotomie sous-ombilicale qui me permet, par une minime incision, de libérer et d'enlever l'appendice englobé dans des adhérences, très allongé et présentant des traces d'inflammation ancienne, notamment un fort rétrécissement fibreux à 1 cm. de l'extrémité libre. Je fais le raccourcissement intra-abdominal des ligaments ronds et chemin faisant, j'énuclée de la surface de l'utérus deux petits fibromes. La plaie sous-ombilicale est refermée à l'aide de sutures en étages et les ligaments ronds raccourcis sont fixés à la paroi abdominale. Une seconde incision verticale partant des fausses côtes droites et longeant le bord externe du grand droit nous conduit directement sur le bord inférieur du foie débordant et sur la vésicule biliaire englobée dans des adhérences avec le petit épiploon et l'angle droit du côlon.

Ces adhérences sont libérées sans trop de difficulté; la vésicule biliaire apparaît volumineuse, très épaissie, rénitente par places et dure en d'autres points.

A l'ouverture de la vésicule s'écoule une grande quantité de bile et de pus épais; ensuite, on perçoit des calculs. L'évacuation de la vésicule est faite à l'aide de pinces et d'une petite curette mousse; on extirpe environ 80 calculs de volumes divers, variant de la grosseur d'une lentille à celle d'une petite noix. Ces calculs, dont les derniers étaient engagés profondément dans le canal cystique, étaient taillés à facettes; ils ont une coloration blanche à la surface et fauve à l'intérieur; la vésicule ouverte fut fixée à la peau. Avant de refermer la paroi abdominale, je verse 20 cm^3 de sérum de cheval chauffé dans la zone opératoire; une sonde de Nélaton n° 18 est mise à demeure dans la vésicule biliaire fistulisée et dans laquelle on injecte 20 cm^3 de sérum de cheval.

Les suites opératoires n'ont été marquées par aucun incident. L'écoulement biliaire, très abondant au début, s'est rapidement réduit; la malade n'a pas de teinte subictérique, elle ne souffre pas, et ne s'est plaint que des suites de l'anesthésie. Au cours des pansements faits quotidiennement pendant la première semaine, il a été injecté 4 fois 20 cm^3 de sérum de cheval chauffé dans la vésicule biliaire. La température n'a jamais atteint 38°.

Ablation des fils le 5 novembre. Réunion par première intention. La fistule biliaire donne de moins en moins. La malade commence à se lever le 9 novembre; son état général est excellent.

Le 10 novembre, la malade ayant eu un peu de toux quinteuse et sèche (toux hépatique) j'explore la vésicule biliaire et le canal cystique au stylet, je sens dans le canal cystique un calcul bien net qui explique l'arrêt de l'écoulement biliaire. Ce calcul, et deux autres qui venaient derrière ont pu être extraits à la pince après avoir été fragmentés. Je verse du sérum de cheval dans la vésicule et j'y laisse un drain.

Les 11 et 12 novembre, l'écoulement de bile est d'une extrême abondance et entraîne dans le pansement quelques débris de calculs. Aucune réaction fébrile.

Le 13, la malade rentre chez elle où elle reprend progressivement sa vie ordinaire; la fistule biliaire est encore maintenue ouverte pour quelque temps.

Volumineux kystes des ovaires avec adhérences multiples.

Mlle D..., vingt-deux ans, se présente à notre examen le 17 juillet 1912. Elle a été réglée à quinze ans et depuis ce moment les époques ont toujours été irrégulières; tantôt une période manquait, tantôt il y avait une véritable hémorragie. La malade depuis ce moment se plaint habituellement du bas-ventre; elle a eu de fréquentes crises douloureuses avec des nausées et des vomissements; c'est une jeune fille chétive, malingre, très amaigrie au teint jaune et à l'aspect cachectique.

Au palper, on sent dans l'abdomen une tumeur rénitente ovoïde remontant au-dessus de l'ombilic et dont le grand axe est oblique de haut en bas et de gauche à droite; par le toucher rectal, on sent le col utérin, mais il est impossible de percevoir le corps, perdu dans la tumeur. On sent le pôle inférieur de cette dernière qui occupe le bassin et la fosse iliaque droite. Il s'agit évidemment d'un kyste de l'ovaire.

La malade est opérée le 19 juillet. Anesthésie au kélène suivi de chloroforme; laparotomie médiane sous-ombilicale; on arrive d'emblée dans une cavité kystique à paroi épaissie, sans avoir aperçu le péritoine. Le contenu citrin du kyste est évacué. Après avoir trouvé un plan de clivage, j'énuclée complètement la poche très adhérente; à ce moment, on voit le fond de l'utérus, mais on n'aperçoit toujours ni la séreuse, ni l'intestin. En poursuivant la dissection, je trouve un second kyste volumineux qui remplit le cul-de-sac de Douglas et la majeure partie de la fosse iliaque droite; en profitant du plan de clivage, cette seconde poche est énucléée. A ce moment, la face postérieure de l'utérus apparaît; on voit en outre à gauche une petite fissure à travers laquelle apparaît une anse intestinale. L'extirpation des kystes a été très laborieuse et l'opération se termine par un large drainage de la cavité pelvienne qui a d'abord été capitonnée dans la mesure du possible; quatre longues mèches de gaze entourent les drains. 40 cm^3 de sérum de cheval chauffé sont versés dans le bassin et la plaie est partiellement suturée en étages. L'intervention, très difficile, a duré plus de deux heures.

Les suites opératoires furent remarquablement simples; aucune réaction abdominale; le thermomètre n'est pas monté au-dessus de 38°,2; la malade a émis des gaz spontanément trente heures après l'opération.

Suintement très abondant par les drains qui fonctionnent bien. Ablation des mèches le troisième jour.

Le 23 juillet, un des deux drains est supprimé; l'autre est progressivement raccourci par la suite. La malade s'est levée quatorze jours après l'opération.

Volumineux kystes de l'ovaire droit. Adhérences inextricables.

Mme B..., âgée de soixante-treize ans, se plaint de souffrir depuis des années d'un fibrome de l'utérus. Le diagnostic en a été porté par plusieurs médecins et elle a fait des saisons à Salies-de-Béarn de ce fait. Au moment du retour d'âge, qui a eu lieu à quarante-huit ans, elle a eu des hémorragies très abondantes avec caillots, mais s'est toujours refusée aux interventions qui lui ont alors été proposées.

Je l'examine pour la première fois en mars 1909. État général assez bon. L'abdomen est volumineux; le toucher et le palper combinés permettent de déceler une tumeur assez grosse qui remonte à deux travers de doigt de l'ombilic sur la ligne médiane; vers la droite elle s'arrondit en restant sous-ombilicale; à gauche on perçoit comme un second lobe arrondi qui semble plus profond et moins volumineux. Les pressions sur le col sont transmises à la masse abdominale et, réciproquement, toute mobilisation de la tumeur entraîne immédiatement le col. Cette tumeur, d'apparence bilobée qui, au dire de la malade, s'est développée de bas en haut, progressivement, est lisse et de consistance très ferme. Le col paraît sain; la cavité utérine mesure 7 cm. 1/2. Devant ces symptômes qui s'accompagnent de constipation opiniâtre, je pense à mon tour à un fibrome utérin.

Mais, en l'absence de symptômes graves et étant donné l'âge de la malade, j'écarte l'idée d'une intervention chirurgicale.

Le traitement consiste en quelques injections de fibrolysine et des laxatifs. Désinfection intestinale à l'aide de cultures de ferment Bulgare. Je conseille le port d'une ceinture de soutien. La malade se sent soulagée et va bien pendant un mois et demi. A ce moment apparaissent des phénomènes d'obstruction intestinale chronique. La malade présente même en mai des vomissements presque incoercibles, avec constipation de plus en plus accusée.

Au bout d'une quinzaine de jours, les signes d'obstruction s'amendent notablement, et le ballonnement du ventre diminue.

Cependant, en juin, apparaît de l'œdème très net de la jambe gauche, avec une sensation de fatigue et de lourdeur. Le soir, l'œdème remonte juqu'au mollet, mais le matin, après le repos au lit, il n'y en a pour ainsi dire plus trace. Les selles sont bien régularisées par l'usage de graines de psyllium.

Dans les premiers jours de juillet, la malade, qui va assez bien, se plaint d'un peu de ballonnement du ventre. L'œdème persiste toujours, localisé à la seule jambe gauche. La malade accuse des besoins fréquents d'uriner et un peu d'insomnie. Dans les derniers jours de juillet, l'œdème de la jambe a presque disparu, mais les symptômes locaux ont notablement changé. La malade se sent plus gênée et se plaint de malaise vague avec anorexie. Elle a des mictions fréquentes, de faux besoins d'aller à la garde-robe.

A l'examen, je constate l'existence d'un peu d'épanchement ascitique. En outre, la tumeur abdominale a progressé dans des proportions telles qu'elle arrive presque au contact du foie et de la rate. Au toucher, le col est très élevé et il est évident que l'utérus entraîné par la tumeur a fait ascension au-dessus du bassin, ce qui explique la diminution des phénomènes de compression du côté de la jambe gauche.

Ce rapide développement me donne à penser à une production kystique, car il est inadmissible qu'un fibrome non kystique ait pris en si peu de temps des proportions pareilles. Je propose alors une intervention, dont je ne me dissimule pas la gravité étant donné l'âge de la malade et le volume énorme de la tumeur que je prévois pourvue de nombreuses adhérences.

L'opération a lieu le 17 août 1909. Anesthésie au kélène suivi de chloroforme, faite par le Dr Dugué. Assisté du Dr Planchon je fais une incision abdominale médiane dépassant notablement l'ombilic. Aussitôt l'ouverture du péritoine, je trouve l'épiploon étalé au-devant de la masse et adhérent en bas par toute l'étendue de son bord libre, d'une fosse iliaque à l'autre. Je libère ces adhérences en réséquant tout le bord inférieur de l'épiploon. Au-dessous, je découvre le gros intestin dilaté, décrivant une anse à concavité supérieure, de la fosse iliaque droite au flanc gauche. Il adhère intimement à la tumeur dans toute son étendue, il est totalement fusionné avec la paroi abdominale en bas et ferme complètement tout accès dans le pelvis. Je dois renoncer à le dégager. En haut, des anses grêles refoulées vers l'épigastre adhèrent de toute part à la tumeur dont je n'aperçois la paroi libre que dans une très faible étendue circulaire, de 5 à 6 cm. de diamètre. L'aspect et la consistance me donnent à penser que je suis là sur une portion kystique et je ponctionne. Le trocart donne issue à plusieurs litres de liquide citrin, foncé. La poche vidée, je l'incise et perçois une autre poche à droite et une troisième à gauche, je les ponctionne à leur tour par la cavité du premier kyste. D'un côté, j'obtiens un liquide très foncé, sanguinolent; de l'autre, un liquide clair et transparent. J'incise couche par couche sur le premier kyste jusqu'à trouver un plan de clivage et je décortique alors péniblement les poches kystiques. Ceci m'amène bientôt à reconnaître en bas deux autres kystes à liquide citrin, un peu moins volumineux que les précédents. J'en évacue le contenu. En poursuivant la décortication de la poche multiloculaire, je suis conduit à disséquer complètement l'uretère gauche qui était comme inclus dans la paroi kystique et se présentait sous l'aspect d'un ruban aplati difficile à reconnaître et à suivre. En continuant la décortication, j'arrive à l'aorte abdominale et à la veine cave inférieure, toutes deux très adhérentes à la face postérieure de la tumeur; enfin, j'amène dans la plaie en tirant sur la poche kystique, l'ovaire droit aux dépens duquel tout cela s'est développé. L'utérus est sain; on ne trouve aucun fibrome. L'ovaire et l'utérus sont amenés dans le champ opératoire par-dessus l'anse dilatée du côlon qui, adhérant en bas, ferme l'accès du pelvis.

Ligature de l'utéro-ovarienne droite.

Je termine cette intervention longue et laborieuse (deux heures un quart) en suturant les lèvres de l'incision du péritoine postérieur qui recouvrait la tumeur, à l'incision cutanée, comme dans une marsupialisation, ce qui a l'avantage d'empêcher le gros intestin de se couder; cela me permet également de laisser une cavité péritonéale entièrement close et de drainer avec un drain et des mèches la cavité qui résulte de la décortication de ces cinq poches kystiques. La perte de sang a été insignifiante. Deux ampoules de sérum de cheval chauffé de 20 cm³ sont versées dans le drain et sur les mèches. Sutures et pansement. Injection de sérum artificiel.

Les suites opératoires ont été très simples. Pas de shock; pas d'élévation de température, bon pouls. Dès le second jour, je commence à faire de l'aspiration par le drain; il y a peu de suintement. Purgation quarante-huit heures après l'opération. Ablation des mèches le troisième jour. Le drain est ensuite raccourci progressivement. Ablation des fils le neuvième jour, réunion par première intention.

Énorme fibrome.

Mme B..., cinquante-sept ans, m'est présentée par le Dr Rolle, le 29 août 1908. Elle ne présente rien de notable dans ses antécédents héréditaires.

En 1878, sans douleurs ni troubles, elle s'aperçut que son ventre grossissait, les règles restant régulières et abondantes. Une sage-femme consultée à cette époque déclare qu'il n'y a pas de grossesse.

En 1887, un médecin consulté à Paris a reconnu l'existence d'un fibrome et aurait recommandé à la malade de ne jamais se laisser opérer.

Déjà cette femme commençait à éprouver de la gêne et une

grande pesanteur dans le ventre, des tiraillements dans les seins et une douleur abdominale dans le côté droit.

Vers l'âge de cinquante ans, la ménopause survient sans accidents graves. Le ventre qui, jusque-là, avait progressivement grossi, subit une poussée d'augmentation rapide; la gêne commence à devenir considérable. Forte du conseil qui lui avait été donné et ne pouvant en consulter à nouveau l'auteur qui était décédé dans l'intervalle, elle ne demande aucun avis médical.

En 1905, la malade fait une chute dans la cave; elle éprouve à la suite une gêne abdominale plus marquée. Nouvelle chute en 1907. Le ventre a beaucoup grossi; la malade ne peut plus monter ni descendre un escalier. Elle est beaucoup plus gênée dans le décubitus dorsal que debout; elle maigrit et se cachectise.

Le Dr Rolle est appelé le 22 août 1908 et diagnostique un très volumineux fibrome utérin avec partie kystique.

J'examine la malade le 29 août. Elle est extrêmement maigre et son émaciation fait encore plus ressortir l'énormité d'un abdomen qui descend à plus d'un travers de main au-dessous du genou. Il s'agit bien d'un fibrome énorme avec partie kystique; mais il existe en outre un épanchement ascitique.

Pour la préparer à l'opération, le Dr Rolle lui fait des injections sous-cutanées de sérum artificiel les 27, 28 et 29 août.

Anesthésie au kélène suivi de chloroforme.

Laparotomie médiane, de l'appendice xyphoïde au pubis. Il s'écoule plusieurs litres de liquide ascitique. On voit alors une énorme tumeur formée par une masse fibromateuse dont la partie latérale gauche est devenue kystique. Une ponction en réduit le volume et permet de dégager le pôle supérieur de la tumeur qui disparaissait sous les fausses côtes. Après l'avoir à grand'peine fait passer par la longue incision, on voit l'intestin grêle aborder sa partie postéro-supérieure gauche et se fusionner avec elle. Force nous est de le sculpter en quelque sorte dans la tumeur sur un trajet de près d'un mètre. Hystérectomie abdominale totale. Le vagin avait été tellement tiraillé par cette masse qu'il ne formait plus qu'un cordon aplati, contournant la vessie en crosse et rétréci au point qu'un gros fil d'argent en remplit la cavité. 40 cm^3 de sérum de cheval chauffé sont répandus dans la cavité abdominale. Quatre mèches imbibées du même liquide et trois gros drains sortent par la partie inférieure de l'incision. Suture de la paroi en trois étages. Les téguments de l'abdomen flasques et amincis, infiniment trop vastes pour le volume actuel du ventre privé de sa tumeur, ne sont pas réduits pour ne pas allonger l'opération.

Dans la nuit, la garde s'étant absentée quelques instants, la malade se lève et urine seule en s'asseyant sur un vase. Elle se recouche seule.

Le 30, injection sous-cutanée de 750 gr. de sérum artificiel.

Le 31, injection de 500 gr. de sérum artificiel.

Le pansement, à peine imprégné de sérosité roussâtre est renouvelé. Diarrhée.

Le 1er septembre, injection de 250 gr. de sérum artificiel, lavage de l'intestin. Potion avec de l'opium et du bismuth pour arrêter la diarrhée qui continue.

Le 2 septembre, ablation des mèches.

Le 4, suppression d'un des drains.

Le 6, on enlève les fils. Réunion par première intention, sauf en un point voisin de l'ombilic où il existe une très légère suppuration superficielle; celle-ci cède rapidement après deux lavages à l'eau bouillie salée. Le second drain est raccourci, puis enlevé le 9 septembre; le troisième drain est supprimé le 14.

Le 29, la malade rentre chez elle. Elle se levait depuis neuf jours.

Les téguments s'étaient progressivement rétractés au point de laisser l'abdomen presque normal; la peau en était à peine ridée.

Depuis ce moment la malade se porte très bien. Elle a engraissé et toutes ses fonctions se font régulièrement.

La tumeur pesait 60 livres.

CHAPITRE XI

INFECTION PUERPÉRALE

Post partum ou post abortum.

L'infection puerpérale post partum ou post abortum est due à l'invasion de la plaie utérine et des plaies si fréquentes du col, du vagin et de la vulve, par des microorganismes qui sont à peu près toujours des streptocoques. Il semble en effet, comme je l'ai prouvé en 1893[1], qu'à toutes ses périodes génitales, la femme devienne un terrain si favorable à la culture du streptocoque, que ce microbe y représente pour ainsi dire l'unique élément d'infection; après l'accouchement, il détermine l'infection et la septicémie puerpérales, pendant les règles, des érysipèles fugaces et des angines.

L'infection qui survient après l'accouchement ou l'avortement est donc d'abord locale, mais elle se propage très rapidement, d'une part aux trompes de Fallope, qu'elle gagne de proche en proche, d'autre part aux ligaments larges, par les voies lymphatiques de l'utérus et des annexes.

C'est secondairement et par voisinage, que le péritoine pelvien est à son tour envahi par les microbes. Secondairement aussi, les streptocoques qui ont végété sur ces plaies génitales, très vascularisées, suivent la voie sanguine largement ouverte, pour aboutir à la production d'une véritable septicémie. L'activité du streptocoque et sa virulence sont telles, la résistance du sujet est si diminuée, que tout cela se fait en peu de temps, surtout quand les premiers symptômes de l'infection

1. Raymond Petit, Angines streptococciques de la menstruation, *Gazette hebdomadaire de Médecine et de Chirurgie*, Paris, 1893.

locale ont passé inaperçus, et quand elle est favorisée par une rétention de fragments placentaires, de débris membraneux ou même simplement par une rétention de lochies par coudure de l'utérus au niveau de l'isthme. Quel que soit le traitement

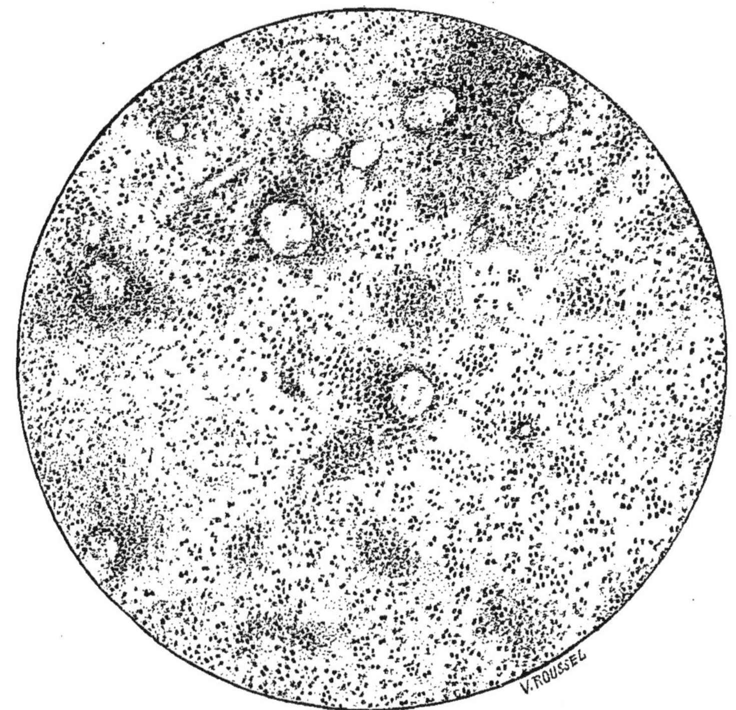

Fig. 2. — Pus d'infection puerpérale avant le pansement.

auquel on veuille recourir, il faut donc agir vite et le plus près possible du début de l'infection.

Le premier point consistera en tous cas à s'assurer de la parfaite vacuité de l'utérus, dont la cavité ne doit rien retenir, et s'il reste des débris placentaires ou membraneux, il faudra les supprimer en tout cas le plus tôt possible.

Les résultats que j'avais obtenus expérimentalement chez les animaux et cliniquement chez l'espèce humaine pour combattre l'infection péritonéale, m'ont conduit à essayer de traiter l'infection puerpérale en exaltant la leucocytose et la phagocytose, d'une façon générale et surtout localement, à l'aide de sérum de cheval chauffé, appliqué en pansements utérins et vaginaux. Cette tentative me parut d'autant plus justifiée que des examens microscopiques, faits en pareil cas avec du liquide s'écoulant du col, montraient l'absence à peu près complète

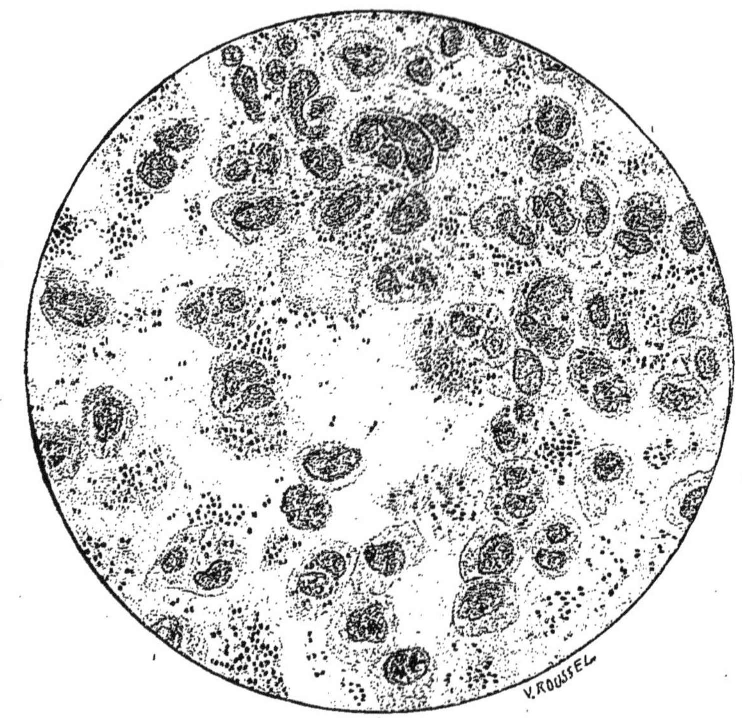

Fig. 3. — Pus de la même malade, six heures après le premier pansement au sérum de cheval chauffé.

des éléments de défense naturelle (voir planche 1, A et fig. 2).

Le liquide était sanieux, mal lié; après coloration, on y voyait un grand nombre de streptocoques, comme dans un bouillon de culture, mais on cherchait vainement des leucocytes et des figures de phagocytose; tout élément cellulaire et notamment les leucocytes polynucléaires faisaient défaut. N'était-ce pas l'occasion d'essayer localement au niveau du foyer infecté, l'application du sérum de cheval chauffé, puisque mes expériences antérieures et l'emploi que j'avais déjà fait du sérum, dans des infections péritonéales, m'avaient prouvé qu'il donne une augmentation appréciable du nombre des polynucléaires circulants, et surtout qu'il fait un puissant appel local de ces éléments cellulaires chargés de la défense de l'organisme.

Mes tentatives ont été suivies d'un plein succès, comme on peut le voir dans ma communication faite avec MM. Demelin et Barlerin, à la Société d'obstétrique de Paris, en février 1906. Nous y reviendrons tout à l'heure. Cependant l'idée n'était pas nouvelle. Déjà, en 1896, Hofbauer [1] avait essayé de provoquer une leucocytose artificielle dans l'infection puerpérale; j'avoue que je ne connaissais pas son travail, lorsque je me suis servi du sérum de cheval chez mes malades, aussi ne l'ai-je pas signalé dans ma communication à la Société d'obstétrique de Paris en 1906. D'ailleurs il visait plutôt l'infection septicémique que l'infection locale. Ses recherches ont été faites à la clinique du professeur Schautar, de Vienne. L'auteur recommandait l'administration de 5 à 10 gr. de nucléine à l'intérieur dans les septicémies puerpérales; il avait choisi la nucléine en vertu de sa propriété de provoquer une leucocytose artificielle très accusée, et susceptible, pensait-il avec raison, de pouvoir servir à la défense de l'organisme contre l'infection.

En outre, l'auteur pensait utiliser la propriété que possède la nucléine de précipiter les toxines microbiennes (Tikhomiroff) et d'exercer une action bactéricide sur les microorganismes pathogènes (Kossel).

Ses recherches ont porté sur 7 cas, dont il rapporte les observations; elles ont montré que la nucléine semble agir d'une façon assez efficace contre la septicémie. L'état général se modifie rapidement, les malades sortent de leur état d'abattement et d'apathie, elles se sentent mieux, répondent aux questions, la peau perd sa coloration ictérique. Des modifications locales se manifestent du côté des lochies : l'écoulement perd sa couleur sale et son odeur fétide, pour prendre un aspect franchement purulent. Cet écoulement purulent, d'abord très intense et très abondant ne tarde pas à diminuer. La température s'élève ordinairement, souvent même d'une façon très

1. Hofbauer, *Centralblatt f. Gynekol.*, 1896, n° 17, p. 441.

énergique, mais cette élévation thermique ne persiste pas longtemps, et la fièvre tombe ordinairement par une défervescence en lysis.

Un phénomène constaté dans tous les cas, était des douleurs osseuses que l'auteur attribua à l'action spéciale de la nucléine sur la moelle osseuse et qu'il compare à ce qu'on observe dans la leucémie. Ces douleurs, le plus souvent légères et localisées aux tibias, furent dans quelques cas très vives et envahirent même les fémurs, les os du bassin, les membres supérieurs : sur les 7 cas qu'il a observés, l'auteur enregistre 5 guérisons et 2 morts.

Bien que nous ayons, comme Hofbauer, cherché à combattre l'infection puerpérale par la leucocytose provoquée, nos visées différaient sensiblement. Au lieu de provoquer simplement une leucocytose générale intense par la nucléine, nous avons pensé qu'il fallait obtenir en outre un appel local énergique, une mobilisation véritable des éléments physiologiques de défense. Cette mobilisation, nous avons voulu l'avoir au foyer même de l'infection, à sa source, puisque l'infection puerpérale est d'abord locale et que, lors même de la généralisation secondaire, le foyer initial existe toujours, les microorganismes s'y multiplient, et des toxines s'y fabriquent et s'y résorbent. En un mot, nous avons voulu opposer à une infection locale à généralisation secondaire un moyen de défense locale principal et de défense générale secondaire.

Le sérum, que j'emploie en pansements, est du sérum de cheval normal, recueilli aseptiquement et chauffé à 56° pendant deux heures, trois jours consécutifs, de façon à détruire les alexines en conservant les sensibilatrices naturelles.

Je l'utilise sous deux formes :

Sérum liquide, tel qu'il se présente après séparation du caillot, car le chauffage à 56° ne modifie en rien son aspect.

Sérum sec, obtenu par la dessiccation aseptique du sérum liquide, dans le vide, à la température de 30° environ.

Les doses que j'emploie, à chaque pansement, varient de 20 à 40 cm^3 de sérum liquide et de 1 à 3 gr. de sérum sec.

Voici la technique que j'ai suivie jusqu'ici :

Je m'assure tout d'abord de la vacuité de l'utérus; j'enlève au besoin, au doigt ou à la curette mousse, les débris placentaires sentis; je réserve l'écouvillon pour l'ablation des débris membraneux; mais en aucun cas je n'ai recours au curettage de l'utérus proprement dit, parce que je ne veux pas ouvrir de nouvelles voies à l'infection et que je souhaite conserver toute cellule susceptible de vivre.

Je lave la cavité utérine avec une petite quantité (100 à 150 gr.) d'eau bouillie salée à 10 p. 1 000 (sérum artificiel) en me servant de la sonde à double courant, et en veillant à ce que le bock ne soit que peu élevé au-dessus du plan du lit. Cela fait, j'essuie l'intérieur de l'utérus doucement avec un morceau de compresse de grosse toile stérilisée et monté sur une pince.

Lorsque la cavité utérine est bien asséchée, j'imprègne une lanière de gaze aseptique avec du sérum liquide, et dans l'extrémité de cette lanière, j'enferme, comme en un sachet allongé, le sérum sec.

J'introduis ce sachet au fond de l'utérus, et j'assure sa position transversale d'une corne à l'autre; j'achève ensuite de remplir l'utérus avec le reste de la lanière imbibée, sans la tasser, de façon que le tamponnement, très lâche et humide, fasse drainage et non pas bouchon. S'il existe des escharres sur le col ou dans le vagin, je les saupoudre de sérum sec et j'emplis le canal vaginal de mèches de gaze stérilisée, imbibées de sérum de cheval. Comme dans l'utérus, cette gaze ne doit jamais faire un tamponnement serré. Le pansement est terminé par des compresses vulvaires.

La façon de placer la lanière intra-utérine a une grande importance; j'y insiste parce que j'ai eu l'occasion de me rendre compte, dans deux cas où le pansement ne paraissait pas donner de résultat, que le médecin qui l'avait appliqué ne l'avait pas fait comme il devait l'être; l'utérus étant antéfléchi et l'isthme un peu resserré, la lanière de gaze n'avait pas été portée dans le corps utérin, mais seulement dans le col. Il est de la plus grande importance que le pansement soit utérin et non pas seulement cervical et dans ces deux cas, il m'a suffi de faire moi-même un pansement exact et régulier, pour que le résultat habituel fût obtenu.

Il faut surtout ne pas perdre de vue que l'objectif principal est d'obtenir un contact exact de toute la surface de la cavité utérine avec la lanière imbibée de sérum.

Au bout de douze ou vingt-quatre heures, suivant les cas, ce

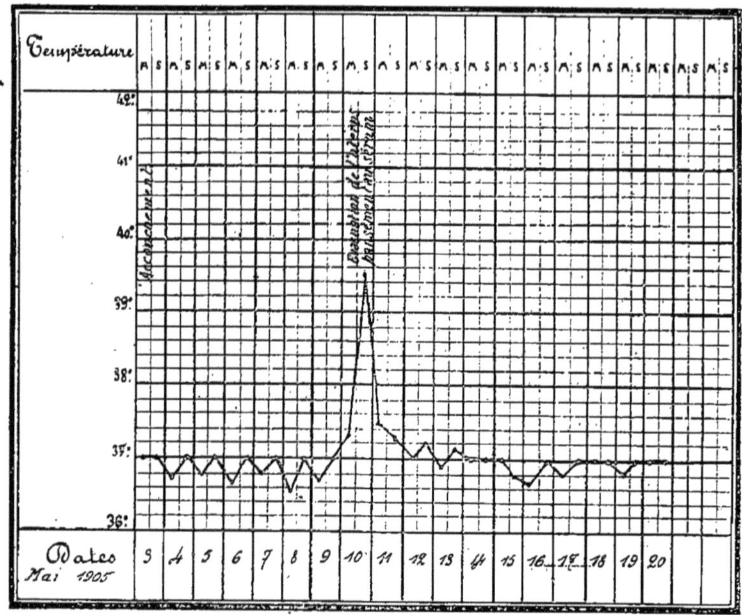

Fig. 4.

pansement est renouvelé de la même façon. Il peut même dans les formes extrêmement graves être refait toutes les six heures.

Les mèches que l'on retire sont toujours gluantes, imbibées d'un liquide gras et onctueux, d'une odeur particulière et forte. Quand on l'examine au microscope, on le trouve constitué par une sérosité extrêmement riche en leucocytes polynucléaires, dans le protoplasma desquels on distingue de nombreux microbes phagocytés. Cet appel local des polynucléaires est très rapide, comme on peut s'en rendre compte sur la préparation (fig. 3) faite avec le liquide qui sortait du col utérin, déjà six heures après l'application du premier pansement. La figure 2 montre le liquide recueilli six heures plus tôt au même niveau et chez la même malade, immédiatement avant le premier pansement. L'absence de tout élément cellulaire de défense y est particulièrement frappante et il est intéressant de lopposer à la figure 3, pour se rendre compte de l'important mouvement leucocytaire de défense provoqué par le sérum de cheval chauffé.

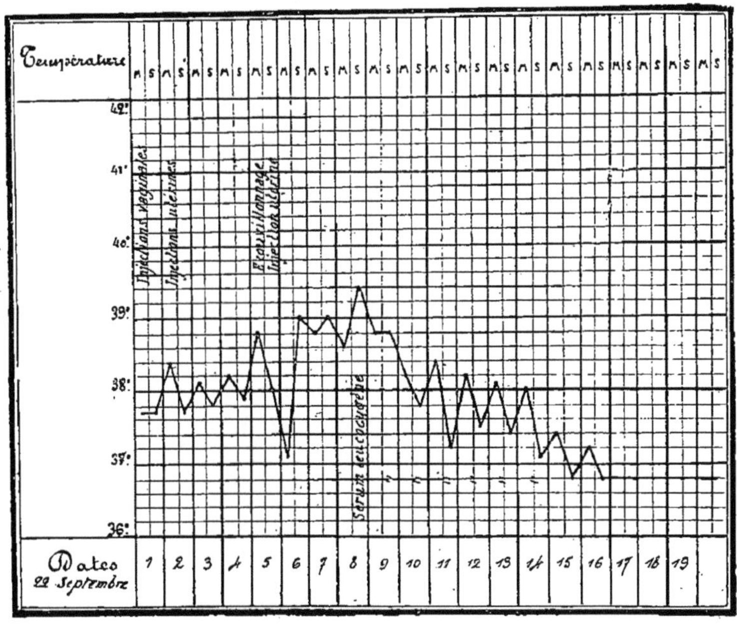

Fig. 5.

En général la température s'abaisse dès le premier pansement, mais cet abaissement est précédé, dans les premières heures, par une légère élévation thermique, qui n'est d'ailleurs pas accompagnée d'aggravation de l'état général.

La chute de la température est le plus souvent rapide, je l'ai vue parfois complète du jour au lendemain.

Dans d'autres cas, elle se fait d'une façon plus lente et progressive, en lysis, et le thermomètre revient à la normale en cinq jours. C'est ce qui se produit en particulier lorsqu'il existe des escharres plus ou moins profondes, qui ne peuvent se détacher immédiatement.

L'amélioration de l'état général est parallèle à l'abaissement de la température, le pouls devient meilleur, l'apathie disparaît, la malade s'intéresse à ce qui l'entoure, elle retrouve le sommeil réparateur.

Localement les modifications sont encore plus frappantes; dès le premier pansement, l'écoulement sanieux fait place à du pus crémeux, bien lié, rappelant le pus louable des anciens; les plaies et les excoriations du col, du vagin, de la vulve, se détergent des fausses membranes grisâtres qui les recouvraient; elles apparaissent déjà rosées par places, saignantes; on sent qu'elles commencent à bourgeonner.

Lorsqu'il y a des escharres, elles sont éliminées très rapidement en deux ou trois jours; souvent leurs dimensions se trouvent très réduites par rapport à celles qu'on leur présumait au début; maintes cellules dont la vie n'était que compromise reprennent leur activité à la faveur du bain physiologique qu'est le pansement, au lieu de succomber.

D'ailleurs si le sérum de cheval chauffé détermine un important appel local de polynucléaires, ce n'est pas sa seule action, il détermine aussi une augmentation notable du nombre des leucocytes circulants. Si l'on songe que nous avons pu constater cette augmentation des leucocytes dans le sang au moment où une énorme quantité de polynucléaires avaient déjà été attirés par le sérum, au foyer d'infection, on peut penser quelle énorme hyperleucocytose totale a dû avoir lieu.

C'est pourquoi les pansements doivent encore être continués quelques jours après la chute de la température. Je crois utile d'attirer l'attention sur ce point, car j'ai constaté moi-même dans plusieurs cas, que la température remontait lorsque je cessais l'application du sérum dès la chute de la fièvre.

La feuille de température (fig. 8) a véritablement une valeur expérimentale, et montre qu'il faut deux ou trois jours après la descente de la courbe thermique pour assurer la victoire définitive des phagocytes. Comme d'autre part le pansement au sérum favorise la réparation des tissus et la cicatrisation, il y a double intérêt à le faire encore plusieurs fois après que la température est descendue. Lorsque la mèche utérine reste propre, qu'elle est seulement imprégnée d'un liquide clair et sirupeux, comparable à une solution de gomme, on peut cesser les pansements intra-utérins.

En résumé, le sérum de cheval employé comme nous venons

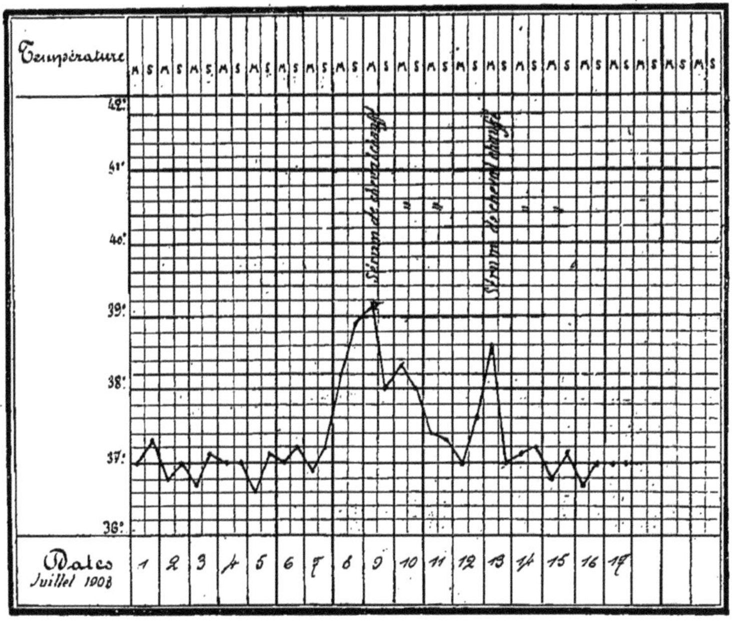

Fig. 6.

de l'indiquer, dans le traitement de l'infection puerpérale, agit simultanément de trois façons :

1° En faisant un puissant appel local de leucocytes polynucléaires qui combattent par phagocytose l'infection locale;

2° En produisant une polynucléose générale qui s'oppose à l'infection septicémique, et la combat par augmentation du processus de défense générale de l'organisme;

3° En réalisant un bain physiologique et vivifiant à la faveur duquel les éléments cellulaires compromis reprennent vie et contribuent à une cicatrisation rapide, tandis que les cellules mortifiées se détachent et s'éliminent très vite.

En outre, son action hémostatique, qui est des plus nettes, ne peut qu'être utile dans ces cas où l'hémorragie est fréquente.

J'ai employé à l'heure actuelle le sérum de cheval chauffé dans 38 cas d'infection puerpérale.

Dans 20 cas, il s'agissait d'infection consécutive à l'avor-

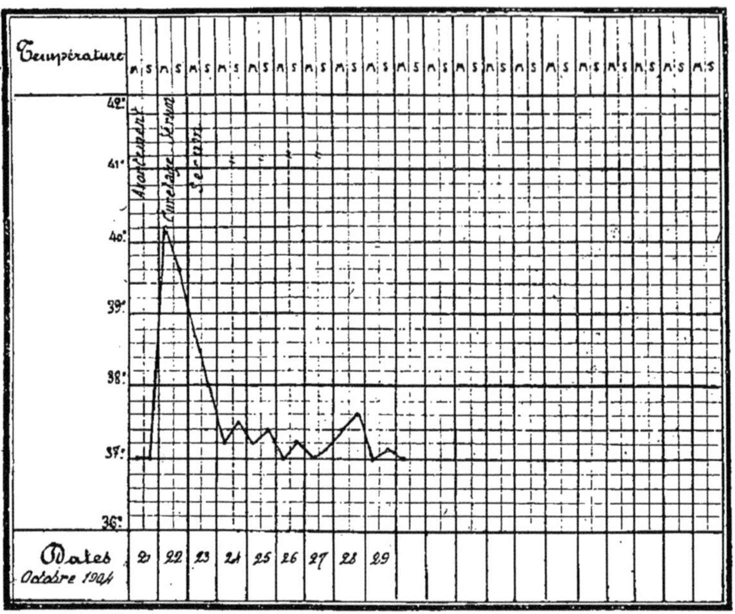

Fig. 7.

tement. Tous ont guéri dans un délai variant de sept à vingt-six jours.

Les 18 autres cas se rapportent à des infections post partum graves; 17 se sont terminés par la guérison en huit à vingt-cinq jours; 1 seul s'est terminé par la mort. Il s'agissait d'une femme très infectée que j'ai traitée *in extremis*, et qui avait une broncho-pneumonie double. Malgré une modification nette de l'état local, cette malade a succombé en asphyxie moins de quarante heures après le premier pansement. Ce cas ne nous paraît nullement contredire les résultats obtenus par ailleurs, et dont voici quelques exemples.

Infection puerpérale « post partum ».

Mme R..., âgée de vingt-six ans, est accouchée le 13 juillet 1904, à terme, d'une fille bien constituée et actuellement bien portante. La grossesse avait été normale; deux accouchements antérieurs s'étaient bien passés; pas de fausse couche.

La jeune femme était d'abord allée pour accoucher à l'hôpital; faute de place, elle fut dirigée chez une sage-femme, en ville. L'accouchement fut normal et du 13 au 16 juillet tout alla bien. Ce jour et le suivant, 17 juillet, des imprudences auraient été faites. Le 18 juillet dans la soirée elle fut prise d'un frisson intense et prolongé suivi d'un violent accès de fièvre avec mal de tête et courbature générale.

La malade demande qu'on lui remette le bandage de corps serré qu'on lui avait supprimé depuis le 14 juillet. Elle éprouve de très violentes douleurs lombaires que la ceinture de flanelle serrée, atténue un peu. La fièvre continue avec de fortes températures les jours suivants, si bien que la sage-femme finit par vouloir renvoyer cette femme à l'hôpital. La malade s'y refuse énergiquement, rentre chez elle le 23 juillet et je la vois le lendemain.

Le 24 juillet, je constate que la malade qui vient d'avoir encore un grand frisson, a une température de 39°5; elle ne peut marcher ni se tenir debout; son teint est terreux, subictérique, la langue très chargée. Le ventre n'est pas ballonné; mais on sent l'utérus volumineux, mou, douloureux. Le col est largement ouvert encore, bien que l'accouchement date maintenant de onze jours; il est très mou et il s'écoule de l'utérus un liquide sanguinolent, très louche et d'une odeur fétide. L'examen direct d'une préparation faite immédiatement avec ce liquide montre la présence de globules rouges, de quelques leucocytes et surtout une quantité considérable de streptocoques libres à l'exclusion de toute autre espèce microbienne.

L'exploration digitale de la cavité utérine ne permet pas d'y sentir de gros débris placentaires. Les ligaments larges ne sont pas augmentés de volume non plus que les annexes; mais l'utérus est douloureux et la pression à gauche est fortement sensible.

Je pratique un lavage intra-utérin avec de l'eau stérilisée et une sonde à double courant. Ayant ensuite introduit dans l'utérus une pince revêtue de gaze sèche stérilisée je nettoyai de mon mieux la cavité utérine; j'y fis encore un badigeonnage avec de la glycérine créosotée et je terminai par un nouveau lavage intra-utérin. L'utérus fut rempli d'une mèche de gaze iodoformée.

Le soir la température était à 40° le pouls à 120 pulsations par minute. Un peu d'oppression, rien d'anormal à l'auscultation. Pas d'albumine dans les urines qui sont rares et foncées.

Le 25 au matin la température est de 40°,5. État général très mauvais; la malade paraît très épuisée, à bout de forces. Elle a eu du délire toute la nuit.

Dans l'après-midi, j'enlève le pansement intra-utérin, je fais un lavage à l'eau stérilisée. Au lieu de remettre dans l'utérus une mèche iodoformée, j'y introduis une mèche aseptique dans laquelle j'avais enveloppé 20 cm^3 de sérum de cheval chauffé; desséché et rendu pulvérulent. A onze heures du soir la température est tombée à 37°,8; la malade se sent beaucoup mieux.

Le 26 au matin la température est de 37° et le pouls bat à 90. Je renouvelle dans l'après-midi, le pansement au sérum de cheval; température 37°.

Le 27 le thermomètre marque 36°,5 le matin; la malade a transpiré la nuit abondamment; elle se sent très bien et très calme. Je renouvelle le pansement; mais n'ayant plus de sérum sec, je me borne à faire un lavage intra-utérin à l'eau stérilisée et je remplis l'utérus d'une mèche de gaze aseptique.

Le 28 juillet au matin la malade est agitée, et le thermomètre monte à 40°,3; je renouvelle le pansement et le lavage, mais je ne puis remettre de sérum, n'en ayant pas de préparé. Dans l'après-midi, grand frisson, et le soir la température atteint 41°. J'ordonne du sulfate de quinine à l'intérieur et des frictions au collargol.

Le 29 juillet au matin 39°,9 de température. Lavage intra-utérin; pansement avec une mèche de gaze enveloppant 20 cm³ de sérum de cheval chauffé et pulvérisé. Le soir vers neuf heures le thermomètre est redescendu à 37°,4 et l'état général est meilleur. L'agitation a disparu.

Le 30 juillet au matin 36°,3. La malade se sent bien, elle réclame à manger; elle a dormi presque toute la nuit et eut ce

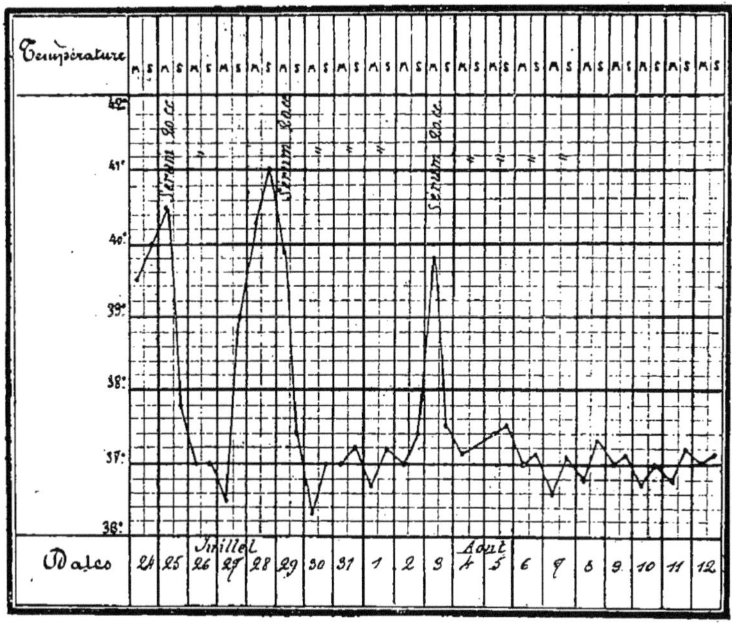

Fig. 8.

matin, une selle spontanée. Pansement intra-utérin au sérum sec.

Le 31 juillet et le 1er août, même pansement. État excellent.

Le 2 août pansement intra-utérin avec une mèche de gaze sans sérum.

Le 3 août; la nuit dernière a été très agitée. Ce matin le thermomètre monte à 39°,8. Je mets de nouveau du sérum sec dans l'utérus.

Le 4 août, température 37°,1. État général très bon. Même pansement au sérum sec, répété les 5, 6, 7 août. Pas de fièvre.

Le 8 août je supprime le sérum. Pas de température.

Le 9 août, suppression du pansement intra-utérin. Injections vaginales 3 fois par jour avec une solution d'oxycyanure de mercure le matin, avec une solution de bicarbonate de soude à midi et le soir.

Le 15 août la malade va très bien et se lève. Guérison définitive.

J'ai revu cette malade le 29 septembre. — Utérus bien revenu à l'état normal; annexes non douloureuses. État général excellent.

J'ai recueilli le 24 juillet quelques débris ramenés de la cavité utérine sur la compresse qui m'a servi à écouvillonner. L'examen d'un frottis a décélé la présence de nombreux streptocoques.

Un nouvel examen fait le 25 juillet avec le liquide dont était imprégné la mèche intra-utérine a confirmé le précédent.

Le 26 juillet, la malade ayant eu du sérum de cheval dans l'utérus pendant vingt-quatre heures, j'ai examiné du liquide recueilli à l'orifice béant du col. Il y avait une énorme quantité de leucocytes polynucléaires faisant une phagocytose très active.

D'autres examens pratiqués de la même façon le 31 juillet et le 4 août ont permis de vérifier la même polynucléose, avec phagocytose intense.

Infection puerpérale « post abortum », pelvi-péritonite, phlegmon du ligament large. — Escharres des téguments de l'abdomen par application de glace.

Mme T., trente-quatre ans, a été réglée à quatorze ans; elle est habituellement constipée; ses époques sont devenues irrégulières et douloureuses.

Il y a trois ans elle a eu un peu de douleur dans le bas-ventre, un léger ballonnement et de petites pertes sanguinolentes. Après quelques jours de repos au lit, un écoulement de liquide clair comme de l'eau de roche se fait par le col. On a pensé alors à un kyste hydatique de l'ovaire gauche.

Le 16 mai 1911, la malade qui était enceinte de trois mois et demi, pour la première fois, fait une fausse couche accidentelle.

Le 18 et le 19 mai, la température monte à 38°,8, la malade a 90 pulsations, la respiration est normale.

Rétention placentaire : le médecin fait une délivrance artificielle, explore la cavité utérine au doigt et termine par une injection intra-utérine avec une solution faible de biiodure de mercure.

Du 20 au 26 mai, la température varie de 36°,4 à 37°,3 avec 80 à 90 pulsations et 20 respirations.

Le 27 mai, la température s'élève et l'état général devient franchement mauvais.

Le 1er juin, deux autres médecins en consultation trouvent 38°,8, 20 respirations et 98 pulsations. L'utérus est gros, un volumineux empâtement remplit le cul-de-sac de Douglas. On décide de mettre de la glace sur le ventre. Pour obtenir plus de réfrigération on fait même un mélange de glace pilée et de gros sel. Une escharre étendue de la région sous-ombilicale se produit, plus grande que la paume de la main, à contours très sinueux.

Le 6 juin, la glace ne peut plus être tolérée. La température s'élève davantage et le pouls fréquent, devient mauvais, très faible et très irrégulier.

Le 11 juin, température 38°,6 et 104 pulsations. Le ventre est très ballonné et extrêmement douloureux. Application de glace mal supportée, même intolérable.

Le 12 juin, après une consultation avec le Dr Mouchotte, on décide de continuer la glace, et on fait sur l'escharre des pansements humides à l'eau salée. La température est de 38°,4 avec 125 pulsations. La malade a des vomissements jaunâtres, les traits sont tirés, le teint terreux. On parle alors de faire une laparotomie d'urgence.

C'est à ce moment que je suis appelé à voir la malade pour la première fois. Etat général grave, extrême faiblesse, pouls misérable, vomissements continuels. Le toucher et le palper combinés montrent un utérus gros, fixé et perdu dans une masse empâtée qui remplit le petit bassin et se prolonge vers les deux fosses iliaques, surtout à droite. Pas de fluctuation. Le col est encore entr'ouvert et laisse écouler du liquide purulent fétide.

Ecartant l'idée d'une laparotomie qui n'eût vraisemblablement pas été supportée, je fais transporter la malade à la maison de santé du Dr Saison-Lierval et là, à minuit, d'accord avec mes confrères je l'opère. Anesthésie au kélène, dilatation rapide du col de l'utérus. Je ramène à la curette quelques débris placentaires, qui étaient restés vers la corne droite. Lavage utérin avec 100 gr. d'eau bouillie salée tiède. L'intérieur de l'utérus est alors essuyé avec un morceau de compresse de grosse toile stérilisée, qui ramène encore quelques débris. L'utérus, le col et le vagin sont remplis par une longue lanière de gaze stérilisée imbibée de sérum de cheval chauffé et dans l'extrémité de laquelle on enferme un gramme de sérum de cheval sec et pulvérisé. La gaze est disposée de telle façon que le sérum sec se trouve au fond de l'utérus, de la corne droite à la gauche.

Je fais en outre une injection intra-veineuse d'électrargol. L'intervention a été menée aussi rapidement que possible, car la malade est véritablement « in extremis ».

Du côté de la paroi abdominale, je constate deux escharres sous-ombilicales, une grande, médiane, un peu moins grande que la paume de la main, à contours sinueux, séparée par une bande de peau rouge, d'une seconde escharre des dimensions d'une pièce de cinq francs, située au-dessus et à droite. Ces deux escharres produites par le mélange de glace et de sel, ne présentent pas encore de sillon d'élimination, bien qu'elles datent de douze jours. Je les saupoudre de sérum de cheval chauffé, desséché et pulvérisé et fais un pansement humide avec des compresses stérilisées imbibées de sérum de cheval. Ce pansement sera renouvelé toutes les douze heures environ. Le premier effet constaté fut la disparition de la douleur au niveau des escharres.

Le 13 juin, la malade n'a eu qu'un vomissement consécutif

à l'anesthésie. Je renouvelle le pansement intra-utérin au sérum de cheval.

Le 14 juin, la température a cédé, le pouls est encore un peu rapide. Le pansement intra-utérin est renouvelé ainsi que le 15, 16, 17 et 18 juin, dans les mêmes conditions que précédemment.

Du côté des escharres, une importante modification s'est produite; la zone périphérique a perdu sa coloration jaunâtre, elle est rosée et reprend un aspect de peau vivante.

Le 16 juin, le sillon d'élimination se forme à plus d'un centimètre et demi en dedans de ce qui paraissait mortifié; à la partie supérieure même on voit deux îlots de peau apparaître au milieu du tissu sphacélé.

Le 18, les escharres tombent, laissant à leur place des tissus roses, bourgeonnants et saignant facilement. Les pansements au sérum de cheval sont continués.

A partir du 19 juin, je me contente d'une mèche imprégnée de sérum de cheval chauffé comme pansement intra-utérin. L'état général est beaucoup meilleur, le col de l'utérus a bon aspect. Au palper combiné avec le toucher, on sent l'utérus qui commence à être mobilisable et à sa droite une masse empâtée, non fluctuante, dans le ligament large, mais elle a bien diminué d'un tiers depuis le début.

Le 20 juin, la malade a de l'appétit, elle demande à s'alimenter. Peu à peu les forces reviennent, la malade arrive à fléchir seule les jambes dans son lit et à se soulever un peu, ce qui jusqu'alors avait été impossible. Les chairs sont plus fermes et la malade qui était vraiment squelettique le 12 juin, avait quelque peu engraissé le 1er juillet. Dans les premiers jours de juillet, il a été possible de faire asseoir la malade sur son lit; la cicatrisation des plaies produites sur l'abdomen par la glace, était complète, sans dépression ni tiraillement de la peau.

Il a fallu tout le mois de juillet et le mois d'août pour que la malade reprenne les forces nécessaires pour se lever et marcher.

Les règles n'ont reparu que le 21 octobre.

J'ai pu examiner la malade le 6 novembre 1911. Son état général était excellent, elle avait engraissé et était méconnaissable. Les traces des escharres sur la paroi abdominale sont à peine visibles. L'utérus est un peu sensible à la pression; dans le cul-de-sac droit on sent un empâtement formé par des adhérences autour des annexes, le tout n'excède pas le volume d'un œuf de pigeon. L'utérus est mobilisable et entraîne avec lui la masse des annexes droites. La malade se sent bien et a repris ses occupations habituelles.

CHAPITRE XII

CURETTAGES ET OPÉRATIONS PAR VOIE VAGINALE

Les résultats que nous avait donnés le sérum de cheval chauffé dans les infections puerpérales post partum ou post abortum, nous ont conduit à en généraliser l'emploi dans tous les curettages et dans les interventions chirurgicales par voie vaginale.

Le curettage porte à peu près toujours sur une muqueuse infectée et qui saigne facilement. Les trois actions fondamentales du sérum de cheval chauffé, action de désinfection naturelle par la phagocytose, action hémostatique, action cicatrisante, trouvent en effet dans ces cas leur complète application. L'hyperleucocytose avec appel local de polynucléaires assure la phagocytose dans la cavité où le sérum arrête toute tendance hémorragique. Les cellules et les leucocytes maintenus dans un bain physiologique vitalisant, assurent une réparation aussi parfaite que possible et particulièrement rapide.

Dans les curettages, nous avons fait des pansements absolument identiques à ceux que nous avons décrits plus haut au sujet de l'infection puerpérale : Une lanière de gaze imbibée de sérum et dans l'extrémité de laquelle est enfermé 1 gr. de sérum de cheval desséché, sert au tamponnement utérin.

Lorsque nous avons dû ajouter au curettage une ablation de polype cervical, ou une amputation du col de l'utérus, le plus souvent avec colporrhaphie antérieure et colpopérinéorrhaphie, nous avons saupoudré de sérum sec nos lignes de sutures et nous avons ajouté au tamponnement utérin, un tamponnement vaginal avec des lanières imbibées de sérum de cheval chauffé. Les résultats ont été excellents. Les réunions ont eu lieu dans les conditions les meilleures et nous n'avons observé aucun accident; jamais nous n'avons vu de poussée inflammatoire du côté des annexes ou des ligaments larges. Il nous a paru que les cicatrices étaient meilleures, plus régulières, que les suites opératoires étaient plus simples au point de vue des pansements et que la durée de ces suites était très notablement abrégée.

Dans quelques cas, nous avons été conduit à faire une colpotomie pour enlever par la voie vaginale soit de petits fibromes en conservant l'utérus, soit une annexe anciennement enflammée; dans tous les cas non suppurés, nous avons pu, le plus souvent, nous passer de drainage, mais nous avons toujours injecté dans le péritoine 20 à 30 cm^3 de sérum de cheval.

Lorsque nous avons dû enlever par la voie vaginale une annexe suppurée, nous avons laissé béante l'incision du cul-de-sac postérieur par laquelle ont été introduites quatre lanières de gaze imbibées de sérum de cheval chauffé entourant un drain. Dans tous les cas, nous avons enlevé les lanières de gaze au bout de quarante-huit heures et le drain vers le quatrième ou le cinquième jour. Par la suite, une compresse imprégnée de sérum était appliquée dans le vagin, derrière le le col, sur l'incision du cul-de-sac postérieur. Sa fermeture spontanée s'est rapidement opérée, laissant une cicatrice régulière, non rétractile et sans induration. Dans aucun cas, les sutures de colporrhaphie antérieure pour cystocèle, ou de colpopérinéorrhaphie n'ont manqué et nous avons observé constamment des réunions régulières et excellentes.

Dans les hystérectomies vaginales, les propriétés du sérum de cheval chauffé trouvent également leur indication, aussi l'avons nous employé dans tous les cas, systématiquement.

Contrairement à l'opinion généralement défendue à l'heure actuelle et qui tend à faire prévaloir l'hystérectomie abdominale sur l'hystérectomie vaginale, nous restons convaincu que cette dernière opération, dans les conditions de réalisation que nous allons exposer, est une opération excellente, préférable à la première et comportant moins de dangers, avec des suites beaucoup plus simples et plus brèves.

Je n'entends pas faire ici le procès de l'hystérectomie abdominale, opération excellente et bien réglée qui répond à des indications précises. A notre avis, cette opération n'est pas à mettre en parallèle avec l'hystérectomie vaginale ; l'une et l'autre s'adressent à des cas nettement différents et chacune d'elles comporte ses indications. Mais nous avons acquis la conviction que, toutes les fois que l'on pensera pouvoir choisir entre la voie abdominale et la voie vaginale, c'est à cette dernière que devra rester la préférence, pour le plus grand bénéfice des malades.

Après une désinfection soigneuse de la muqueuse vaginale, le col est exposé par deux valves et saisi avec une pince de Museux. A l'aide du thermocautère, on brûle profondément la muqueuse du canal cervical. Une incision circulaire contourne la base du col près des culs-de-sac, empiétant sur le col pour éviter à coup sûr la vessie et le rectum. A l'aide du doigt d'abord, puis des ciseaux courbes, si besoin est, on ouvre le cul-de-sac antérieur, puis le cul-de-sac postérieur. Une grande compresse, repérée par une pince, est introduite dans le bassin pour remonter et isoler la masse intestinale et deux longues valves sont introduites dans le bassin, par les culs-de-sac antérieur et postérieur, écartant la vessie et les uretères d'une part, le rectum d'autre part.

Incisant l'utérus sur la ligne médiane antérieure, on l'abaisse progressivement et on le fait basculer, le fond vers la vulve ; le col, dont la muqueuse a été brûlée, fait l'évolution inverse et remonte par le cul-de-sac postérieur. Là, il entre en contact avec la compresse qui masque l'intestin.

Dès lors, on a sous les yeux, les deux cornes utérines et les annexes ; le doigt, sous le contrôle de la vue, les libère des adhérences, s'il y en a, les déroule et les amène à l'extérieur, d'un côté. Nous commençons toujours par le côté le moins gros et le moins adhérent, c'est-à-dire le plus facile : cela donne du jour et de la place pour l'autre.

Une première ligature est posée sur le pédicule ovarien ; d'un coup de ciseaux la trompe et l'ovaire sont libérés et pendent à la corne utérine. Si l'ovaire est sain, on peut le conserver facilement et enlever la trompe seulement; on place ensuite une série de ligatures sur le ligament large, en allant de la corne vers le col; en général trois catguts suffisent à étreindre les pédicules vasculaires.

Lorsque ce temps est achevé, les annexes d'un côté et l'utérus pendent hors la vulve, retenus seulement par le ligament large et les annexes du côté opposé. On a de la place et du jour pour opérer de la même façon sur ce côté. Les moignons des ligaments larges sont vérifiés au point de vue de l'hémostase, ils sont en tous les cas bien nets et ne présentent pas de tissus écrasés par des pinces et voués au sphacèle et à l'élimination.

Deux lanières de gaze imbibées de sérum de cheval chauffé sont appliquées en contact des moignons des ligaments larges; deux autres refoulent, l'une la vessie, l'autre le rectum : au milieu de ces quatre lanières, est placé un gros drain, n° 40 à 45. On termine par un pansement protecteur devant la vulve. La malade doit être sondée ou avoir une sonde à demeure.

Au bout de quarante-huit heures, les mèches de gaze sont enlevées; comme elles sont humectées d'une sérosité onctueuse, chargée de leucocytes, elles se détachent sans peine. Le drain reste en place trois ou quatre jours encore. A partir du quatrième jour, la malade prend deux injections d'eau bouillie salée au titre isotonique chaque jour. Le drain est expulsé spontanément et le septième jour, la malade peut se lever.

Il ne reste qu'à toucher au nitrate d'argent la cicatrice vaginale qui est régulière et se présente sous forme d'une ligne transversale.

Les suites opératoires sont donc des plus simples, et très rapides. Les résultats éloignés sont excellents, comme nous avons pu le constater chez nombre de malades, revues longtemps après la guérison.

Dans bien des cas, nous avons pu enlever ainsi des kystes ovariques du volume du poing, des trompes suppurées. Jamais nous n'avons observé d'infection. Deux fois nous avons dû amener au dehors sur des compresses une anse intestinale adhérente, sur laquelle nous avons eu à faire une suture; elle a été réalisée très facilement et la guérison a été obtenue sans incident et dans les mêmes délais.

Ici encore le sérum de cheval chauffé agit comme excitant de la leucocytose et de la phagocytose, comme hémostatique et comme milieu favorisant la réparation des tissus.

Les interventions par voie vaginale dans lesquelles nous nous sommes servi du sérum de cheval chauffé, sont au nombre de 217, que nous divisons en deux groupes :

1° Interventions péritonéo-pelviennes.

2° Interventions extra-péritonéales.

Interventions péritonéo-pelviennes. — Ces interventions se divisent en deux classes suivant que l'affection était suppurée ou non.

Dans la première, nous avons 21 cas d'hystérectomie vaginale avec pelvi-péritonite ou annexite suppurée, qui se décomposent de la façon suivante :

3 cas de pelvi-péritonite avec métrite suppurée et annexites suppurées. Dans 1 de ces cas, nous avons dû faire une suture intestinale.

1 cas d'ablation vaginale du col et du segment inférieur de l'utérus, restés après une hystérectomie abdominale sub-totale, avec pelvi-péritonite suppurée.

10 cas de fibromes utérins avec annexites suppurées uni ou bilatérales, avec 2 sutures intestinales et 3 résections de fragments d'épiploon.

7 cas de néoplasmes utérins dont 1 avec fibrome, accompagnés de suppurations annexielles. Dans l'un d'eux, on dut faire une suture intestinale.

Ces 21 cas se sont terminés par la guérison, après une durée de sept à vingt-et-un jours.

22 cas de colpotomie pour affections pelviennes suppurées comprenant :

19 annexites suppurées, uni ou bilatérales, dont 5 avaient donné lieu à de la pelvi-péritonite suppurée. Dans 1 cas,

un fragment d'épiploon enflammé fut réséqué ; dans 2 autres, il y eut une fistule stercorale qui s'oblitéra spontanément. Tous ces cas guérirent, sauf 1 : il s'agissait d'une femme qui, très améliorée après une colpotomie pour pelvi-péritonite suppurée grave, quitta l'hôpital contre notre gré, sept jours après l'opération. Nous avons su qu'elle eut chez elle de nouveaux accidents entraînant la mort, huit jours après son départ. Aucun traitement ne fut fait chez elle.

Enfin 3 cas d'hématocèle rétro-utérine suppurée qui tous les 3 guérirent.

La durée dans ces cas, a varié de huit à quatre-vingt-dix jours.

Dans les interventions péritonéo-pelviennes pour affections non suppurées, nous avons réuni les faits suivants :

26 cas d'hystérectomie vaginale avec ligature des pédicules vasculaires, sans pinces à demeure. Dans 4 cas, il s'agissait de cancer de l'utérus, accompagné une fois d'annexite ancienne. Dans 18 cas, l'opération fut faite pour fibromes de l'utérus, 12 fois avec annexite et 2 fois avec épithélioma. Dans 3 cas, nous avons dû réséquer un fragment d'épiploon enflammé et adhérent; dans 1 cas, une suture intestinale fut faite.

Chez 3 malades, nous avons eu à enlever par voie vaginale le col et le segment inférieur de l'utérus, restants après hystérectomie abdominale sub-totale et atteints de métrite purulente rebelle, avec 2 résections d'épiploon.

Ces 26 malades ont guéri en sept à quatorze jours.

9 fois la colpotomie a été faite pour enlever des hydrosalpinx, des kystes ovariques et paratubaires, dans 7 cas avec une résection de l'épiploon, et pour enlever des annexes malades et de petits fibromes sous-péritonéaux, en conservant l'utérus dans 2 cas.

Ces 9 malades ont guéri en huit à douze jours.

Interventions vaginales extra-péritonéales. — Dans ce groupe d'interventions, nous avons employé le sérum de cheval chauffé, tantôt dans le but principal de lutter contre l'infection, dans les curettages par exemple, tantôt pour favoriser la réparation des tissus et en tous les cas pour son effet hémostatique.

Nous nous en sommes servi dans 139 cas qui se décomposent comme suit :

Curettages. — L'intervention a été faite 59 fois dans les conditions suivantes :

23 curettages pour métrites anciennes rebelles; dans 4 cas il y avait en outre un polype : chez une malade ce polype était gangrené; chez une autre, l'examen histologique, contre toute attente, décela une dégénérescence épithéliale et il fallut, un peu plus tard, faire une hystérectomie vaginale.

18 curettages pour métrites fongueuses suppurées.

18 curettages pour métrites hémorragiques; dans un de ces cas, il y avait une salpingite gauche qui rétrocéda.

Ces 59 malades ont guéri en huit à douze jours.

Amputations du col de l'utérus. — Dans les 22 amputations du col de l'utérus où nous nous sommes servi du sérum de cheval chauffé en pansements, nous avons le plus souvent employé le procédé de Schroëder, pour des métrites cervicales rebelles, avec suppuration et ulcérations persistantes. Dans 2 cas, il y avait un polype cervical; dans un autre cas, il s'agissait de tuberculose du col.

Ces 22 cas nous ont donné 21 guérisons en dix à douze jours. 1 cas s'est terminé par la mort. Ce décès a été tout à fait indépendant de l'opération. La malade était à notre insu, en incubation de fièvre typhoïde au moment de l'intervention, et elle a succombé à son infection typhique seize jours après l'opération.

La réparation du col a toujours été d'une régularité parfaite, à tel point qu'un de mes confrères, ultérieurement consulté en province, m'écrivit pour savoir de moi si j'avais vraiment fait une amputation du col à cette malade, comme elle le lui disait.

Périnéorrhaphies. — J'ai eu l'occasion de me servir de sérum de cheval chauffé dans 40 cas de périnéorrhaphie avec ou sans colporrhaphie antérieure pour cystocèle. Dans 39 cas, la réunion a été complète en dix jours, sans qu'un seul point ait manqué. Dans 1 cas, il a persisté une petite fistulette vagino-périnéale, qui a été oblitérée dans une seconde opération faite à la cocaïne. Ce cas avait trait à une déchirure étendue, datant de plusieurs années; les bords du releveur étaient tellement rétractés sur les côtés, qu'il fallut rapprocher fortement les cuisses de la malade pour pouvoir amener ces bords en contact et nouer les fils de suture.

J'ai revu la plupart de ces malades après plusieurs années, et je n'ai eu à enregistrer aucune récidive, bien que plusieurs d'entre elles aient accouché depuis l'opération.

Interventions sur le vagin et la vulve. — Dans 18 cas j'ai opéré pour les affections suivantes :

2 cancers de la vulve et du vagin.

4 cas de fistules recto-vaginales, dont une tuberculeuse avec rétrécissement probablement congénital du rectum.

6 cas de fistules vésico-vaginales.

Dans tous les cas de fistules recto ou vésico-vaginales, nous avons eu la chance d'obtenir la guérison complète à la première intervention.

5 cas de bartholinite suppurée ancienne et fistuleuse.

1 sarcome à petites cellules du ligament rond, histologiquement constaté.

Ces 18 cas se sont terminés par la guérison.

Dans aucune de ces opérations par voie vaginale, nous n'avons observé d'hémorragie.

Nous rapportons, à titre d'exemples, quelques-unes de ces observations.

Fibrome de l'utérus. Annexite bilatérale suppurée à droite.

Mme D..., quarante ans, se présente à notre examen le 28 octobre 1907. Réglée à quinze ans, régulièrement, elle a eu une fille il y a treize ans. Depuis six ans environ, elle ressent des douleurs dans le bas-ventre et dans les reins, mais seulement pendant les périodes menstruelles. Depuis cette époque, elle perd beaucoup, en caillots, et s'affaiblit.

Flueurs blanches après les règles. Il y a un an environ elle a présenté de la cystite avec mictions incessantes et douloureuses : les urines ont été teintées de sang pendant quelque temps. Depuis trois mois, la malade a perdu beaucoup de forces; elle est pâle et anémiée, avec des muqueuses décolorées; son pouls est très petit et faible. Elle a notablement maigri dans ces derniers temps. Au palper, tout le bas-ventre est douloureux. Au toucher, on sent un utérus gros, fibromateux au niveau des deux cornes et à la face postérieure. Les annexes sont sensibles.

La face antérieure de l'utérus semble fusionnée avec la partie postérieure de la vessie sur laquelle elle appuie. Le col est gros, ouvert et ulcéré; il s'écoule continuellement de l'utérus douloureux un liquide mucopurulent très abondant. On voit en outre un kyste de la face interne de la petite lèvre gauche, du volume d'une grosse noisette et près du bord libre.

Craignant, de par le liquide qui flue de l'utérus, de par le fusionnement de l'utérus avec la vessie et les mictions sanguinolentes, de par l'état général enfin, qu'il ne s'agisse d'un néoplasme du corps avec fistule vésicale, je fais prendre à la malade des pilules de bleu de méthylène. Mais le vagin n'est nullement teinté et le liquide qui sort du col n'a aucune coloration bleue. Le 30 octobre d'ailleurs un nouvel examen me montre que l'utérus est devenu plus mobile et n'adhère plus aussi intimement à la vessie. Il s'agissait donc vraisemblablement d'œdème infiltré à ce niveau. L'hystéromètre montre une cavité interne de 13 cm. Je conclus à un utérus fibromateux avec annexite double ancienne.

Les règles surviennent très douloureuses, abondantes avec malaises et vomissements obligeant la malade à garder le lit pendant une douzaine de jours. Elle est très affaiblie et accuse des tendances lipothymiques. Après les règles les douleurs persistent, surtout accusées à droite et la malade ne peut se lever. Pertes blanches excessivement abondantes et à certains moments de la journée pertes d'eau profuses. Persistance d'un état nauséeux.

L'intervention par voie vaginale est décidée, mais je la fais précéder par quelques jours de repos absolu avec injections sous-cutanées de 300 gr. de sérum artificiel quotidiennement, pour remonter l'état général. Je constate en outre que les annexes droites ont au moins doublé de volume.

Opération le 17 novembre 1907, assisté du Dr Paul Mathieu. Anesthésie au kélène suivi de chloroforme par le Dr Dugué. La malade dort mal, elle respire irrégulièrement et semble oublier de respirer à certains moments. Alerte sérieuse, obligeant à faire de la respiration artificielle pendant quelques minutes. Tractions rythmées de la langue. Hystérectomie vaginale très difficile car l'utérus est plus volumineux qu'il ne paraissait d'abord.

J'arrive néanmoins à abaisser l'utérus fibromateux dont la paroi antérieure a été divisée sur la ligne médiane. Je dégage ensuite les annexes des adhérences qui les fixent et je trouve à gauche un ovaire kystique et un hydrosalpinx; à droite un pyosalpinx plus volumineux avec un kyste ovarien suppuré qui se rompt sous les tractions. Des ligatures au catgut sont placées sur les utérines et les utéro-ovariennes. Je place dans le pelvis quatre mèches imprégnées de sérum de cheval chauffé et au centre un gros drain. Pansement.

Les suites furent des plus simples, sans aucune réaction péritonéale. Les mèches sont enlevées le troisième jour. Bientôt après le drain était expulsé et la guérison était complète le dix-septième jour. La malade commença à se lever et quitta la maison de santé le vingt-sixième jour.

Je l'ai revue en octobre 1908 dans un état excellent.

Fibrome. — Kyste de l'ovaire droit. — Salpingite suppurée gauche. — Pelvi-péritonite. — Hystérectomie vaginale.

Mme G..., trente-cinq ans, souffre du ventre depuis trois ans. Elle a été prise il y a six mois d'une poussée de pelvi-péritonite assez sérieuse qui l'a tenue quinze jours au lit. Quand je l'examine, le 10 mai 1910, elle est dans un état grave et vient d'avoir une forte métrorrhagie. La température est de 39°,5; le ventre ballonné est extrêmement douloureux; la malade a des vomissements depuis la veille au soir; pouls petit et très rapide.

Le toucher permet de sentir un utérus volumineux entièrement fixé dans le bassin. Application de glace sur le ventre; diète et frictions de collargol; injections vaginales très chaudes. La malade est surveillée de très près en attendant le refroidissement de la pelvi-péritonite probablement d'origine salpingienne gauche.

Le 31 mai, la température est redevenue normale depuis dix jours, le toucher permet de reconnaître un utérus fibromateux et des lésions des annexes des deux côtés. Les annexes gauches principalement forment une tumeur qui dépasse le volume du poing. Ce même jour je pratique l'hystérectomie vaginale. Extirpation laborieuse d'un utérus fibromateux dépassant le volume du poing. L'ovaire droit enlevé présente un kyste non suppuré d'environ 50 gr., assez fortement adhérent au bord inférieur de l'épiploon. Du côté gauche, l'ovaire sain est laissé en place. La trompe dilatée contient environ 150 gr. de pus; ses parois friables présentent de nombreuses adhérences, notamment avec une anse de l'intestin grêle qu'on a quelque peine à libérer.

Au cours de cette manœuvre, la paroi intestinale doit être légèrement entamée sans ouverture toutefois de la cavité de l'intestin. Une suture en surjet au catgut répare cette plaie. En arrière de l'utérus, dans le cul-de-sac de Douglas, il existait encore une collection purulente assez abondante. Ligature de tous les pédicules vasculaires; pas de pince à demeure.

La cavité pelvienne est drainée par le vagin avec un gros drain de caoutchouc. Quatre longues mèches de gaze imprégnées de sérum de cheval chauffé sont disposées dans le bassin en avant, en arrière et sur les côtés du drain. Pas d'élévation appréciable de la température; les mèches sont enlevées au bout de quarante-huit heures et remplacées par d'autres moins volumineuses imprégnées de sérum de cheval chauffé. Purgation. Ces mèches sont enlevées au bout de deux jours.

Le septième jour, le drain est expulsé spontanément; la

plaie vaginale est en grande partie cicatrisée. Le 10 juin, la malade se lève et cinq jours plus tard, elle quitte en très bon état la maison de santé.

Fibromes et cancer utérins. — Adhérences nombreuses. Suture de l'intestin.

Mme S..., quarante-six ans, vient consulter au mois de juillet 1909.

Réglée à onze ans, assez irrégulièrement jusqu'à vingt-six ans. Elle a fait deux fausses-couches de cause indéterminée et a présenté un adéno-phlegmon inguinal en 1896. Depuis dix-huit mois, elle souffre du ventre; elle a des pertes sanguines en caillots qui avancent à chaque époque et durent une quinzaine de jours; pertes blanches dans l'intervalle. La malade se plaint en outre de douleurs dans les deux cuisses; elle souffre des reins et accuse des nausées matinales sans vomissement.

A l'examen, l'utérus antéfléchi mesure 13 cm. il est fibromateux; le col est gros et complètement ulcéré.

Le 17 juillet 1909 hystérectomie vaginale. L'utérus présente plusieurs fibromes. Adhérences avec l'épiploon. A l'examen de la pièce, on constate l'existence d'un épithélioma du corps utérin près de l'embouchure de la trompe droite. Des ligatures sont posées sur tous les pédicules vasculaires. Drainage vaginal et tamponnement avec des mèches imprégnées de sérum de cheval chauffé. Il y avait de nombreuses adhérences; au cours de leur libération, la musculeuse du côlon pelvien est mise à nu sur une surface des dimensions d'une pièce de 50 centimes. Suture en bourse.

Pas d'incident post-opératoire. Le drain est éliminé le cinquième jour. Quinze jours après l'opération, la malade commence à se lever.

Cancer du corps de l'utérus.
Prolapsus vésical. — Kyste ovarien.

Mme M..., cinquante-huit ans, se plaint depuis près d'un an d'un écoulement vaginal de sang et de pus sanieux très irritant avec odeur fétide. Elle a eu son retour d'âge à quarante-six ans.

A l'examen, le col paraît tout à fait sain et l'écoulement provient nettement du corps de l'utérus qui est notablement plus gros que le poing. On sent en outre une tuméfaction surajoutée à droite qui paraît être un petit kyste de l'ovaire. L'état général est médiocre; la malade a maigri depuis trois mois et elle présente un teint jaune, terreux, cachectique.

Je l'opère le 6 novembre 1912. Anesthésie au kélène suivi de chloroforme; hystérectomie vaginale. L'extirpation de l'utérus comporte d'assez grosses difficultés. Si le col est parfaitement sain, le corps au contraire est atteint d'épithélioma et transformé en véritable chou-fleur; il est très friable, et son abaissement est difficile. Cependant, après libération des adhérences qui entourent le petit kyste de l'ovaire droit, je parviens à abaisser les organes et à les extirper après avoir placé des ligatures sur tous les pédicules vasculaires. Pas de pince à demeure. L'intervention est terminée par une colporrhaphie antérieure. Drainage vaginal et tamponnement avec des mèches imbibées de sérum de cheval chauffé.

Aucun incident post-opératoire à signaler. Le tamponnement est renouvelé au bout de quarante-huit heures et supprimé le cinquième jour. Le drain est expulsé le huitième jour et la malade commence à se lever. On lui donne 3 injections par jour à l'eau bouillie salée.

Le 20 novembre, la cicatrisation vaginale est à peu près complète. La malade se sent bien, elle reprend visiblement et la teinte cachectique des téguments a complètement disparu.

En avril 1914 il n'y a aucune récidive.

Prolapsus utérin. — Annexite double.

Mme P..., cinquante-trois ans, est examinée au mois de février 1903. Elle a commencé à souffrir du ventre au moment de son mariage. Elle a eu un enfant il y a treize ans et depuis lors, conserve des pertes blanches abondantes.

Actuellement les douleurs de ventre ont beaucoup augmenté, depuis quelques mois, les mictions sont douloureuses, la marche est difficile et la malade souffre des reins.

A l'examen, je constate une déchirure ancienne et étendue du périnée avec un prolapsus utérin qui laisse apparaître au dehors un col ulcéré. Le corps est en rétroversion complète, fixé dans sa position par des annexes enflammées assez volumineuses, surtout à gauche.

Opération le 10 mars 1903. Hystérectomie vaginale. Je libère à grand'peine les annexes très adhérentes, celles du côté gauche ne peuvent être enlevées qu'en dénudant la musculeuse de l'S iliaque sur une étendue de 2 cm. 1/2. Des ligatures sont posées sur chaque pédicule vasculaire, pas de pince à demeure; une petite suture en bourse répare la dénudation de l'intestin. Drainage et tamponnement avec quatre mèches de gaze imbibées de sérum de cheval chauffé (40 cm³).

Ablation des mèches au bout de quarante-huit heures. Le drain est expulsé spontanément le sixième jour. Injections vaginales trois fois par jour avec de l'eau physiologique (salée à 10 p. 1 000).

La malade se lève le dixième jour et reprend sa vie habituelle vingt jours après l'opération.

Il n'y a eu aucune élévation de température.

Nous avons revu la malade très bien portante en février 1905.

Pelvi-péritonite d'origine salpingienne. — Colpotomie postérieure, Fistule stercorale. — Drainage prolongé.

Mme V..., trente-quatre ans, m'est présentée le 2 août 1909. Cette malade a eu plusieurs poussées salpingiennes et depuis une dizaine de jours, à la suite d'une nouvelle crise, elle a fait de la pelvi-péritonite avec vomissements et températures élevées. A l'examen, je trouve une collection pelvienne qui bombe légèrement dans le cul-de-sac postérieur et occupe tout le petit bassin, remontant à gauche jusque vers la fosse iliaque. Température 39°,8; pouls 120 par minute.

Le lendemain, après anesthésie au kélène, suivi de chloroforme, je pratique la colpotomie postérieure qui me permet d'évacuer près d'un litre de pus excessivement fétide et grumeleux. La poche étant vidée, j'y place un drain en T de gros calibre et je tamponne légèrement la poche avec quatre mèches de gaze imprégnées de sérum de cheval chauffé. 20 cm^3 de ce même sérum sont injectés par le drain dans la poche. Dès le soir, la température est tombée à 38°,4 et le pouls ne bat plus qu'à 96. L'écoulement très abondant nécessite le changement du pansement vulvaire.

Ablation des mèches le deuxième jour. La poche se vide bien. La malade rentre chez elle, le douzième jour, conservant son drain.

Au bout d'un mois, l'écoulement est encore excessivement fétide et assez abondant; en outre, l'issue de gaz et de matières fécales ne laissent aucun doute sur l'existence d'une fistule stercorale. Cependant le doigt introduit dans le rectum n'arrive pas à atteindre l'orifice intestinal de la fistule. Nous injectons de nouveau et chaque jour du sérum de cheval chauffé par le drain et la malade est maintenue, après une complète évacuation de l'intestin, dans un état de constipation pendant six jours. Durant ce laps de temps, il a passé seulement quelques gaz par le drain, mais pas de matières. Bientôt après, les gaz ont cessé de passer par le vagin et l'écoulement a diminué progressivement. Le 24 février 1910, l'écoulement étant à peu près nul et l'exploration du bassin très satisfaisante, j'enlève le drain. Cicatrisation très rapide de l'incision vaginale. Guérison. La malade a des selles régulières et normales; son état général est excellent.

Polype néoplasique du col. — Périnéorrhaphie. Récidive. — Hystérectomie vaginale.

Mme B..., quarante-quatre ans, se présente à mon examen le 28 mai 1909. Réglée à quinze ans, elle eut un premier enfant à vingt ans, et un second à vingt-quatre ans. Depuis ce dernier accouchement, elle souffre du ventre. Les douleurs sont surtout accusées dans le bas-ventre, et s'accompagnent de tiraillements dans les reins et d'irradiations dans les jambes. Les époques sont devenues plus abondantes et depuis deux ans la malade perd des caillots; dans l'intervalle des règles elle a des pertes blanches et glaireuses abondantes et parfois striées de sang.

A l'examen, on constate que le périnée est largement déchiré, l'utérus un peu gros est notablement abaissé; sur le col on sent un polype qui en remplit l'orifice. Les annexes paraissent normales à gauche. A droite, elles sont augmentées de volume mais peu douloureuses. Au spéculum le polype apparaît sortant d'un col déchiré à gauche et gros. Il en oblitère la lumière et je ne puis préciser son point d'attache; sa couleur est violacée et il saigne au moindre contact.

État général assez bon, teint très pâle. Pouls petit. A l'auscultation du cœur on note l'existence d'un rétrécissement mitral.

Le 31 mai, anesthésie au kélène, puis au chloroforme; le polype paraît inséré assez haut sur le col. Deux incisions latérales divisent le col en deux valves; on voit alors que l'implantation du polype se fait sur la paroi antérieure du col, très près de l'isthme. Une incision cunéiforme permet d'enlever ce polype avec sa base d'implantation largement circonscrite. Dilatation de l'isthme avec les bougies d'Hégar. Curettage. Réfection du col. Une mèche imprégnée de sérum de cheval chauffé et renfermant 1 gr. de sérum sec est placée dans l'utérus. Périnéorrhaphie après avivement des bords des releveurs. Tamponnement vaginal. La malade est sondée deux fois par jour. Pas d'élévation de la température. Les mèches sont changées après quarante-huit heures et supprimées le quatrième jour. On donne alors deux injections par jour avec de l'eau bouillie salée au titre isotonique. Ablation des fils périnéaux le neuvième jour. La malade se lève le dix-huitième jour et commence à sortir le vingt-cinquième jour.

L'examen histologique fait par le Dr Barlerin, montre que le polype est nettement de nature cancéreuse.

Le 3 novembre, je revois la malade en très bonne santé. Le périnée est solide et le col en parfait état. Aucune trace de récidive.

Le 15 mars 1910, cette malade revient; depuis quelques jours elle perd un peu de liquide purulent mêlé de stries sanguinolentes. L'examen au spéculum permet de voir une ulcération peu profonde de la lèvre antérieure du col, mais qui ne laisse par ses caractères aucun doute sur l'existence d'une récidive néoplasique. L'utérus est gros et dur, son fond semble bosselé; les annexes droites ont le volume d'une orange et sont assez douloureuses. L'état général est resté excellent. Je conseille une hystérectomie vaginale que j'exécute le 3 avril 1910. J'amène au dehors un utérus qui porte une ulcération cancéreuse sur la lèvre antérieure, remontant à 1 cm. dans le col. En outre le fond de l'utérus est bourrelé de petits fibromes dont le plus gros atteint le volume d'une noix; les annexes gauches sont normales et l'ovaire est laissé en place. Les annexes droites sont adhérentes; l'ovaire porte un kyste à parois minces contenant une centaine de grammes de liquide : la trompe et l'ovaire droits sont enlevés. Des ligatures étreignent les pédicules vasculaires. Pas de pinces à demeure. Drainage et mèches imprégnées de sérum de cheval chauffé. Les suites opératoires sont simples : pas d'élévation de température; les mèches sont changées au deuxième jour et la malade purgée. Le drain est expulsé spontanément le septième jour. A partir de ce moment la malade prend deux injections d'eau bouillie salée par jour. Elle se lève le quatorzième jour et commence à sortir le 24 avril.

Pas de récidive en janvier 1914.

CHAPITRE XIII

PLEURÉSIES PURULENTES

La polynucléose peut être provoquée dans la plèvre comme dans le péritoine et par les mêmes moyens, comme nous l'avons démontré dans nos expériences rapportées plus haut. C'est en nous basant sur ces données expérimentales, et sur l'analogie entre les deux séreuses, que nous avons essayé l'emploi du sérum de cheval chauffé dans le traitement de la pleurésie purulente.

Faciliter la désinfection de la plèvre par la phagocytose en provoquant une abondante polynucléose dans la séreuse infectée, c'est-à-dire en stimulant les moyens de défense physiologiques et normaux de l'organisme, nous a paru être un traitement post-opératoire rationnel dans les pleurésies purulentes. Cette tentative nous a séduit d'autant plus, qu'au lieu d'employer des antiseptiques toujours plus ou moins caustiques, qui ne peuvent manquer d'altérer les cellules et d'en diminuer la vitalité, nous devions recourir à un liquide physiologique, éminemment favorable à la vie cellulaire et à la réparation des tissus, comme nous l'avons déjà montré.

Nous escomptions, et les observations ont justifié pleinement nos prévisions, que les parties mortifiées se détacheraient plus rapidement des parties vivantes, que les points dont la vitalité était seulement compromise par les microbes et leurs toxines pourraient reprendre leur vie normale, qu'enfin l'activité réparatrice plus grande permettrait d'arriver à une guérison assez rapide et surtout éviterait la fistulisation qui est trop souvent l'aboutissant des pleurésies purulentes de la grande cavité pleurale, passant à la chronicité.

Nous avons eu l'occasion de mettre cette méthode à l'épreuve dans 5 cas, et nous avons pu constater chaque fois la concordance absolue entre les résultats de nos expériences et ceux de l'observation clinique chez l'homme.

Le premier cas a trait à un petit malade de vingt-et-uń mois, dont l'affection rentre dans la catégorie des pleurésies purulentes graves, en raison de l'âge du sujet, de la forme de l'épanchement et de sa nature microbienne.

En effet, Wightamm [1], qui a examiné 656 observations de pleurésies purulentes au point de vue de la mortalité, nous dit que sur 157 enfants de moins de trois ans il y a eu 55 décès. soit une proportion de 30 p. 100 de morts environ; encore cet auteur n'a-t-il pas séparé dans sa statistique les pleurésies à pneumocoques des autres pleurésies purulentes, et nous savons que cette variété est incomparablement la moins grave. Netter[2], d'ailleurs, dit au sujet du pronostic, même en parlant de la pleurésie purulente à pneumocoque : « Il faudra tenir le plus grand compte de l'âge du jeune sujet. Si, grâce à la chirurgie aseptique, les cas de guérisons d'enfants du plus bas âge ont été signalés de divers côtés, il n'en est pas moins évident que chez les enfants de moins de trois ans et surtout de moins de deux ans, la pleurésie purulente est incomparablement plus grave. » Or, notre petit malade avait vingt-et-un mois.

La forme de la pleurésie purulente aggravait aussi le pronostic puisque l'épanchement s'était fait dans la grande cavité pleurale. On sait en effet que le pronostic des pleurésies purulentes enkystées ou interlobaires est plus favorable que celui des pleurésies totales, où les surfaces d'infection et de résorption sont beaucoup plus grandes.

Mais ce qui établit surtout la gravité de ce cas, c'est la nature microbienne. Cette pleurésie purulente s'est développée consécutivement à une broncho-pneumonie grave, affection due généralement chez l'enfant au staphylocoque et au streptocoque. Les examens et les cultures du pus ont donné la preuve

1. Wightamm, *Lancet*, 1895.
2. Netter, *Loc. cit.*

qu'il s'agissait bien de ces deux espèces microbiennes; les tubes ensemencés ont permis de cultiver d'abondantes colonies de streptocoques extrêmement virulents, et d'autres moins abondantes, de staphylocoques.

Or, les pleurésies purulentes à microbes associés se montrent constamment graves et parmi les associations microbiennes, celle du staphylocoque avec le streptocoque paraît être la plus grave. Netter ne nous dit-il pas, en effet, avoir enregistré 3 décès sur 4 opérations et ces 4 opérations avaient été précoces.

Israël, dans sa thèse, sur 22 pleurésies purulentes à streptocoques, ne signale que 3 guérisons seulement.

On peut donc admettre, en somme, une mortalité de 75 p. 100 au moins surtout si l'on n'envisage que les enfants au-dessous de deux ans.

Enfin, nous devons remarquer que l'opération a été dans notre cas, très tardivement faite, puisque au moment de l'intervention, l'épanchement datait de cinquante jours. Ceci ajoutait évidemment à la gravité du cas, et devait assombrir beaucoup le pronostic; tous les auteurs sont d'accord sur ce point.

Ajoutons que cette pleurésie purulente évoluait sur un petit malade intoxiqué par une broncho-pneumonie et fatigué par une maladie dont le début remontait à trois mois (bronchite, broncho-pneumonie, muguet persistant). Toutes ces raisons devaient donc nous conduire à émettre un pronostic des plus sombres.

Nous avons préféré la résection costale à l'incision simple, malgré l'état de faiblesse de l'enfant, parce qu'elle assure un drainage beaucoup plus large. D'ailleurs nous estimons que la résection costale, surtout chez un enfant aussi jeune, est facile et rapide en deux coups de ciseaux; elle ne saurait aggraver le pronostic ni allonger notablement l'opération.

Nous n'avons procédé à aucun lavage, ce qui nous a permis de juger plus exactement de la valeur du traitement par le sérum de cheval chauffé.

Notre second cas était celui d'un médecin de trente-cinq ans, qui fit une pleurésie purulente gangréneuse, avec gangrène pulmonaire, du côté gauche, et une vomique. Ce cas, d'une extrême gravité, fut opéré par M. Quénu le 17 mai 1904. Le traitement au sérum de cheval chauffé ne put être institué que le 21 mai; on en trouvera le détail dans l'observation présentée à l'Académie de Médecine par notre maître M. le Dr Fernet et que nous rapportons plus loin. L'amélioration n'eut lieu qu'à partir de l'emploi du sérum dont l'action bienfaisante fut très manifeste et le malade fut guéri le 15 août, moins de trois mois après le début du traitement. Il a complètement réparé l'orifice par lequel s'était fait la vomique. Depuis, il a repris l'exercice actif de sa profession, sans accidents. La nature microbienne, la forme gangréneuse, donnaient à ce cas un caractère de gravité exceptionnel.

Le troisième cas était incontestablement moins grave. Il avait trait à une jeune fille de quinze ans qui fit une pleurésie purulente métapneumonique, nécessitant un empyème avec résection d'une côte. Les suites furent heureuses et la guérison survint en deux mois.

Par contre le quatrième cas, bien que consécutif à une pneumonie, était un cas sévère, parce que la lésion remontait à huit mois, parce que, interlobaire d'abord, elle avait envahi la grande cavité pleurale, parce qu'enfin elle avait donné lieu à une vomique. Il fallut faire l'empyème, réséquer deux côtes et en mobiliser deux autres. Ce malade, malgré ces lésions et l'état d'affaiblissement dans lequel il était tombé, guérit sans fistule en deux mois.

Quant au cinquième cas, où la pleurésie purulente fut consécutive à une embolie septique du poumon, il était extrêmement grave. Le sujet était profondément et généralement infecté et présentait d'autres lésions d'une extrême gravité : appendicite gangréneuse avec péritonite, suppurations multiples, énorme escharre sacrée, etc. Bien que je n'aie pas fait de résection costale chez cette malade, dont l'état général commandait une intervention réduite au minimum, elle guérit complètement, sans fistule en deux mois et vingt jours.

En somme nous avons eu 5 cas, dont 4 particulièrement

graves, avec 5 guérisons complètes, obtenues dans un laps de temps qui a varié de cinquante-quatre à quatre-vingt-six jours.

L'emploi du sérum de cheval chauffé a été très simple dans tous ces cas. Nous nous sommes contentés de vider dans les drains, à chaque pansement, des ampoules de sérum de 10 à 20 centimètres cubes.

L'observation suivante servira d'exemple.

Pleurésie purulente. — Métapneumonique. — Vomique.

H..., à Crespières, jeune homme qui a fini son service en février 1911, a présenté une pleurésie purulente pour laquelle il a été pratiqué une ponction évacuatrice. Au mois de juin, il rentre très amaigri chez ses parents.

Le côté droit du thorax est immobile, le poumon respire à peine; cependant on ne trouve pas de signe certain d'épanchement pleural. Le malade suivi pendant quelque temps s'améliore d'une façon nette; sa température n'excède pas 37°,5. Je l'examine au mois de juillet 1910; une ponction exploratrice ne révèle l'existence d'aucune collection purulente.

Au bout de quelques semaines, le malade s'aperçoit que ses crachats changent de nature et deviennent purulents; néanmoins son état général s'améliore, il reprend du poids et des forces. Rentré en septembre le malade va moins bien, s'aperçoit que les crachats du matin sont très purulents, et commence à présenter de l'élévation de température.

Rentré chez lui, nous le revoyons le 23 septembre; il présente les symptômes très nets d'une suppuration collectée dans le thorax. Le 26 septembre, j'opère le malade.

Après avoir fait une résection sous-périostée de deux côtes je sectionne en avant et en arrière deux autres côtes, l'une au-dessus, l'autre au-dessous des précédentes.

Incisant alors la plèvre, je donne issue à un flot de pus

venant d'une pleurésie interlobaire; la cavité est irriguée de 40 cm^3 de sérum de cheval chauffé.

Quatre drains conjugués de longueurs différentes assurent l'évacuation de cet énorme abcès. A chacun des dix premiers pansements, le docteur Quellien verse du sérum de cheval chauffé dans la plèvre (20 cm^3).

Le 28 novembre, deux mois à peine après l'intervention, la cicatrisation est complète.

CHAPITRE XIV

BRÛLURES

TRAITEMENT DES BRÛLURES

Peu de questions ont suscité autant de méthodes de traitement différentes que celle des brûlures, et le grand nombre des traitements proposés suffit à lui seul pour montrer combien la thérapeutique rencontre ici de difficultés.

A coup sûr, le traitement idéal et parfait est encore à trouver, et ceci sans doute parce que le mode de cicatrisation dans les brûlures reste incomplètement connu.

Pourquoi les cicatrices des brûlures sont-elles si longues à obtenir? Pourquoi laissent-elles des traces aussi profondes, gaufrées, irrégulières, rétractiles au suprême degré ce qui faisait dire à Alphonse Guérin que, dans les brûlures, il semble que la cicatrisation se fasse dans les pires conditions? Ce sont là autant de questions qui restent irrésolues à l'heure actuelle.

Nous n'avons pas la prétention de dire ici le dernier mot sur un sujet aussi complexe, et si nous pensons avoir réalisé un progrès dans la thérapeutique des brûlures, nous espérons que les recherches ultérieures nous conduiront à des résultats meilleurs encore.

Sans nous arrêter aux brûlures du premier degré, dont le « coup de soleil » est le type, en elles-mêmes insignifiantes, nous rappellerons sommairement ce qui se passe dans les autres.

Au second degré, une sorte de dédoublement de l'épiderme

se produit; tandis que la couche de Malpighi reste adhérente au corps papillaire, la couche superficielle est soulevée par un épanchement séreux, citrin, fluide ou gélatiniforme : ainsi se trouvent constituées les phlyctènes. L'évolution de cette lésion varie suivant que l'épiderme décollé est ou n'est pas conservé.

Vide-t-on la phlyctène en conservant l'épiderme, de nouvelles couches épidermiques se forment au-dessous et lorsque la partie décollée desquame, elle laisse voir une cicatrisation faite. Si, au contraire, l'épiderme décollé a été arraché, la brûlure doit passer par une phase de granulation avant de se cicatriser. Dans le premier cas, la cicatrice laisse évidemment beaucoup moins de traces que dans le second.

Au troisième degré, l'action destructive de la chaleur va jusqu'aux couches superficielles du derme; on observe une forme humide avec phlyctène à contenu sanguinolent, rosé ou louche, au-dessous de laquelle le derme est infiltré, ecchymotique ou noirâtre et une forme sèche avec escharre blanche ou jaune noirâtre, déprimée. Les escharres, disent les auteurs, ne commencent à se détacher que vers le huitième jour et ne s'éliminent pas avant le douzième ou le quinzième jour. La plaie bourgeonne ensuite un peu plus lentement qu'une plaie ordinaire, laissant en fin de compte une cicatrice souvent irrégulière, rétractile et indélébile.

Au quatrième degré, l'escharre, tantôt blanche et molle, tantôt jaune ou noire, dure et sonore, est profonde; son élimination se fait avec une extrême lenteur, surtout quand les aponévroses sont intéressées. Lorsque, au bout de plusieurs semaines, l'escharre est éliminée avec une très abondante suppuration, on découvre une surface bourgeonnante qui saigne facilement, mais n'a aucune tendance à la cicatrisation spontanée.

Le Dentu dit, dans son *Traité de chirurgie clinique et opératoire* que « tous les chirurgiens ont eu à observer des cas où, pendant plusieurs mois, ils ont eu à lutter contre cette inertie des couches granuleuses, pourtant exubérantes, qu'il fallait incessamment réprimer par des cautérisations énergiques.

Lorsque la cicatrisation se fait enfin, elle laisse une marque d'un blanc mat, irrégulière, lisse, gaufrée, et tiraillée par des brides plus ou moins profondes. »

Aux autres degrés, la chute des escharres et la cicatrisation se font avec encore plus de lenteur et dans de plus mauvaises conditions.

Dans les brûlures par l'électricité, par les rayons de Röntgen ou par les caustiques, la chute des escharres paraît encore plus retardée.

On peut expliquer la lenteur de la chute des escharres et de la cicatrisation par un trouble d'innervation. Il y a là un véritable trouble trophique imputable à l'action de la brûlure sur les terminaisons et les filets nerveux, qui tantôt sont détruits, tantôt sont comme sidérés par l'action de la chaleur et plus tard par la suppuration.

On observe en outre, dans les brûlures profondes et surtout dans les brûlures étendues des symptômes généraux graves, soit au début, soit à la période de suppuration et dans l'un et l'autre cas, trop souvent on assiste à une terminaison fatale.

Le mécanisme de ces accidents généraux a suscité bien des discussions intéressantes et bien des recherches. On a rapporté ces accidents à des modifications du sang, qui existent réellement dans les brûlures; Schultze, Werthéina, Poupick, Schmidt, Tapeiner, et d'autres ont en effet constaté l'épaississement du sang, les thromboses formées aux dépens des globules altérés, ou d'hématoblastes augmentés en nombre (Welti) ou accumulés en un point (Salviali). — L. Guinard et P. Boyer ont observé une diminution des gaz du sang, aussi bien de l'oxygène que de l'acide carbonique, ce qui conduit à penser qu'il y a un véritable arrêt ou un ralentissement dans les échanges et non pas une asphyxie vraie.

On a également incriminé les altérations des organes, les hyperhémies, les congestions, les inflammations des méninges, de la plèvre, du péricarde, du tube digestif, du foie, des reins, de la moelle, du bulbe et du cerveau, etc., mais de quelles causes relèvent ces altérations? Les recherches de Guinard et

Boyer, de Reiss, nous ont prouvé l'existence d'une véritable intoxication. Il y aurait donc un empoisonnement par une substance du groupe de la pyridine et de la quinoline (Reiss) ou par une ptomaïne spéciale, voisine de la peptotoxine. C'est au niveau de la brûlure même, que ces substances toxiques prendraient naissance, à la faveur des fermentations qui ont lieu dans les tissus détruits ou en voie de destruction.

Plus tard, à la période de suppuration, on comprend que les phénomènes infectieux puissent se surajouter aux phénomènes toxiques ; aux poisons que nous venons de signaler s'adjoignent alors les poisons microbiens. Ces poisons dont l'action générale est si importante, ne sont pas sans agir aussi directement sur les tissus, au niveau de la brûlure où ils ont pris naissance, diminuant leur vitalité, retardant l'élimination des parties mortes, gênant la production des cicatrices qui sont lentes et irrégulières.

De tout ce que nous venons de voir, il résulte que la plupart des symptômes graves, que la lenteur et l'irrégularité de la cicatrisation dans les brûlures, sont liés à une véritable intoxication par des poisons formés au niveau des tissus brûlés et par des poisons microbiens ensuite; cette intoxication agissant aussi sur place, sur les filets nerveux déjà altérés par la brûlure s'accompagnerait de véritables troubles trophiques.

Il importe donc de chercher à réduire au minimum cette production de poisons et, par conséquent, de chercher, tout en écartant l'infection microbienne, à conserver le plus possible d'éléments cellulaires, puisque la destruction de chacun d'eux est une source de fermentation toxique. Enfin, il convient de ne pas ajouter encore une source nouvelle à l'intoxication par des produits médicamenteux.

Pénétré de cette opinion, j'ai cherché à réaliser un traitement des brûlures qui lui soit conforme.

Lorsque la brûlure vient d'avoir lieu, on suppose généralement qu'il n'y a pas d'infection et la lésion est considérée comme aseptique. Nous ne pouvons, pour notre part, nous ranger à cette manière de voir. Si la chaleur a pu stériliser les tissus au niveau des escharres du troisième et du quatrième degré, elle n'a pu détruire les germes microbiens autour, dans la zone où la brûlure n'atteint que le premier et le second degré. Du reste, toutes le parties voisines, même avec des téguments sains, ne sont pas aseptiques et devront pourtant être prises sous le pansement; elles deviendront une source de contamination d'autant plus à craindre que la partie brûlée, contiguë, est un excellent terrain de culture.

Il n'y a donc pas de brûlures aseptiques pratiquement, et si nous acceptons volontiers avec Mme Nageotte[1] que « les substances microbicides sont au moins inutiles sur une brûlure aseptique », nous pensons qu'il faut commencer par rendre aseptique la brûlure et surtout les parties environnantes que le pansement recouvrira.

Il faut donc, quelle que soit la brûlure, commencer par faire un soigneux nettoyage des téguments à l'eau bouillie et au savon, en usant au besoin de la brosse avec quelques ménagements, et surtout à la périphérie, puis largement irriguer ensuite à l'eau bouillie salée au titre isotonique. Ces précautions prises, nous renonçons au pansement antiseptique, parce que les solutions microbicides sont plus au moins caustiques et toujours peu favorables à la vie des cellules.

J.-L. Fleury, dans une intéressante étude sur le traitement des brûlures (Bordeaux, 1904), recommande les pansements au sérum artificiel. Aujourd'hui, dit-il, on tend de plus en plus à considérer la brûlure comme une plaie ordinaire et comme presque toujours il s'agit de brûlure *infectée*, on la traite comme une plaie infectée. Deux cas peuvent se présenter : la brûlure n'est accompagnée d'aucune réaction locale ou générale d'infection; l'intervention utile se réduit à la détersion mécanique du foyer de brûlure et de la peau ambiante. Quand la plaie présente des réactions locales ou générales dues à l'infection, il faut agir de même, laver, irriguer, nettoyer le foyer de brûlure avec de l'eau bouillie salée à 7 p. 1000, ouvrir les

1. Nageotte, *thèse de Paris*.

phlyctènes, les vider, enlever l'épiderme qui les recouvrait. On se trouvera alors en présence d'une plaie *simple* qu'il faudra panser.

Cela est vrai; mais pourquoi enlever l'épiderme soulevé par les phlyctènes? Nous pensons qu'il faut au contraire le conserver soigneusement, pour des raisons que nous verrons plus loin.

J.-L. Fleury recommande de faire le pansement avec de la gaze humidifiée de sérum artificiel, bien exprimée, pour amorcer un courant de drainage; il supprime le taffetas imperméable et renouvelle le pansement deux ou trois fois dans les vingt-quatre heures, sauf dans les cas de brûlures trop étendues. On voit la plaie se déterger; les escharres s'éliminent plus ou moins rapidement, suivant l'étendue de la brûlure et la vitalité des tissus.

La cicatrice, la plupart du temps, est moins vilaine qu'avec tout autre traitement et dans les brûlures au premier et au deuxième degré, la seule trace est une pigmentation de plus ou moins longue durée.

J.-L. Fleury se demande quelle est l'action de ce pansement. Le sérum artificiel agit-il comme milieu physiologique, comme nutriment? Agit-il en activant la vitalité de toutes les cellules ou bien a-t-il une action kératoplastique? Des recherches plus précises pourront seules le démontrer.

Nous savons aujourd'hui que le sérum artificiel est susceptible de produire un appel de leucocytes polynucléaires et qu'il est en outre un milieu favorable pour la vie des cellules. Mais le sérum de cheval chauffé possède les mêmes propriétés à un degré beaucoup plus accusé, c'est pourquoi nous lui avons donné la préférence.

Nous ne savons pas exactement, en face d'une brûlure, jusqu'à quelle profondeur les tissus sont détruits; nombre de cellules ne sont pas mortes; elles sont arrêtées dans leur vie, stupéfiées en quelque sorte par l'action de la chaleur. Abandonnées à elles-mêmes, gênées encore par un antiseptique, elles vont succomber et devenir un élément de plus aux fermentations toxiques. Au contraire, maintenues dans un bain physiologique, elles pourront reprendre vie et aider à la réparation de la plaie. L'appel leucocytaire, produit localement par l'action du sérum de cheval chauffé, concourt à ce résultat. Nous avons vu, à la périphérie de certaines brûlures, des points qui semblaient nettement devoir faire partie d'une escharre, se revivifier sous ce pansement chimiotactique, au lieu de s'éliminer. Dans un cas même, nous avons assisté à la reviviscence totale d'une escharre blanche, dans laquelle des houppes vasculaires ont apparu de place en place, s'étendant de la profondeur vers la surface et nous n'avons pas été peu surpris de constater que pas une parcelle de cette escharre ne s'est éliminée et que la guérison est survenue très rapide, sans aucune perte de substance et par conséquent sans cicatrice.

Peut-être en est-il de même pour des filets nerveux qui échapperaient ainsi à la dégénérescence, et ceci nous permettrait de comprendre pourquoi nous avons observé ces guérisons rapides et régulières, comme à l'abri des troubles trophiques.

Quand on traite par le sérum de cheval chauffé une brûlure du second degré, après évacuation aseptique des phlyctènes, on est véritablement surpris de la rapidité de la guérison, sans desquamation de l'épiderme qui a été soulevé et presque toujours sans aucune cicatrice apparente.

Dans les brûlures du troisième degré et du quatrième, on obtiendra parfois le même résultat, si la brûlure tout à fait récente est pansée d'emblée avec le sérum de cheval chauffé. En tout cas, si on a pu limiter au strict minimum le nombre des éléments voués à la mort, il faut aussi hâter le plus possible l'élimination de ceux qui succombent puisqu'ils sont le siège de fermentations toxiques. A ce point de vue encore le pansement au sérum de cheval chauffé s'est montré d'une efficacité remarquable. Sous son influence vitalisante et à la faveur de l'abondante leucocytose qu'il détermine, la séparation du mort et du vif est considérablement hâtée. Nous avons vu des escharres de brûlures au troisième degré se détacher en quatre jours, et d'autres du quatrième degré éliminées d'un seul bloc dans le pansement le sixième jour. A la place de l'escharre on trouve une surface rosée et bourgeonnante, bien vivace et déjà en pleine activité de réparation.

Chez une petite malade dont nous rapportons l'observation et qui a fini par succomber avec de la broncho-pneumonie suppurée, il nous a été donné de constater la supériorité du pansement au sérum de cheval chauffé sur tous les autres. D'énormes escharres au troisième et au quatrième degré recouvraient les deux jambes, un bon tiers de l'abdomen, les deux tiers de la face antérieure du thorax et le bras gauche. Nous avons essayé les pansements au sérum de cheval sur la jambe droite et sur l'abdomen; un pansement à l'acide picrique recouvrait l'autre jambe, un pansement boriqué était fait sur le thorax et un pansement à l'eau stérilisée sur le bras gauche. Les escharres de la jambe droite et de l'abdomen s'éliminèrent d'un seul morceau, en quelques jours, bien avant toutes les autres. Ce fut ensuite l'escharre du bras pansé à l'eau stérilisée qui s'élimina par fragments sept jours plus tard. Presque simultanément l'escharre du thorax se détachait; mais la plaie n'en fut complètement débarrassée que quelques jours après. Quant aux escharres de la jambe gauche, pansée à l'acide picrique, elles s'éliminèrent avec une extrême lenteur, les dernières de toutes.

Ce fait avait véritablement une valeur expérimentale et a puissamment contribué à nous fixer pour le traitement des brûlures.

Il est maintenant pour nous hors de doute que le pansement au sérum de cheval chauffé est celui qui donne à l'heure actuelle les résultats les meilleurs. Il calme très rapidement la douleur. Dans les brûlures au second degré, il permet d'obtenir la guérison rapide en quelques jours sans desquamation, ni cicatrice. Lorsque les brûlures sont plus profondes, s'il ne parvient pas toujours à éviter la production d'escharres, comme nous l'avons vu dans un cas, du moins il en précipite l'élimination en les réduisant à leur minimum, ce qui, à notre avis, présente une grande importance en l'espèce.

Lorsque la plaie est libérée des tissus morts, le pansement au sérum de cheval chauffé active nettement son évolution réparatrice.

Dans tous les cas où nous l'avons employé, nous avons vu un bourgeonnement de bon aloi, vivace, sans exubérance rebelle; nous n'avons plus observé de ces bourgeons volumineux et pâles, mollasses et atones que le crayon de nitrate d'argent doit constamment réfréner sans qu'il y ait de tendance à l'épidermisation. La cicatrisation se fait relativement vite, d'une façon régulière et ces tissus nouveaux, mieux nourris, non irrités par une suppuration prolongée, parfois interminable, n'ont plus au même degré cette invincible tendance à la sclérose rétractile, aux productions de brides fibreuses, aux formations chéloïdiennes.

En tout cas, si la perte de substance était trop étendue pour que l'on puisse espérer une cicatrisation, la surface bourgeonnante et vivace se trouverait rapidement dans les conditions les plus favorables pour assurer le succès d'une greffe.

Voici la technique que nous avons suivie dans tous les cas de brûlure que nous avons eu à traiter : quel que soit le degré de la brûlure, nous faisons un savonnage de la région atteinte, largement étendu au pourtour des lésions; nous ne craignons pas d'user de la brosse, avec quelques ménagements, puis nous irriguons la région avec de l'eau bouillie salée au titre isotonique, nous attachant à enlever soigneusement tout corps étranger (parcelles de vêtements brûlés, etc.). Si la brûlure est du second ou du troisième degré avec phlyctènes, celles-ci seront ponctionnées en plusieurs points de leur périphérie, à l'aide d'une aiguille flambée ou d'une lancette; par une pression douce on en évacue très exactement le contenu. Nous appliquons ensuite plusieurs épaisseurs de gaze stérilisée, imbibée de sérum de cheval chauffé. Le taffetas imperméable ou mieux la gutta percha laminée, dont l'emploi n'est pas indispensable pour une brûlure du second degré, nous paraît très utile et nécessaire dans les brûlures plus profondes. Le tout est recouvert de ouate ordinaire stérilisée et maintenu par des bandes. Ce pansement est renouvelé tous les jours, ou même deux fois par vingt-quatre heures, sauf pour les brûlures du second degré sur lesquelles on aura avantage à laisser le pansement trois ou quatre jours.

Comme on peut le voir, ce pansement est tout à fait simple et à la portée de tous.

l'aponévrose et des fibres musculaires inférieures du grand pectoral. Toute la zone lymphatique est enlevée avec le sein d'un seul tenant. Curage complet de l'aisselle. La plaie a pu être suturée à grand'peine.

Toute la zone opératoire a été largement irriguée de sérum de cheval chauffé. Drainage de l'aisselle.

La malade présente à la partie postérieure de la cuisse droite, au-dessus du creux poplité, une brûlure au quatrième degré, de 10 à 12 cm. de long sur 5 de large. Nous n'avons eu connaissance de cette brûlure que le 9 mars au matin. Elle s'est produite dans les conditions suivantes :

La malade a été endormie dans son lit. On venait d'y glisser, à notre insu et avant notre arrivée une brique trop chaude qu'elle tenait à l'écart et sur laquelle elle s'est brûlée pendant l'anesthésie. Quand la malade fut remise au lit après l'opération, nous nous étions bien assurés qu'aucune bouillotte n'était susceptible de déterminer une brûlure, mais il était déjà trop tard.

Le 9 mars au matin, la malade se plaignant de la cuisse, nous avons découvert la brûlure. Il y avait une escharre brune, profonde et déprimée. Des pansements au sérum de cheval furent faits chaque jour.

La plaie opératoire est cicatrisée par première intention, sauf au niveau du dernier point inférieur où une légère suppuration accompagne l'élimination d'un catgut. Le drain a été enlevé le quatrième jour. Les mouvements du bras sont revenus à peu près complets très rapidement; l'escharre de la brûlure a été éliminée en masse au bout de sept jours, la plaie a bourgeonné assez vite et la cicatrisation était complète le 26 avril 1910.

Brûlures étendues du second degré au siège et aux cuisses[1].

Le 15 novembre 1909, je fus appelé auprès d'une fillette de vingt-deux mois, Mlle Ch. S..., qui, marchant à reculons, était tombée assise dans un baquet d'eau bouillante.

1. Observations du Dr P. Dugué.

Toute la région fessière, les parties internes et postérieures des cuisses ne formaient qu'une vaste brûlure du second degré. L'épiderme avait été arraché, accolé à la culotte de l'enfant. La brûlure s'arrêtait heureusement au pourtour de l'anus et de la vulve.

Un pansement d'urgence à l'eau physiologique fut de suite appliqué.

Deux heures après l'accident, le Dr Brochin examina avec moi la petite malade et accepta le traitement suivant que je lui proposai.

Ce traitement consista en pansements humides au sérum de cheval chauffé, tels que les emploie le Dr Raymond Petit qui, le premier, les a introduits dans la thérapeutique en 1901.

Les surfaces brûlées furent recouvertes de compresses de gaze stérilisée, imbibées de sérum de cheval chauffé et d'une simple couche d'ouate, sans taffetas imperméable. Les pansements furent renouvelés toutes les douze heures.

Un petit pansement spécial à l'eau physiologique fut mis au pourtour des orifices naturels et renouvelé à chaque fois que l'enfant urinait ou allait à la selle.

Dès que le premier pansement au sérum de cheval fut appliqué, la douleur se calma instantanément et l'enfant s'endormit tranquille.

Le lendemain, les surfaces atteintes étaient saignantes au point que les jours suivants, le sang coulait en nappe au renouvellement du pansement.

Le cinquième jour, l'aspect rosé indiquait une épidermisation précoce et le dixième jour, l'épiderme était complètement reconstitué sur toute la région fessière.

Les régions voisines des orifices naturels restaient seules non épidermisées. Comme à partir de ce moment la fillette demandait lorsqu'elle avait besoin d'uriner, nous pûmes faire alors sur ces régions des pansements au sérum de cheval. Deux jours après, l'épidermisation était complète.

A aucun moment il n'y eut trace de suppuration ou d'infection, malgré le voisinage des orifices naturels.

Au dixième jour, la fillette pouvait déjà marcher et le treizième jour elle était complètement guérie ; le pansement consistait seulement en une simple compresse de gaze stérélisée qui préservait ces jeunes tissus contre les frottements et le grattage.

L'enfant est revue le 14 juin 1911 et la peau avait repris dans toutes les zones atteintes son aspect normal et parfaitement souple. En somme la guérison s'est opérée sans laisser aucune trace cicatricielle.

Brûlure étendue du thorax au deuxième degré.

Hélène J..., sept ans, a été brûlée au thorax par de l'eau bouillante. Elle présente une brûlure très étendue au premier et au second degré. Le Dr Quellien, après avoir lavé la région et vidé les phlyctènes, fait un pansement avec des compresses imbibées de sérum de cheval chauffé.

Le pansement a été fait trois fois en dix jours.

Après le troisième pansement, la cicatrisation était complète.

Brûlure du troisième degré, jambe gauche.

Madame M..., cinquante-huit ans, après une intervention chirurgicale le 6 novembre, a été brûlée à la face externe de la jambe gauche au tiers inférieur, par une bouillote d'eau trop chaude laissée dans son lit.

Lorsque je l'examine, le 10 novembre, je constate une phlyctène remplie de sérosité trouble, arrondie et mesurant un peu plus de 6 cm. de diamètre. Le liquide évacué, l'épiderme dut être excisé, car la brûlure était plus profonde qu'elle ne semblait au premier abord. En effet, sous la phlyctène on voit une escharre brunâtre de mêmes dimensions. Il s'agit donc d'une brûlure du troisième degré. Je fais appliquer chaque jour un pansement humide au sérum de cheval chauffé. Le premier pansement a été suivi très rapidement de la disparition de la douleur.

Le 15 novembre, le sillon d'élimination de l'escharre est

bien nettement délimité tout autour. On continue les mêmes pansements, et de plus on saupoudre chaque jour le sillon d'élimination avec du sérum de cheval chauffé desséché et pulvérisé. L'escharre achève de se détacher le 18 novembre, découvrant une surface rose et bourgeonnante. Mêmes pansements.

Le 23 novembre, le bourgeonnement a complètement nivelé la plaie et l'épidermisation périphérique commence. Guérison le 28 novembre.

CHAPITRE XV

AUTOPLASTIES ET GREFFES

Le sérum de cheval chauffé constituant un milieu physiologique particulièrement favorable à la vie des éléments anatomiques, nous avons été tout naturellement conduit à nous en servir dans le pansement des greffes ; cela nous a paru d'autant plus logique que les tissus transplantés se trouvent évidemment en état de moindre résistance, et que ceux sur lesquels on porte la greffe sont déjà altérés par le voisinage d'une inflammation d'assez longue durée. Il y a donc un sérieux avantage à placer les uns et les autres dans les conditions les plus favorables à la vie.

Nous avons d'abord modifié la plaie par des pansements au sérum de cheval pour exciter le bourgeonnement et en stimuler la vitalité. Lorsque la plaie se présente alors dans de bonnes conditions, qu'elle est bien vivante et saigne facilement, nous avons fait nos greffes suivant les procédés habituels, et nous les avons recouvertes de pansements humides au sérum de cheval chauffé. Cette manière de faire nous a donné les résultats les meilleurs. Nous avons d'abord gagné du temps, en ce sens que l'actif bourgeonnement serré de la plaie, l'a rapidement mise en état de recevoir avec succès une greffe. Ensuite, sous les pansements au sérum de cheval, nous avons vu toutes les greffes prendre dans toute leur étendue, sans aucune élimination des tissus rapportés. Nous avons procédé ainsi dans 18 cas pour des greffes épidermiques, des greffes de Tiersch, des greffes italiennes, des greffes de muqueuse, des autoplasties, même osseuses et une rhinoplastie totale avec des succès constants remarquables. En voici quelques exemples.

Autoplastie après ablation de végétations vulvaires.

Mme D..., quarante-huit ans vient consulter le 3 mai 1905 pour une affection de la vulve. Toute la région est complètement déformée et rendue méconnaissable par un énorme développement de végétations confluentes dont les unes plus ou moins pédiculées forment tumeur, tandis que les autres, sessiles, s'étalent en nappe. Ces végétations occupent le bord libre et la face interne des deux grandes lèvres, les deux faces des petites lèvres et le capuchon du clitoris. Le méat urinaire disparaît complètement au milieu de ces végétations qui sont ulcérées et suppurantes. Toute la région est excessivement douloureuse et la malade ne peut marcher; les téguments avoisinants sont vivement irrités par la sécrétion abondante du pus.

Par le toucher vaginal assez difficile, on se rend compte que les productions végétantes ne pénètrent pas dans le vagin,

Des pansements humides au sérum de cheval chauffé renouvelés chaque jour jusqu'au 18 mai eurent pour résultat de supprimer presque complètement la douleur et de permettre à la malade de retrouver le sommeil qui fuyait ses nuits depuis plusieurs semaines.

En même temps, les phénomènes inflammatoires s'amendaient progressivement.

Le 18 mai, après une anesthésie au kélène suivi de chloroforme, j'extirpe en masse toutes les végétations ainsi que la muqueuse sur laquelle elles s'implantaient.

Je suis ainsi conduit à un large délabrement qui supprime la face interne des grandes lèvres, la totalité des petites lèvres, la muqueuse vaginale au pourtour du méat urinaire et le capuchon du clitoris. Après avoir libéré la muqueuse vaginale sur une certaine étendue et mobilisé les téguments restants des grandes lèvres, je réalise une autoplastie par glissement. Dans le lambeau antérieur de la muqueuse vaginale, un orifice est ménagé dont le pourtour est suturé en collerette à la muqueuse uréthrale par des points séparés. Une sonde à demeure est laissée dans la vessie pendant dix jours; léger tamponnement vaginal et pansement vulvaire avec de la gaze imbibée de sérum de cheval chauffé. Ce pansement est renouvelé toutes les vingt-quatre heures.

L'autoplastie fut parfaite et les lambeaux reprirent par première intention.

Depuis cette époque, nous avons souvent revu la malade pour des accidents d'asthme et d'emphysème, pour des névralgies intercostales.

Du côté de la vulve, aucune végétation n'a reparu; la guérison s'est maintenue dans de bonnes conditions, sans rétraction cicatricielle appréciable.

Greffe italienne, après brûlure.

K..., dix-sept ans, présente le 25 juillet 1906 une plaie sur la face antéro-interne de la jambe, au tiers inférieur. Cette plaie atone, grisâtre, déprimée et sans bourgeons, entourée d'une large zone cicatricielle et grande comme la paume de la main est consécutive à une brûlure grave par immersion dans une cuve d'eau bouillante qui date du 28 novembre 1904. Tous les traitements essayés pendant près de deux ans sont restés infructueux. Pansements humides au sérum de cheval chauffé le 25 juillet. Bourgeonnement très rapide de la plaie qui est apte à recevoir une greffe le 1er août.

J'emprunte un lambeau cutané et pédiculé sur la face antérieure de la cuisse opposée. Pansements au sérum de cheval chauffé. Section du pédicule le quinzième jour; la greffe a parfaitement pris et, le 29 octobre, la malade sort guérie.

CHAPITRE XVI

FURONCLES. — ANTHRAX

Parmi les infections de la peau, le furoncle et l'anthrax devaient retenir particulièrement notre attention. Dans ces deux infections de l'appareil pilo-sébacé il y a toujours formation d'un ou de plusieurs bourbillons, généralement longs à se détacher et qui entretiennent l'infection, tant qu'ils restent au sein de la plaie. Ces bourbillons ne sont autre chose que des tissus sphacélés, qui doivent être éliminés et c'est là le temps le plus long dans l'évolution de ces affections souvent graves.

Comme nous avions déjà remarqué combien l'élimination des escharres dans les brûlures, les froidures, les gangrènes, etc., était rapide au contact du sérum de cheval chauffé, nous avons été tout naturellement conduit à l'utiliser dans le traitement des furoncles et des anthrax.

Dans les furoncles, nous avons à considérer les cas où le malade, examiné au début de l'affection, présente une masse dure, douloureuse, rouge et acuminée, au sommet de laquelle on voit une petite phlycténule, et ceux dans lesquels il s'agit d'un furoncle plus avancé avec un petit cratère, spontanément ouvert et une collection purulente plus ou moins abondante.

Dans le premier cas, au début de l'affection, nous avons ouvert la petite phlyctène sous laquelle apparaît un pertuis, rempli de tissus mous œdématiés et grisâtres. Dans cet orifice, nous avons enfoncé quelques paillettes de sérum de cheval desséché et nous avons fait un pansement humide au sérum de cheval chauffé. Ceci a été renouvelé chaque jour. La plupart du temps, au deuxième ou troisième pansement, le bourbillon était éliminé; s'il ne l'était complètement, on le détachait très facilement par une légère traction avec une pince à griffes. Un dernier pansement au sérum suffit alors pour amener la cicatrisation.

Le furoncle est-il plus avancé lorsqu'on l'examine? il faudra faire une incision cruciale classique; entre les lèvres de l'incision on introduit du sérum de cheval pulvérisé et une petite mèche de gaze, humectée de sérum liquide, de façon à tenir les quatre lèvres de la plaie écartées; puis on recouvre d'un pansement humide au sérum de cheval. Ce pansement est chaque jour renouvelé. L'élimination du bourbillon se fait en deux ou trois jours et la cicatrisation est généralement achevée deux jours plus tard.

En présence d'un anthrax, on agira de la même façon, mais il faudra presque toujours faire l'incision cruciale, pour permettre un contact plus étendu du sérum et faciliter l'élimination des bourbillons, qui tombent le plus souvent d'un seul bloc. La cicatrisation par bourgeonnement se produit très vite, en un temps qui varie avec l'étendue de la perte de substance à réparer.

En résumé, l'élimination des bourbillons est hâtée, la cicatrisation est beaucoup plus rapide et la cicatrice n'est jamais irrégulière ni difforme, lorsqu'on emploie du sérum de cheval chauffé.

En terminant l'examen des cas d'infection cutanée que nous avons eu l'occasion de traiter par des pansements au sérum de cheval chauffé, nous devons signaler encore 5 cas d'érysipèle (3 de la face), dont on trouvera plus loin les observations et qui ont guéri rapidement, après applications de pansements humides au sérum de cheval sur la zone atteinte; en outre, un sachet de sérum sec était introduit dans la narine du côté atteint, dans les cas d'érysipèle de la face.

Le premier cas était un érysipèle menstruel à répétition; j'ai conseillé l'emploi du sachet de sérum sec dans les narines à titre préventif pendant les trois mois suivants. Depuis un an, l'érysipèle ne s'est plus reproduit. Je me garderai de tirer une conclusion, de 5 cas seulement; je les signale, l'issue en a été heureuse et je me trouve encouragé à essayer le même traitement quand l'occasion s'en présentera; l'avenir pourra nous permettre de nous faire une opinion, qui jusque-là doit être d'autant plus réservée, que l'érysipèle est une affection essentiellement variable et susceptible d'évoluer rapidement vers la guérison, sans aucun traitement.

Furoncle et Diabète.

M. C..., cinquante ans, se présente à notre examen le 22 avril 1910 avec un volumineux furoncle du côté droit de la nuque. Il est diabétique depuis trois ans et présente actuellement 61 gr. de sucre par litre d'urine; son état général est assez bon.

Le 23 avril, incision cruciale du furoncle au bistouri. Une petite mèche imprégnée de sérum de cheval est insinuée entre les lèvres de l'incision. Pansement humide au sérum de cheval chauffé.

Le 24 avril, le malade déclare n'avoir plus de douleur, son pansement est renouvelé dans les mêmes conditions, le bourbillon s'est éliminé d'un seul bloc, la plaie est rose et saignante, les mouvements du cou sont devenus tout à fait libres. Après deux autres pansements semblables, la cicatrisation est complète le 29 avril 1910.

Furoncle de la face.

Mlle D... est atteinte le 1er novembre d'un furoncle de la joue gauche. Après l'avoir légèrement débridé à la lancette, on y fait chaque jour des pansements humides au sérum de cheval chauffé. Le troisième jour, le bourbillon est éliminé, les tissus sont roses et vivaces. Cicatrisation complète le sixième jour.

Anthrax de la nuque chez un diabétique[1].

M. A..., âgé de cinquante-huit ans, était atteint depuis quelques jours d'un anthrax de la nuque, lorsque son médecin habituel, le Dr Salmon, me fit appeler, en mars 1906. Je trouve un malade, vieux diabétique, très affaibli et déprimé, porteur d'un anthrax de la nuque ouvert en plusieurs cratères à gauche de la ligne médiane. Les téguments de la face postérieure du cou sont soulevés par une collection purulente étendue formant phlegmon diffusé. Le tout repose sur une large base indurée qui occupe toute la nuque.

Débridements multiples, drains en séton. Pansements humides au sérum de cheval chauffé. Amélioration très notable, les phénomènes locaux d'infection diminuent, au troisième pansement les plaies sont rosées et commencent à bourgeonner, l'induration est très diminuée.

Le quatorzième jour, le malade est atteint de coma diabétique et succombe deux jours plus tard.

Anthrax de la nuque.

M. O..., cinquante-trois ans, vient consulter le 24 décembre 1912 pour un petit anthrax latéral droit de la nuque. Sur une base indurée de la largeur d'une pièce de 5 fr., on voit quatre petits cratères punctiformes d'où s'écoule un peu de sérosité purulente. Le malade souffre beaucoup. Les muscles de la nuque sont complètement contracturés. D'après son dire, les accidents remonteraient au 21 décembre. Température 38°,9. Rien d'anormal dans les urines.

Séance tenante, je pratique deux petites incisions cruciales d'un centimètre et demi environ, et dépassant à peine l'épaisseur de la peau. Les tranches sont grisâtres, mais il ne s'écoule pas de pus franc. La plaie est remplie de sérum de cheval sec et pulvérisé. J'y insinue en outre une très étroite mèche de gaze

1. Thèse de Nazim, 1906.

imbibée de sérum de cheval qui maintient écartées les lèvres des incisions. Pansement humide au sérum de cheval. Le malade accuse un soulagement immédiat.

Le 25 décembre, je renouvelle le même pansement, la plaie a bon aspect, elle devient rose et saignante. Deux ou trois pelotons bourbillonneux sont partis avec la mèche.

Le 26, le pansement contient encore deux bourbillons. La contracture des muscles de la nuque a complètement disparu. Même traitement. Le 28, la plaie présente l'aspect d'une cavité bien nette et bourgeonnante. Les pansements sont renouvelés chaque jour et la cicatrisation est complète.

CHAPITRE XVII

ABCÈS. — PHLEGMONS. — ESCHARRES

Le mode d'action et les propriétés du sérum de cheval chauffé nous ont amené à l'employer dans les inflammations en général. Nous avons vu en effet qu'il provoque un puissant appel de leucocytes polynucléaires au point d'application, tout en augmentant le nombre des leucocytes circulants; nous avons vu d'autre part que ces leucocytes attirés par le sérum de cheval chauffé sont parfaitement aptes à la phagocytose : ils forment donc bien une armée et non pas un troupeau comme l'ont supposé MM. Tuffier et de Rouville. Enfin, le sérum de cheval chauffé est un milieu stimulant la vie des cellules, leur multiplication, et par conséquent capable d'aider à la réparation des plaies.

Or, que se passe-t-il normalement dans une inflammation septique? Le microbe, introduit dans les tissus, sécrète des toxines qui provoquent par réflexe une vasodilatation, une congestion de l'intensité de laquelle dépendent, et le nombre des globules blancs diapédésés, et l'abondance de l'exsudat. Celui-ci joue peut-être un rôle protecteur par les substances qu'il renferme et qui modifient, sensibilisent les microbes, parfois les agglutinent, et en facilitent la phagocytose. Ces substances sont probablement sécrétées par les cellules, par les leucocytes en particulier. Mais c'est la cellule qui protège l'organisme par les sécrétions sensibilisantes qu'elle verse dans les humeurs, et surtout par son action phagocytaire propre qui peut alors entrer en jeu plus facilement.

Les leucocytes englobent donc les corps microbiens et les

digèrent; c'est la phagocytose de Metchnikoff. Ce travail peut coûter la vie au leucocyte qui succombe et devient un globule du pus. Sa destruction même sert encore à la défense de l'organisme, car elle met en liberté dans l'exsudat des substances bactéricides, ce qui explique la destruction extracellulaire des microbes (Metchnikoff).

Le globule blanc est bien le véritable défenseur de l'organisme, par le phénomène de la phagocytose. Il est en outre capable de s'incorporer des poisons solubles et de les rendre inoffensifs. Ces faits, longtemps discutés après la découverte de Metchnikoff, sont aujourd'hui complètement démontrés et universellement admis. Si l'inflammation envahit et gagne du terrain, si l'infection s'étend et se généralise, c'est que la réaction de défense de l'organisme est insuffisante pour lutter contre le nombre et la virulence des agents septiques.

Tous les moyens capables de stimuler cette réaction de l'organisme, constitueront donc d'utiles méthodes thérapeutiques de l'infection. Le pansement humide et chaud agit par la congestion locale et la diapédèse qui en découlent. On en pourrait dire autant de l'intéressante méthode de Bier qui provoque une stase sanguine dans la zone infectée.

C'est aussi dans le but de stimuler et d'augmenter cette défense naturelle que nous avons employé le sérum de cheval chauffé dans le traitement de l'inflammation et des abcès, cherchant, avant tout, à faire réaliser l'antisepsie par les leucocytes, comme cela se produit dans les guérisons spontanées.

Cette méthode nouvelle ne diminue pas l'importance capitale de l'acte chirurgical : elle ne fait perdre leurs droits ni à l'incision, ni au drainage, et le vieil adage « ubi pus, ibi evacua », garde toute sa rigoureuse vérité,

Abcès et phlegmons. — En présence d'un abcès, nous faisons l'incision classique; en présence d'un phlegmon plus étendu, nous pratiquons des contre-incisions, de façon à éviter toute rétention, toute formation de clapier, et nous établissons un drainage régulier. Cela fait, nous versons dans les drains mis en place du sérum de cheval chauffé et nous imbibons de ce même liquide des lanières de gaze stérilisées qui serviront auprès des drains à faire un tamponnement, non serré, des cavités abcédées. Un pansement humide à l'eau bouillie salée enveloppe enfin la région.

Le pansement et le tamponnement avec les mèches imbibées de sérum de cheval sont renouvelés d'abord tous les jours; si même il s'agit d'un phlegmon diffus ayant nécessité des débridements multiples, nous le pansons ainsi deux fois par vingt-quatre heures. A chaque pansement, nous nous efforçons de disposer les mèches imbibées de sérum de façon qu'il y ait partout contact entre les parois infectées et le pansement.

Le premier effet que nous ayons à signaler est la sédation très rapide de la douleur, que nous avons observée dans presque tous les cas.

Au bout de vingt-quatre heures, le pus, s'il était mal lié, devient épais et crémeux, rappelant les caractères attribués par les anciens au pus « *louable, de bonne nature* ». Il présente généralement une odeur particulière, assez forte et caractéristique. Les lèvres des incisions deviennent roses et saignantes : elles commencent à bourgeonner. Le même travail s'opère sur la paroi de l'abcès dont la cavité se réduit rapidement, en même temps que l'abondance de la suppuration diminue. Bientôt les drains sont repoussés, il faut les raccourcir puis les supprimer.

Dès qu'il ne reste plus que la plaie d'incision, j'en saupoudre la surface avec du sérum de cheval chauffé desséché et pulvérisé, et je panse à plat avec des lanières de gaze aseptique, imbibées de sérum de cheval liquide. On voit le bourgeonnement très actif combler le fond de la plaie, puis l'épidermisation a lieu.

Souvent cette épidermisation finale est hâtée en faisant le pansement humide dont je viens de parler, mais sans le recouvrir d'imperméable.

En résumé, dans les abcès et les phlegmons, la durée de la maladie est certainement très diminuée par les pansements au sérum de cheval chauffé et la cicatrice par bourgeonnement se fait dans des conditions bien meilleures, elle est plus esthétique comme résultat final.

Nous avons traité suivant cette méthode 56 abcès ou phlegmons qui ont tous guéri très rapidement.

Sur 40 cas de phlegmons diffus graves, nous avons eu 38 guérisons et 2 décès; l'un par broncho-pneumonie suppurée, plusieurs semaines après le début du traitement, alors que l'état local était complètement transformé et en voie de guérison; l'autre par insuffisance hépatique avec accidents pleuro-pulmonaires droits suppurés. Ici encore, nous avions obtenu une très nette amélioration de l'état local.

Phlegmon de la main.

P... se pique à la face palmaire du pouce gauche avec un instrument septique le 7 août. Il entre à l'hôpital le 11 avec un panaris profond du pouce, et un phlegmon diffus de la main et de l'avant-bras; la main est en griffe, le thermomètre marque 39°.

Nous pratiquons un débridement au pouce. Drainage. Pansements à l'eau bouillie salée. Le 13 août, je dois réintervenir par une incision à la paume de la main et une autre à l'avant-bras avec drainage. Les tissus sont complètement infiltrés, mais il ne sécoule pas de pus. Des phénomènes cérébraux avec délire, agitation, apparaissent; température de 40. Pansement au sérum de cheval chauffé. Cet état dure trois jours, puis apparaissent des symptômes d'ictère grave avec albuminurie. Les mêmes pansements au sérum sont renouvelés.

Le 18 août, il commence à s'écouler un peu de pus sanieux. A la fin du mois, l'état général est devenu plus satisfaisant, l'albumine a disparu, l'ictère rétrocède, le pus devient épais et crémeux. Le 25 septembre il n'y a plus qu'un petit foyer suppuré du côté de l'éminence thénar, raideur considérable des doigts qui tendent à se mettre en griffe. Le 16 octobre les plaies opératoires sont cicatrisées. Massage. Le 3 janvier 1908 le malade conservant encore de la raideur du poignet et des doigts, quitte l'hôpital.

Phlegmon de tout le membre inférieur droit. Incisions multiples.

M. J..., quarante-deux ans, chef cuisinier, à la suite d'un traumatisme du genou (chute sur le genou contre le rebord d'un fourneau) fait un hématome sous-cutané qui s'infecte rapidement à la faveur d'une petite plaie contuse et de lésions de grattage.

Je l'examine six jours après l'accident; il avait eu la veille un grand frisson et présentait une température de 40°. État général grave. A l'examen, les téguments de la partie antérieure du genou et des parties latérales sont complètement décollées, rouges, violacées. Le décollement empiète sur la jambe et descend sur la face antéro-interne jusqu'au tiers moyen; en haut, il remonte à quatre travers de doigt au-dessus de la base de la rotule et sur la face externe de la cuisse jusqu'en son milieu.

Le malade est anesthésié au kélène. Deux incisions sont pratiquées en dehors et en dedans de la rotule; un autre débridement est fait au point déclive du décollement; deux autres incisions ouvrent les parties supérieures de la collection sur la face antérieure et sur la face externe de la cuisse. Il s'écoule une grande quantité de pus sanieux, mal lié, mélangé de sang et les plaies livrent passage à de grands lambeaux de tissu cellulaire mortifié comme des écheveaux de filasse. Des drains allant d'une incision à l'autre assurent l'écoulement du liquide. Lavage à l'eau bouillie salée, injection de 20 cm³ de sérum de cheval chauffé par les drains; pansement humide au sérum de cheval. Le malade présente un très mauvais état général avec un état de dépression et d'asthénie marqué; il a de l'albumine dans l'urine (environ 1 gr. par litre); perte complète de l'appétit, température aux environs de 39°. Les pansements et lavages au sérum de cheval sont renouvelés quotidiennement, la suppuration est abondante; à la partie supérieure de la cuisse, le décollement s'est étendu notablement plus haut que l'incision supérieure et je dois faire une contre-incision dans la région trochantérienne. Les jours suivants, la température s'est abaissée et le thermomètre oscille entre 36° et 38°, mais dans le courant de la seconde semaine, je dois faire sauter d'un coup de bistouri le pont cutané qui sépare l'incision interne du genou de l'incision inférieure de la jambe. Peu de jours après, je constate un décollement à la partie externe de la jambe au niveau de son tiers inférieur; une incision de décharge permet de placer un drain; les injections sont continuées à l'eau bouillie salée. L'état général s'améliore, l'appétit reparaît, le malade est beaucoup moins déprimé mais la suppuration est encore abondante.

A la fin d'août, au moment de mon départ, je confie les pansements à mon ami le Dr Bruguière. Une légère éraflure que je venais de me faire à la face dorsale du poignet gauche avec une épingle souillée de pus qui était tombée dans le lit du malade fut le point de départ d'un petit phlegmon local avec une grosse lymphangite et de l'adénite axillaire. Le début fut d'une brutalité inouïe : perte de connaissance, 41° de température, frissons répétés et intenses, énorme gonflement cinq ou six heures après. Quatre incisions furent immédiatement faites dans la partie infectée; il n'y avait naturellement pas de pus collecté, mais les tissus étaient mortifiés jusqu'au tissu cellulaire compris. Je pris de grands bains d'eau salée deux fois par jour, et je saupoudrai la plaie de sérum de cheval desséché à chaque pansement humide fait au sérum de cheval. Dès le lendemain, cette grosse réaction inflammatoire cédait; la température tombait aux environs de 38° et la lésion restait tout à fait localisée au poignet. L'élimination des tissus mortifiés demanda six jours; la cicatrisation était complète quatre jours après. Cet incident montre quelle virulence pouvaient avoir les microbes de cette infection.

Quoi qu'il en soit, les pansements du malade furent continués de la même façon par le Dr Bruguière pendant tout le mois de septembre. Le drain de l'extrémité supérieure de la cuisse, celui de l'extrémité inférieure de la jambe, ceux de la partie antéro-interne du genou furent successivement retirés.

A mon retour, le malade n'avait plus que deux drains à la partie externe de la cuisse et du genou. Je repris les pansements en suivant toujours la même méthode. La plaie de la partie antéro-interne du genou bourgeonne activement; elle est à peu près comblée et on la panse à plat. Les pansements ne furent plus renouvelés que tous les deux jours d'abord, puis tous les trois jours; la cicatrisation se fit d'une façon assez rapide qui permit de supprimer complètement les drains vers la fin de novembre.

Il fallut jusqu'au mois de février 1911 pour voir les téguments reprendre une coloration tout à fait normale et une souplesse complète. Jusqu'à cette époque, il y eut une desquamation par squames larges et épaisses avec œdème progressivement décroissant de tout le membre.

Nous avons plusieurs fois revu ce malade jusqu'à la fin de 1913; il est dans un état excellent, marche sans aucune raideur et peut vaquer sans fatigue à ses occupations habituelles.

Phlegmon diffus de l'avant-bras droit

M. O..., vingt-deux ans, se présente à notre examen le 30 mars 1912.

Le 23 mars, il a reçu un coup sur le sommet du coude droit; il n'y aurait eu à ce moment que quelques ecchymoses. Depuis cette date, la fièvre a fait son apparition et lorsque je l'examine, je constate un gonflement diffus de la région du coude et de tout l'avant-bras, la bourse séreuse olécrânienne paraît atteinte d'hygroma. Après applications de pansements humides, je revois le malade le 1er avril.

Il y a de la fluctuation profonde assez difficile à percevoir mais que l'on peut se renvoyer du tiers inférieur de l'avant-bras jusqu'à la pointe du coude. Température 39°,8; douleur extrêmement vive et élancements. État général mauvais. Je pratique au niveau de la bourse séreuse olécrânienne une incision qui donne issue à une grande quantité de pus mal lié, la sonde cannelée introduite à ce niveau s'engage dans un vaste décollement des téguments vers la partie externe de l'avant-bras au tiers moyen duquel une contre-incision est pratiquée; il s'écoule encore une assez grande quantité de pus avec de grands lambeaux de tissu cellulaire sphacélé.

Double drainage, pansement humide à l'eau bouillie salée.

Le 3 avril, je constate un nouveau décollement descendant jusqu'au tiers inférieur de l'avant-bras.

Je pratique un nouveau débridement à ce niveau. Après avoir enlevé par cette dernière incision deux grands écheveaux de tissu cellulaire mortifié, je place un troisième drain. Par chacun de ces drains j'injecte du sérum de cheval chauffé, au total 10 cm^3. Pansement humide avec du sérum de cheval chauffé. Ce pansement est renouvelé le 4, le 5 et le 6 avril.

A ce moment, le pus est devenu beaucoup moins abondant et crémeux, l'état général s'améliore rapidement, le malade ne souffre plus et a retrouvé son sommeil. Pansements humides au sérum de cheval chauffé avec injection dans les drains, le 8, le 10, le 12 et le 14; ce même jour, les drains sont raccourcis.

Le 17, le drain inférieur est supprimé; même pansement.

Le 20, les deux derniers drains sont enlevés, les plaies sont saupoudrées de sérum de cheval chauffé sec pulvérisé et recouvertes d'un pansement humide à l'eau bouillie salée; même pansement le 22; pansement sec le 24, cicatrisation complète avec intégrité de tous les mouvements le 26 avril.

Plaies contuses, gangréneuses.
Gangrène gazeuse. — Escharres.

Nous avons traité des plaies contuses, gangréneuses avec les pansements au sérum de cheval chauffé. Nous avions toujours soin, bien entendu, d'enlever les corps étrangers lorsqu'il s'en trouvait dans la plaie et de faire les débridements utiles pour qu'il n'y ait pas de clapiers ni de rétention.

Dans tous ces cas, aucun pansement antiseptique n'a été fait; lorsque nous avons dû baigner un membre, nous l'avons toujours fait dans de l'eau bouillie salée au titre isotonique. Des drains placés aux extrémités des plaies assuraient l'écoulement des sécrétions. Voici comment nous procédons au pansement :

La plaie est saupoudrée de sérum de cheval sec et pulvérisé; tous les points sphacélés, ou dont la vitalité paraît au moins compromise, toutes les anfractuosités sont plus abondamment saupoudrés que le reste; la plaie est ensuite tamponnée avec de la gaze imbibée de sérum de cheval, de façon à ce que celle-ci entre exactement en contact avec toutes les parties atteintes. Quelques compresses humides d'eau bouillie salée et un taffetas chiffon ou mieux une feuille de gutta-percha, recouvrent le tout. Ce pansement est renouvelé toutes les vingt-quatre heures environ, sans aucun lavage antiseptique.

Voici ce qu'on observe : Tout d'abord, on est frappé de voir dès le second ou le troisième pansement, que les points sphacélés paraissent bien moins nombreux et bien moins étendus qu'on ne l'aurait pu supposer tout d'abord. En bien des parties, des tissus que l'on pensait voués à une mort certaine et à l'élimination redeviennent rosés et saignants; ils reprennent vie, et leur bourgeonnement contribuera d'importante façon à la réparation ultérieure. Là où les tissus sont définitivement frappés de mort, la séparation d'avec le vif se fait en deux ou trois jours, et l'élimination des tissus sphacélés laisse apparaître une surface granuleuse saignante et bien vivace. Après quelques pansements, si l'on a soin de mettre plus de sérum sec dans les anfractuosités de la plaie, celle-ci se nivelle et se comble avec une étonnante rapidité, et l'épidermisation a lieu.

Dans 2 cas d'infection gangréneuse de la plaie opératoire chez des malades atteints de péritonite appendiculaire suraiguë, nous avons observé de larges fistules stercorales; dans l'un de ces cas même, il s'agissait d'une gangrène de tout le fond du cæcum que nous n'avions pas pu suturer à cause de la friabilité des parois de l'intestin malade. L'un et l'autre ont parfaitement guéri sans que nous ayons eu besoin de tenter aucune opération contre la fistule stercorale. Tous les tissus mortifiés se sont éliminés, y compris, dans un cas, une bande large de 2 cm. du bord externe du grand droit (il y avait eu de la gangrène gazeuse) en quelques jours et l'intestin s'est cicatrisé en moins d'une semaine. La plaie a bourgeonné, il y a eu une véritable production de tissus en surface comme en épaisseur. Chez un de ces malades, lorsque le bourgeonnement est arrivé au niveau de la peau, nous avons pu abraser au rasoir une mince couche de bourgeons charnus et après avoir décollé la peau saine au pourtour de la plaie, faire une véritable autoplastie par glissement, qui nous a donné sous un pansement au sérum de cheval, une cicatrisation secondaire par première intention avec une cicatrice aussi nette et régulière que s'il n'y avait eu aucune infection. Plusieurs mois après la guérison, le malade qui avait repris sa vie active, ne présentait aucune éventration.

Dans toutes ces observations, l'action du sérum de cheval sec et pulvérisé, a été particulièrement intéressante. En saupoudrant toutes les parties excavées, il semblait qu'on semât des tissus que l'on voyait pousser d'un pansement à l'autre, comme une véritable culture de bourgeons vivaces. Je n'ai jamais rien observé de semblable avec aucun autre pansement, et tous ceux qui ont vu et suivi quelques-uns de ces malades en ont été frappés comme moi.

Gangrène gazeuse.

Julien F..., cinquante ans, boulanger, originaire de l'Aisne, treizième d'une famille de quatorze enfants.

Rien de remarquable dans les antécédents héréditaires, il n'a pas quitté son pays jusqu'à vingt-deux ans, sauf pour faire onze mois de service militaire à Soissons.

Aucune maladie jusqu'à vingt-neuf ans. A ce moment, il aurait eu une fièvre typhoïde? qui aurait duré cinq mois, avec quarante jours de fièvre continue. Le début aurait été marqué par de fortes gastrorrhagies, répétées pendant trois jours. A trente et un ans, nouvelles gastrorrhagies, à l'occasion d'un état pulmonaire qualifié pleurésie, qui n'aurait pas nécessité de ponction. Le malade serait resté huit jours au lit ou à la chambre et aurait été complètement guéri au bout d'un mois.

A trente-neuf ans, phlegmon de l'annulaire droit, consécutif à une plaie par écharde de bois. Ce phlegmon a duré cinq mois et le doigt est resté très déformé. A plusieurs reprises, il y aurait eu de fortes hémorragies par la plaie.

Depuis, le malade est resté très bien portant jusqu'au 10 août 1910; à ce moment il se sent fatigué. Un médecin consulté quelques jours plus tard lui prescrit 40 gr. de sulfate de magnésie; mais dans la nuit qui précède l'administration du purgatif il a une gastrorrhagie. Néanmoins, il prend le matin sa purgation et a une nouvelle hématémèse violente, avec un mélœna dans la soirée et dans la nuit du 17 au 18 août.

Le Dr Coulombe voit le malade le 18 août et fait les constatations suivantes :

Le malade ne souffre pas, la peau et les muqueuses sont pâles, le pouls bat à 110, et la température axillaire est de 36°,5. En découvrant le malade, on est frappé par l'aspect du ventre augmenté de volume. Sous les fausses côtes gauches se voit une voussure considérable qui occupe tout le flanc. Il s'agit de la rate qui descend jusqu'à 17 cm. au-dessous des fausses côtes. Le foie dépasse le rebord costal de deux travers de doigt. Pas d'ascite ni d'ictère. Les urines ne contiennent ni sucre ni albumine.

Le Dr Coulombe fait faire un examen du sang. Glace, lait coupé d'eau de Vichy, bismuth en suspension dans un verre d'eau.

Le 21 août, le malade se plaint d'accès fébriles passagers mais violents depuis deux jours. Le 22 août, malgré des cachets de chlorhydrate de quinine, aspirine et sulfate de spartéine, le Dr Coulombe voit le malade au moment d'un nouvel accès qui évolue avec les phases suivantes : violent frisson, température à 40°,6. Stade de chaleur, enfin sudation profuse. Ces accès reviennent sans aucune régularité, mais avec un caractère paludique qui semble bien net.

Le malade est d'ailleurs relativement sobre, il ne boit qu'une demi-bouteille de vin à chaque repas et rien en dehors, depuis qu'il ne travaille plus. Pendant qu'il exerçait son métier de boulanger, il prenait en plus pendant la nuit 75 centilitres de vin et un café sans alcool.

Éliminant une affection hépatique, une cirrhose à cause de l'absence d'ictère, de la coloration normale des selles et de l'urine, du volume du foie et des gastrorrhagies antérieures dont la première remonte à vingt ans, mon confrère est amené à penser que la prétendue fièvre typhoïde n'était peut-être qu'une forme larvée de paludisme et il prescrit la quinine à hautes doses.

L'examen du sang fait par le Dr Barlerin fut toutefois négatif pour l'hématozoaire; on constatait seulement une anémie marquée avec leucocytose : 3 216 000 hématies par millimètre cube, et 13 120 leucocytes ainsi répartis :

Polynucléaires neutrophiles.	85 p. 100.
— œsinophiles	2 —
Grands monoculéaires	5 —
Lymphocytes	8 —

Le malade prit toutes les huit heures 75 cgr. de chlorhydrate de quinine, soit 2 gr. 25 par jour pendant deux jours; il n'a aucun accès fébrile. Le 25 août, pas de quinine : apparition d'un léger accès de fièvre. Reprise de quinine (12 cachets à la même dose).

Le 26 août, mon confrère constate une diminution considérable du volume de la rate qui ne déborde plus les côtes que de 12 cm. et ne fait plus de voussure apparente. Le malade n'a pas eu d'accès de fièvre et n'en aura plus jusqu'à sa guérison.

Le 27 août, il se plaint d'une tension douloureuse au périnée, la région est sensible. Application d'une pommade résolutive. Le 30 août, les douleurs étant plus fortes, on applique deux sangsues *loco dolenti* pendant cinq minutes. Le lendemain, le périnée est absolument normal et souple.

Le 1er septembre survient une augmentation douloureuse du

volume du testicule gauche. L'épididyme est intact. Reprise de la quinine et application de pommade résolutive. Le lendemain, le malade réclame avec insistance une sangsue qui amène du soulagement, mais à l'examen, le docteur Coulombe constate que si le testicule est désenflé, il y a de l'empâtement de tout le scrotum comme si le testicule avait saigné dans les bourses. Application de compresses humides chaudes.

Le 3 septembre, même empâtement. La peau paraissant un peu macérée, on supprime le pansement humide et on saupoudre de talc et de poudre de Lucas-Championnière.

Le 4, le docteur Coulombe est frappé en entrant par une forte odeur gangréneuse qui avait commencé la veille au soir; le scrotum suppure par plusieurs pertuis ouverts spontanément et dont le pourtour est sphacélé. C'est à ce moment que je vois le malade : je constate de la gangrène gazeuse avec phlegmon total des bourses et j'interviens le soir même; anesthésie au kélène, débridements du scrotum, drainage et pansement humide au sérum de cheval chauffé.

Le lendemain, le processus gangréneux s'est limité subitement, il n'y a plus aucune infiltration gazeuse; même pansement : pas d'antiseptiques, excision de fragments sphacélés du scrotum. Il n'existe plus de peau saine à la face antérieure des bourses et très peu sur les côtés : les trois cinquièmes du scrotum ont été détruits; on voit les deux testicules dépourvus de revêtement cutané.

Le 6, la plaie a un bon aspect bourgeonnant : il n'y a plus de trace de sphacèle et la suppuration est très modérée. L'odeur a presque disparu. Cependant le malade accuse une vague douleur de la joue droite; le masséter est contracté, l'ouverture de la bouche est gênée. Une injection de 20 cm^3 de sérum antitétanique est faite par le docteur Coulombe qui renouvelle matin et soir les pansements au sérum de cheval chauffé.

Le 7, le trismus s'est un peu accentué. Injection de 30 cm^3 de sérum antitétanique. En même temps, apparaît au pubis vers la droite un empâtement de 10 cm. de long sur 5 de haut.

Le 8, même état. Le malade se plaint en outre d'une gêne dans la cuisse gauche. On y constate de la contracture des adducteurs. 20 cm³ de sérum antitétanique.

Le 9, la contracture de la cuisse a diminué : même dose de sérum antitétanique.

Le 10, la contracture de la cuisse a disparu, le masséter est moins sensible, la bouche commence à se mieux ouvrir.

Le 11, injection de sérum, de sorte que le malade a eu 100 cm³ de sérum antitétanique au total.

Le même jour, la tuméfaction pubienne s'est affaissée après s'être ouverte spontanément à 4 cm. au-dessous de la verge. Il s'écoule là un pus jaune, bien lié, sans odeur. Drainage, injections de sérum de cheval chauffé dans les drains quotidiennement.

En cinq jours, cet abcès est complètement guéri. L'état de la plaie scrotale est stationnaire. Du 16 au 19, on ne fait qu'un pansement par jour; l'état local est devenu si satisfaisant que le Dr Coulombe pense ne devoir faire le pansement que tous les deux jours; mais la suppuration étant plus abondante le 21 septembre, mon confrère reprend les pansements quotidiens au sérum de cheval chauffé.

Après quelques attouchements légers à la teinture d'iode, la plaie scrotale s'est rétrécie et a bourgeonné; grâce à un bon spica, puis à un large suspensoir, le malade peut se lever et sortir. Il a pris au total 40 gr. de chorhydrate de quinine et 20 gr. d'extrait fluide de quinquina.

La rate restant stationnaire à 8 cm. des fausses côtes, mon confrère injecte le quatrième jour 10 cgr. d'arrhénal. Le sixième jour, la rate ne déborde plus le rebord thoracique que de 5 cm. et demi.

Au commencement d'octobre, le malade a un peu de diarrhée, puis de l'ascite avec de l'œdème malléolaire. Le foie ne déborde plus les côtes, il est plutôt petit.

Régime lacté absolu et administration d'un flacon de glandes hépatiques de Byla ; l'ascite disparaît en dix jours, et le périmètre abdominal passant par l'ombilic diminue de 105 cm. à 93 cm.

Théobromine. Régime lacto-végétarien.

Le 20 octobre la plaie scrotale s'est complètement refermée. Sans pouvoir m'attacher ici à tous les points curieux de cette intéressante observation, je ferai seulement remarquer que la gangrène gazeuse et les signes de tétanos ont été consécutifs à l'application d'une sangsue sur le scrotum, chez un malade qui ne présentait antérieurement aucune plaie accidentelle ayant pu servir de porte d'entrée à cette double infection. Elle paraît donc bien être le résultat d'une inoculation par la morsure de la sangsue.

Escharres. — J'ai eu l'occasion d'employer plusieurs fois le sérum de cheval chauffé en pansement sur des escharres. Les unes résultaient d'une infection gangréneuse, d'autres avaient été consécutives au décubitus, ou à la compression, par un appareil trop serré par exemple. Il était donc possible de se rendre exactement compte, dans ces cas, de l'action du sérum considéré comme milieu vitalisant pour les tissus, en dehors de son action désinfectante par phagocytose.

Les pansements au début ont été faits de la façon suivante : sur le pourtour de l'escharre, au niveau de la zone où devra apparaître le sillon d'élimination, j'ai déposé de la poudre de sérum de cheval chauffé ; ensuite j'ai recouvert toute l'escharre de compresses imbibées de sérum de cheval, et d'une feuille de gutta-percha. Ce pansement, très simple, a été renouvelé toutes les vingt-quatre heures. Après un temps relativement court, variant de trois à cinq jours, le sillon d'élimination s'est creusé, et, chose remarquable, notablement en dedans de la place qu'on lui aurait assignée le premier jour, de sorte que l'étendue de l'escharre est devenue moins grande. A ce moment, les bords sont nets et l'escharre est assez détachée pour que l'on puisse par quelques tractions légères, enlever toute la masse des tissus mortifiés. Autour de l'escharre et sous elle, les tissus sont rosés, déjà bourgeonnants presque partout, saignants et vivaces.

A partir de ce moment, je saupoudre toute la plaie de sérum sec, insistant sur les parties plus creuses, et je tamponne exactement la plaie avec de la gaze chiffonnée imbibée de sérum de cheval chauffé; la quantité varie naturellement avec l'étendue de la plaie : j'ai employé ainsi de 5 à 40 cm³ de sérum par pansement.

Tous les jours d'abord, puis tous les deux jours, quand j'ai renouvelé le pansement, j'ai constaté la disparition complète du sérum sec qui a fondu peu à peu sur place à la faveur du pansement humide et des sécrétions de la plaie. A chaque pansement, la prolifération des tissus était manifeste; j'ai vu ainsi se combler et se niveler complètement des plaies avec perte de substance tellement étendues qu'elles semblaient au début ne pouvoir guérir sans le secours de greffes.

Dans un cas en particulier, précédemment relaté en détail, l'escharre sacrée avait des dimensions énormes. En profondeur, elle intéressait toute la masse des muscles fessiers; elle laissait le sacrum entièrement à nu et complètement disséqué. L'articulation sacro-coccygienne était largement ouverte et des lambeaux de tissu cellulaire, détachés de la face pelvienne du sacrum, s'étaient éliminés en même temps que l'escharre. Cette énorme excavation s'est comblée entièrement par bourgeonnement, réhabillant en quelque sorte le sacrum de tissus nouveaux et la cicatrisation complète presque sans dépression a été obtenue sans que j'eusse besoin de recourir à des greffes.

Dans tous ces cas, les malades eux-mêmes, m'ont signalé l'effet analgésique du pansement. Au moment où l'on met le sérum sec, le malade accuse une sensation de piqûre, de cuisson légère qui disparaît aussitôt que la compresse imbibée de sérum est appliquée sur les tissus.

Nous avons soigné 6 cas d'escharres, dont 2 étaient des escharres de décubitus chez des cachectiques, tous ont guéri d'une façon remarquable.

CHAPITRE XVIII

PANARIS

Dans le traitement des panaris, le sérum de cheval nous a également rendu de grands services. Je ne ferai que signaler brièvement le panaris superficiel et le panaris dermique, dans lesquels la guérison a été obtenue d'une façon beaucoup plus rapide qu'avec tout autre mode de traitement. Nous excisons exactement l'épiderme soulevé dans la tourniole, de façon à ce qu'il ne puisse y avoir de rétention de pus, même minime, en aucun point; ensuite on saupoudre de sérum sec et on fait un pansement humide au sérum de cheval chauffé. Nous avons constaté des guérisons survenues en quelques jours.

Dans les panaris plus profonds, panaris anthracoïdes, panaris sous-dermiques, panaris de la gaine, il faut d'abord inciser pour livrer passage au pus; l'incision sera large et suffisamment profonde pour atteindre toute l'étendue des tissus infiltrés, et pour permettre de drainer convenablement. Nous insinuons du sérum sec et une mèche imbibée de sérum de cheval entre les lèvres de la plaie, de façon à les maintenir écartées. Le tout est recouvert d'un pansement humide au sérum. Lorsque les téguments tendent à se macérer, nous faisons pour un jour un pansement humide au sérum, sans taffetas imperméable; il sèche et permet aux téguments de se raffermir; puis nous reprenons le pansement humide.

L'inflammation peut aller plus loin et lorsqu'on incise un panaris, on trouve assez souvent une dénudation de la phalangette. L'action des pansements au sérum devient ici plus intéressante encore, car l'os, loin d'être voué à une mortification à peu près certaine, se recouvre de bourgeons charnus dès le troisième ou quatrième jour; la suppuration diminue et l'os est bientôt recouvert de tissus jeunes.

Dans un cas de panaris de ce genre, chez un accidenté du travail, je m'empressai de prévenir la Compagnie d'assurances que la phalangette était dénudée. Le médecin de la Compagnie n'étant venu voir le malade que trois jours plus tard, en raison d'un dimanche, fut fort surpris de trouver un doigt presque guéri, sans trace de dénudation de l'os.

De ces lésions osseuses que notre maître Lannelongue considérait dans certains cas comme des ostéomyélites des phalanges, nous rapprocherons l'ostéomyélite commune et les ostéopériostites typhiques. Nous avons essayé le sérum de cheval chauffé dans les pansements de ces affections, en nous basant toujours sur les propriétés que nous lui connaissons, d'exciter la leucocytose et la phagocytose et de stimuler la réparation en vitalisant les tissus. Dans ces cas, après l'intervention chirurgicale, nous avons saupoudré chaque jour la plaie de sérum de cheval desséché et nous l'avons tamponnée avec des mèches imbibées de sérum de cheval chauffé.

Dans toutes nos observations, les résultats ont été constants. La plaie bourgeonne avec une grande activité, elle devient rose, saignante, et se comble de bourgeons charnus serrés et denses, qui diffèrent nettement des gros bourgeons mous et grisâtres si généralement observés dans ces cas. La durée du traitement a été certainement beaucoup plus courte et la cicatrisation a été obtenue dans des conditions beaucoup meilleures et sans difformité.

Dans deux cas particuliers, l'action vitalisante du sérum de cheval chauffé s'est manifestée d'une façon spécialement intéressante à cause de la mauvaise nutrition des tissus sur lesquels nous l'avons appliqué.

Dans l'un, il s'agissait d'une sorte de mal perforant d'origine spécifique qui avait ouvert les articulations phalangophalangiennes de deux orteils. Il n'y avait à ce sujet aucun doute puisqu'on pouvait noter un écoulement de synovie, et que le stylet pénétrait entre les deux surfaces articulaires. De simples pansements au sérum de cheval chauffé ont amené la fermeture spontanée de ces deux articulations d'une façon définitive.

Dans l'autre cas, il s'agissait d'une malade qui avait eu un écrasement d'un doigt à 12 ans, et qui depuis cette époque présentait une cicatrice douloureuse avec névrite du collatéral, et troubles trophiques cutanés dans sa sphère d'innervation. Nous avons excisé la cicatrice et réséqué le collatéral au-dessus de la plaie. Sous des pansements au sérum de cheval, la réparation s'est bien effectuée, encore que la distribution du nerf ait été pendant quatre jours dessinée sur la peau par des taches rouges et quelques phlycténules minuscules, qui marquaient jusqu'aux filets anastomotiques. Depuis ce moment, toute douleur a définitivement disparu.

Au total nous avons vu 50 cas de panaris, qui se sont tous terminés par la guérison. En voici quelques exemples.

Panaris profond de l'index.

M. H... se présente à la consultation de l'hôpital le 26 avril 1906 avec un panaris profond de l'index droit. Il a été insuffisamment incisé et on observe sur le côté interne des deux dernières phalanges une plaie large et sphacélée. De plus un décollement sous-cutané s'étend à la face palmaire jusqu'au pli de flexion métacarpo-phalangien; deux orifices se sont spontanément formés sur le bord interne du doigt un peu au-dessus de la commissure; l'extrémité de l'index est sèche, bleuâtre et d'aspect gangréneux, toutefois les tendons ne sont pas dénudés et les articulations paraissent intactes.

Ce panaris grave peut être consécutif à une piqûre septique du bord interne de l'index près de son extrémité. Débridements, drainage, pansements humides au sérum de cheval chauffé renouvelés tous les jours.

Au troisième pansement l'extrémité de l'index a repris sa couleur et son aspect normaux. Le bourgeonnement se fait avec activité. Guérison le 11 mai. On commence des massages pour combattre un peu de raideur. Résultat fonctionnel excellent.

Panaris grave, consécutif à une piqûre anatomique.

M. X..., interne dans une maison de santé, m'est présenté le 3 novembre 1907 par le Dr Podevin. Il y a quatre mois il s'est fait une piqûre anatomique au médius droit en faisant à l'hôpital une autopsie de fièvre typhoïde; il lui a été fait successivement diverses incisions plus ou moins profondes et étendues; la phalangette a été désarticulée au bout de trois mois et demi. Actuellement l'infection persiste et ces jours derniers elle s'est même aggravée considérablement : le malade a eu de grands frissons, l'état général est mauvais, l'état moral déplorable; le doigt est tuméfié, violet, extrêmement douloureux; les deux lambeaux de la désarticulation sont réunis, mais à leur base et en dehors, il s'écoule un peu de liquide sanieux et mal lié. En outre, la paume de la main est tendue, excessivement douloureuse; il y a un œdème dorsal énorme.

Je sépare les deux lambeaux pour laisser la plaie largement ouverte; je fais une incision sur la face palmaire de la première phalange et une contre-incision à la paume de la main : toutes deux livrent passage à de la sérosité roussâtre qui sourd de tissus sphacéliques. Drainage.

Je fais un pansement en saupoudrant la plaie bien ouverte de sérum sec et en la recouvrant de compresses imbibées de sérum de cheval chauffé. Je conseille de renouveler ces pansements chaque jour.

Le Dr Podevin qui a suivi le malade m'écrit : « au bout de vingt-quatre heures nous avons vu la suppuration s'établir progressivement au niveau des incisions. A partir de ce moment les phénomènes généraux d'intoxication ont disparu et le malade a guéri. Dans mon esprit il n'est pas douteux que le sérum de cheval chauffé a exercé une influence manifeste sur la phagocytose. »

CHAPITRE XIX

AFFECTIONS CHIRURGICALES DIVERSES

Dans un grand nombre d'autres affections chirurgicales nous avons employé le sérum de cheval chauffé, sec ou liquide, tantôt pour prévenir, tantôt pour combattre l'infection; dans tous les cas pour éviter l'hémorragie et favoriser la réparation des tissus.

Observant toujours les mêmes principes de pansement, nous nous sommes attachés à assurer un contact aussi étendu et aussi intime que possible du sérum avec les parties malades. Les seules variantes dans nos pansements ont été commandées par la région atteinte; nous n'en répéterons donc pas la technique. Une simple énumération permettra de se rendre compte que les résultats sont les mêmes dans toutes les régions, et pour tous les organes.

Sutures tendineuses. — Nous avons exécuté 16 sutures tendineuses, dans des conditions souvent défavorables, avec des plaies infectées, nous avons eu 16 guérisons avec résultats fonctionnels satisfaisants.

Corps étrangers. — L'extraction de 19 corps étrangers a été faite avec succès, sans aucun incident.

Chirurgie osseuse. — Nous avons suturé avec succès 2 fois la clavicule, 3 fois l'olécrâne, 4 fois la rotule, 4 fois le tibia, 2 fois le radius.

6 cas d'ostéomyélite grave, 15 cas d'ostéite, ont également guéri.

3 cas d'arthrite suppurée ou d'ouverture articulaire en milieu septique, une tarsectomie, une résection du coude, se sont heureusement terminés.

Crâne et face. — 32 interventions, pour polypes du nez, hypertrophie des cornets, polypes naso-pharyngiens, perforation de la lèvre inférieure, plaies septiques étendues de la face, fractures du nez, fractures du crâne avec suppuration, mastoïdites, sinusites frontales ou maxillaires, se sont toutes terminées par la guérison.

Moelle et rachis. — 1 cas de laminectomie pour lipome comprimant la moelle, 1 cas de spina bifida, ouvert spontanément, ont également guéri.

Organes génitaux urinaires. — Dans cette catégorie de faits, nous comptons 2 phlegmons périnéphrétiques, avec 2 guérisons; 1 calcul du bassinet avec malformation congénitale et infection, guéri; 1 cas de calculs du rein et du bassinet, mort de broncho-pneumonie le septième jour; 1 néphrectomie pour tuberculose rénale suppurée, avec guérison; 3 ruptures de l'urètre avec phlegmon urineux, ont donné 3 guérisons; enfin 22 interventions diverses sur les organes génitaux, dont 1 cas d'éléphantiasis, avec 22 guérisons.

Anus et rectum. — Nous avons opéré avec succès; 8 fistules anales, 24 cas d'hémorroïdes, 2 polypes du rectum; 8 cas de fissure anale; 9 abcès de la marge de l'anus; enfin 1 cas curieux de recto-côlite proliférante et sténosante dont voici l'observation, intéressante à cause d'un procédé nouveau que nous avons imaginé pour dilater les rétrécissements en exerçant la contractilité de l'intestin, et grâce auquel nous avons pu fermer l'anus contre nature et obtenir une guérison complète et définitive.

Côlo-rectite proliférante et sténosante.

Mme de K..., quarante-quatre ans, fut prise en 1895 d'une première hémorragie rectale assez abondante, mais qui céda bientôt devant quelques soins d'hygiène et une régularisation des selles.

En 1897, de nouvelles hémorragies rectales survinrent, moins abondantes, mais assez prolongées, qui cédèrent enfin pour ne reparaître qu'en 1900. La malade n'y attachait pas grande importance et mettait volontiers ces accidents sur le compte de la constipation habituelle, de la fatigue et du surmenage.

En 1903, les hémorragies reparurent encore, cette fois plus fréquentes; la constipation était opiniâtre et les matières amincies et déformées.

En 1905, les hémorragies revêtirent un caractère de haute gravité par leur extrême abondance et leur longue durée. L'état général commence à être fortement altéré, le teint devient pâle, puis jaunâtre.

La malade, ordinairement assez forte et énergique, se déprime rapidement et tombe dans un état d'extrême faiblesse. En même temps, elle maigrit considérablement.

Cet état s'accentue de plus en plus, jusqu'au 17 mai 1906, époque à laquelle je suis appelé à examiner la malade.

Je trouve une femme véritablement cachectique, avec un teint terreux, jaune paille, dans un état de maigreur squelettique; les muqueuses sont décolorées. La faiblesse est telle que la malade qui perd continuellement du sang en abondance est immobilisée au lit; le moindre mouvement réveille des tendances syncopales.

Aucun examen local n'avait été fait et l'on s'était contenté de l'étiquette *flux hémorroïdaire* et du traitement médical des hémorroïdes.

A l'inspection, la région anale ne présente rien de spécial; mais le toucher rectal permet de constater à 5 cm. environ au-dessus du sphincter anal, une masse végétante en chou-fleur qui encombrait la lumière de l'intestin et saignait profusément au moindre contact. La paroi intestinale dure et infiltrée donnait l'impression d'une tumeur. La lumière de l'intestin était rétrécie au point que la pulpe de l'index ne pouvait y être engagée, en sorte que le toucher rectal ne pouvait permettre d'apprécier jusqu'où remontait la lésion.

Le toucher vaginal donnait à ce point de vue plus de renseignements. Je sentais parfaitement la tumeur rectale dure et douloureuse sur laquelle je pouvais mobiliser et faire glisser facilement la muqueuse; mais aussi profondément que je pus refouler le cul-de-sac postérieur, je n'arrivai pas à dépasser les limites supérieures de la tumeur.

Aucun antécédent syphilitique.

Je conclus à un cancer du rectum, déjà étendu, peut-être inopérable et je conseillai l'établissement d'un anus contre nature, tant pour débarrasser l'intestin des matières qui l'encombraient que pour calmer les douleurs et arrêter l'hémorragie en supprimant le ténesme, les épreintes et le passage irritant du bol fécal sur la tumeur ulcérée.

Cette opération fut pratiquée par moi le 19 mai 1906. Toutefois, je fis à gauche une incision assez grande pour pouvoir explorer le bassin et me rendre compte de l'étendue de la tumeur; je désirais notamment voir s'il y avait envahissement ganglionnaire et juger de la possibilité ultérieure d'une extirpation abdomino-périnéale du rectum.

La tumeur rectale remontait à 3 cm. environ au-dessus du cul-de-sac recto-vaginal du péritoine; plus haut, l'intestin paraissait sain. Mais à la partie supérieure du côlon pelvien, je sentis une seconde tumeur analogue bien limitée, assez dure et du volume d'une pomme d'api. En remontant le long du côlon descendant, je trouvai en son milieu une troisième tumeur analogue aux deux précédentes, un peu moins volumineuse. L'exploration manuelle du reste du gros intestin ne me permit de retrouver aucun autre noyau dur, aucun épaississement. Nulle part je ne constatai l'existence de masses ganglionnaires; cela joint à l'existence de trois tumeurs séparées par des portions intestinales parfaitement souples et saines, ne laissait pas que de me surprendre. Je pratiquai l'anus contre nature au-dessus de la troisième tumeur, par conséquent assez près de l'angle gauche du côlon. L'anus fut fait en deux temps : fixation de l'intestin avec création d'un fort éperon et, quelques jours plus tard, ouverture de l'anse au thermocautère.

Il s'échappa de l'intestin une quantité profuse de matières et je pus constater à l'aide du petit doigt introduit dans le bout inférieur, que la tumeur supérieure était fongueuse et saignante comme celle sentie par le toucher rectal. L'intestin était, ici encore, rétréci au point de ne pas laisser s'engager le petit doigt.

L'évacuation maintenant facile des matières par cette voie dérivée, laissant au repos les portions malades de l'intestin, les hémorragies s'arrêtèrent en quelques jours, grâce à des injections quotidiennes de sérum de cheval dans le bout inférieur.

Je prélevai alors, aux ciseaux, par l'anus contre nature et par l'anus normal deux fragments de bourgeons, assez gros pour permettre un examen histologique. J'acquis ainsi la certitude qu'il ne s'agissait pas d'un épithélioma, mais bien d'une côlo-rectite proliférante et sténosante, présentant trois foyers : un sur le côlon descendant, un à l'origine du côlon pelvien, un dans le rectum.

Après avoir laissé la malade se reposer un peu, et l'avoir remontée à l'aide d'injections de sérum artificiel, je me décidai à intervenir à nouveau, le 11 juillet 1906.

Anesthésie générale au chlorure d'éthyle. Avec des curettes utérines à cuillère tranchante de petite dimension et à très longue tige, que j'avais fait faire, je curettai les fongosités du noyau supérieur, par l'anus contre nature, agissant avec précautions pour ne pas perforer l'intestin. Je parvins ainsi à dégager complètement les fongosités du premier point rétréci et je pus atteindre le second, sur lequel j'opérai de même façon.

Ensuite, dilatant l'anus, je curettai également le rectum, de façon à dépasser les limites supérieures de ce dernier foyer. L'hémorragie fut de médiocre importance. Je lavai largement l'intestin en faisant passer par l'anus contre nature un courant d'eau salée qui ressortait par l'anus normal. Enfin, je remplis le rectum à l'aide d'une mèche de gaze imprégnée de sérum de cheval chauffé et j'en plaçai une seconde, semblable, dans le côlon descendant, par l'anus contre nature. Ce pansement fut quotidiennement renouvelé après un grand lavage à l'eau salée, jusqu'aux premiers jours d'août.

La cicatrisation se fit dans des conditions excellentes et, en même temps, l'état général devint très bon; la malade engraissait, perdait sa teinte jaune paille et sentait revenir ses forces.

L'exploration de l'intestin faite avec le doigt tant par l'anus vrai que par l'anus contre nature, me permit de constater que si la cicatrisation était complète, grâce au curettage suivi de plusieurs pansements au sérum de cheval, il restait au niveau des points atteints un rétrécissement notable, au moins pour les deux foyers extrêmes; par l'anus contre nature, on trouvait un rétrécissement qui admettait à grand'peine l'extrémité du petit doigt.

L'idéal me paraissait être de dilater ces rétrécissements pour arriver à rétablir le cours normal des matières; mais si les deux rétrécissements extrêmes pouvaient être atteints avec des bougies d'Hégar, comment arriver à dilater le rétrécissement moyen? Voici ce que j'imaginai dans ce but.

Après avoir mesuré la longueur et pris la forme des bols fécaux dans le côlon descendant, dans le côlon pelvien et dans le rectum au cours de plusieurs autopsies, je fis construire par M. Galante une série de cylindres en ébonite, à extrémités coniques, de même longueur et de même forme que les bols fécaux et de diamètre progressivement croissant.

Les deux extrémités étaient percées d'un trou transversal qui permettait de les attacher les uns aux autres, en chapelet, avec de la soie.

Au mois de septembre, une longue anse de soie ayant été fixée à la pièce du plus petit diamètre, celle-ci fut introduite dans le bout inférieur de l'intestin par l'anus contre nature; une chasse d'eau salée isotonique l'entraîna le plus loin possible. Sur ce corps étranger, l'intestin commença à se contracter et le second jour, la malade accusa la sensation de besoin d'aller à la selle; elle fit quelques efforts et expulsa par l'anus la pièce d'ébonite, suivie de son anse de soie dont l'extrémité ressortait par l'anus artificiel. Il me fut alors facile d'y attacher successivement les autres pièces, de diamètre croissant, qui furent expulsées de la même manière par l'anus après avoir traversé les rétrécissements en les dilatant.

Je fis passer trois fois la série de ces dilatateurs qui augmentaient le calibre de l'intestin tout en réveillant la contractilité de sa paroi musculaire.

En novembre, je procédai à la destruction de l'éperon avec la pince entérotome; le 15 novembre je tentai de fermer l'anus contre nature; je n'y réussis que partiellement. Une nouvelle tentative en décembre amena la fermeture presque complète. Enfin après une dernière intervention, la fermeture fut achevée en 1907.

Depuis ce moment, la guérison s'est maintenue parfaite jusqu'à ce jour; la malade va régulièrement à la selle sans difficulté et les matières moulées sont d'un calibre normal.

L'état général est excellent, les forces sont bien revenues et la malade vaque à ses occupations habituelles dans son ménage.

L'emploi du sérum de cheval chauffé nous a permis dans ce cas de combattre l'infection au niveau de surfaces proliférantes, de réduire l'hémorragie au moment du curettage, d'obtenir ensuite une cicatrisation complète et rapide, assez souple pour permettre la dilatation des rétrécissements.

CHAPITRE XX

HÉMORRAGIES

Nous avons personnellement employé le sérum de cheval chauffé pour combattre ou pour prévenir des hémorragies, depuis près de douze années. A titre curatif, nous l'avons utilisé, suivant les cas, en injections intra-veineuses ou en applications locales; à titre préventif, nous n'avons eu l'occasion de nous en servir qu'en applications locales. Voici l'ensemble des résultats que nous avons enregistrés :

1° **Emploi curatif.** — A. *Injections intra-veineuses.* — J'ai injecté dans la veine médiane céphalique, des doses de sérum de cheval chauffé qui ont varié de 20 à 5 cm^3; ces injections ont été répétées, à doses décroissantes, en général pendant trois à quatre jours. Elles ont été faites suivant la technique habituelle des injections intra-veineuses. Sur le conseil de mon ami, le Dr Besredka, j'ai le plus souvent fait ces injections avec interruptions de quatre à cinq minutes entre chaque centimètre cube pour les 3 ou 4 premiers centimètres cubes : l'aiguille restait en place dans la veine; l'injection était simplement arrêtée par une pince placée sur l'ajutage en caoutchouc, allant de l'ampoule à l'aiguille. Le reste de la dose était ensuite poussé lentement, sans interruption.

Dans 1 cas, le même malade a présenté 2 hémorragies à huit mois d'intervalles, toutes deux traitées par l'injection intra-veineuse de sérum de cheval chauffé; la seconde injection faite avec les précautions indiquées ci-dessus n'a déterminé aucun accident d'anaphylaxie.

Nous avons eu à employer le sérum de cheval chauffé, à

titre curatif, en injection intra-veineuse dans 8 cas. Dans l'un il s'agissait de purpura, avec hématurie et hématémèse; dans 2 autres cas, il s'agissait d'hépatiques avérés, qui ont présenté l'un une épistaxis, l'autre une épistaxis, des hématémèses et des entérorragies graves.

3 autres faits ont trait à des hémoptysies tuberculeuses. Les 2 derniers malades avaient des hémorragies consécutives à des extractions dentaires : l'un avait de l'hémophilie familiale, l'autre de l'hémophilie acquise.

Dans ces 8 cas, l'arrêt de l'hémorragie a été très rapide et constant.

B. *Application locale.* — 9 fois, nous avons employé le sérum de cheval chauffé, soit à l'état sec, soit liquide, en applications locales, à titre curatif dans les cas d'hémorragie. 3 fois il s'agissait, à trois ans de distance, d'hématuries vésicales, chez le même prostatique. Un autre malade, porteur d'une tumeur vésicale voisine du col, présenta dans l'espace de cinq semaines trois hématuries, deux spontanées, et une provoquée par l'examen cystoscopique. A chaque fois l'hémorragie fut arrêtée en quelques heures par l'instillation de 20 cc^3 de sérum de cheval chauffé dans la vessie. Dans 1 autre cas, l'hémorragie avait pour origine une plaie infectée du poignet, chez un hémophile familial. 2 autres malades ont été traités pour des hémorragies consécutives à des extractions dentaires; l'un était un hémophile familial dont nous venons de parler, l'autre avait de l'hémophilie acquise. Dans les 6 cas, l'arrêt de l'hémorragie a été très net et rapide; nous n'avons pas vu d'accidents anaphylactiques.

2° *Emploi préventif.* — Jusqu'ici nous n'avons pas eu l'occasion de pratiquer des injections intra-veineuses de sérum de cheval chauffé à titre préventif, mais nous en avons plusieurs fois injecté dans le péritoine avant des interventions abdominales; dans aucun de ces cas nous n'avons eu à constater d'hémorragies, même légères. Chez un grand nombre de malades nous avons employé le sérum de cheval chauffé, soit en injections dans le péritoine ou dans la plèvre, soit en pansements sur des plaies diverses; là nous avions un autre but que celui de prévenir l'hémorragie, mais nous avons été frappés de ce fait, que le suintement sanguin post-opératoire a toujours été très réduit. En particulier dans des interventions sur la cavité nasale, la cavité buccale, dans des opérations pour hypertrophie des amygdales, pour végétations adénoïdes du pharynx, qui souvent donnent lieu à une perte de sang post-opératoire assez notable, nous n'avons jamais vu la moindre velléité d'hémorragie.

A la suite des interventions osseuses et particulièrement dans l'ostéomyélite, qu'il s'agisse de l'opération à la période aiguë, ou de l'ablation de séquestres, on a toujours un écoulement sanguin abondant, qui sans prendre fatalement un caractère hémorragique, traverse les premiers pansements. Or, dans les cas où nous avons employé le sérum de cheval chauffé, sec ou liquide, pour panser la brèche osseuse, nous avons été très frappés de la rapidité avec laquelle l'écoulement sanguin s'est arrêté.

En somme chaque fois que nous avons eu recours au sérum de cheval chauffé, nous avons eu l'impression nette que la perte de sang a été notablement diminuée.

Des faits plus nombreux seraient nécessaires pour mieux établir ce dernier point; mais il n'est pas douteux, pour nous, que le sérum de cheval chauffé constitue un très puissant moyen d'hémostase contre les hémorragies en nappe, même lorsqu'il y a une modification profonde de la crase sanguine, ou que le sujet est atteint d'hémophilie acquise ou familiale. Il y aurait un réel intérêt, chez les hémophiles, à faire de parti pris une injection préventive intra-veineuse, avant toute intervention; cette mesure pourrait être étendue à tous les malades qui doivent subir une opération susceptible de donner lieu à des hémorragies; cela serait, nous semble-t-il, d'autant plus indiqué, que l'injection provoque une leucocytose artificielle, grâce à laquelle la résistance du malade à l'infection se trouve très augmentée. On pourrait ainsi prévenir à la fois les hémorragies et l'infection.

CHAPITRE XXI

VÉGÉTATIONS ADÉNOÏDES ET HYPERTROPHIE AMYGDALIENNE

L'opération des végétations adénoïdes du pharynx et la résection des amygdales, souvent réunies en une seule intervention, sont aujourd'hui de pratique courante. Ces opérations donnent normalement lieu à un écoulement sanguin assez important par la bouche et les narines, écoulement qui s'arrête de lui-même très vite. Mais il peut arriver que le sang ne s'arrête pas ou que son écoulement reprenne secondairement, avec les caractères d'une véritable hémorragie que l'infection favorise. Récemment, le Dr E. Doulcet, dans le numéro du 21 février 1914 du *Journal de Médecine de Paris* a étudié ces hémorragies et leurs traitements; il passe en revue les divers moyens mécaniques, les substances hémostatiques auxquelles on peut avoir recours, et signale l'emploi de sérum d'animaux. Chez les hémophiles, il conseille, en se basant sur les travaux de P.-E. Weill, de faire une injection préventive intra-veineuse de sérum de cheval normal.

Depuis plus de dix ans, nous avons systématiquement utilisé le sérum de cheval chauffé dans ces opérations. Nous avons suivi la technique que voici : aussitôt l'opération terminée, les amygdales et le pharynx sont badigeonnés avec des tampons d'ouate stérilisée largement imbibés de sérum de cheval chauffé; en outre, le malade ayant la tête renversée en arrière, on vide 5 cm³ environ de sérum dans chaque narine; enfin, à l'aide d'un tube de verre muni d'une soufflerie, on insuffle sur les surfaces saignantes un peu de sérum sec et pulvérisé grossièrement. Dans la journée on verse plusieurs fois un peu de sérum par les narines.

Lorsque nous avons eu à enlever un polype nasal ou un cornet, une mèche imbibée de sérum servait à faire un tamponnement peu serré du côté opéré. Au bout de quarante-huit heures au plus, cette mèche était enlevée sans difficulté ni douleur, car elle reste humide, gluante de leucocytes et n'adhère pas aux tissus.

Par la suite, après un lavage avec un peu d'eau bouillie salée au titre isotonique (10 p. 1000), nous versons un peu de sérum de cheval dans les narines, plusieurs fois par jour.

J'ai opéré 52 cas de végétations adénoïdes du pharynx, en utilisant le sérum de cheval chauffé suivant la technique que je viens d'indiquer. Sur ces 52 cas d'adénoïdectomie, 28 ont été accompagnés d'amygdalectomie, 8 de résection de cornet et 4 d'extirpation de polype muqueux. Je n'ai jamais eu à constater la moindre tendance hémorragique, je n'ai vu aucune infection et la cicatrisation s'est opérée régulièrement dans un temps très court.

Les avantages de cette manière de faire sont en effet d'éviter l'hémorragie et l'infection, la première souvent conséquence de la seconde, et d'activer la réparation des tissus.

Végétations adénoïdes.

Adénoïdectomie	simple	12
—	avec amygdalectomie	28
—	avec résection de cornet	8
—	avec ablation de polype	4
	Total sans accidents	52

CHAPITRE XXII

ANGINES

Dans un certain nombre de cas d'angines et d'amygdalites, nous avons essayé d'utiliser le sérum de cheval chauffé. Il s'agit en somme d'une infection microbienne, avec tout le cortège symptomatique de l'inflammation : la multiplication des leucocytes et leur appel local au siège de l'infection semblait donc *a priori* devoir être utile au traitement. Nous avions vu, sous son influence, des fausses membranes se détacher rapidement de la surface de plaies putrides, du col de l'utérus et de la muqueuse vaginale, dans des infections puerpérales dues au streptocoque. N'était-il pas permis de supposer que les enduits blanchâtres pultacés ou membraneux, si souvent dûs aussi au streptocoque dans les angines, devraient de même s'éliminer rapidement sous l'action du sérum.

Nous l'avons employé dans les angines, de la façon suivante : à l'aide d'un petit tampon d'ouate hydrophile stérilisée, nous avons fait faire des badigeonnages répétés des amygdales, des piliers et du pharynx. Après le badigeonnage, nous avons fait insuffler du sérum de cheval chauffé sec et pulvérisé, en usant d'un petit tube de verre muni d'une poire en caoutchouc; la poudre de sérum est projetée ainsi facilement sur les surfaces malades, elle s'y colle pour fondre sur place.

Les faits ont pleinement justifié nos prévisions, nous avons vu les enduits pultacés, les fausses membranes se détacher en très peu de temps; l'inflammation cède bientôt et la guérison est très accélérée.

Un point particulier mérite d'être signalé, c'est la sédation presque immédiate de la douleur. La plupart des malades accusent une diminution de l'élément douleur, parfois sa disparition même en quelques minutes. Il nous semble que le fait peut s'expliquer de la façon suivante : la douleur est due à la compression des terminaisons nerveuses par la distension des tissus congestionnés et turgescents; dès que le sérum commence à fondre, il se produit un appel de leucocytes à la surface de la muqueuse; la tension des tissus diminue par une sorte de saignée blanche et par conséquent la compression des terminaisons nerveuses s'atténue aussi. En tout cas, et quelle que soit l'interprétation qu'on y donne, le fait certain, c'est la sédation de la douleur qui m'a presque toujours été signalée spontanément par les malades.

Nous avons employé le sérum de cheval chauffé dans 35 cas d'angines, tant chez l'enfant que chez l'adulte. 21 fois, il s'agissait d'angine pultacée ou d'amygdalite à fausses membranes blanchâtres non diphtériques; la guérison a été très prompte; dans certains cas, deux ou trois applications de sérum ont suffi à la produire.

6 malades ont été traités de même pour des angines sans points blancs, avec forte congestion et rougeur écarlate des amygdales, des piliers, du bord libre du voile et de la luette. Chez ces 6 malades, la disparition de la douleur a été presque instantanée, et l'inflammation s'est arrêtée court. Dans 5 autres cas, il s'agissait d'angine phlegmoneuse avec abcès ou infiltration purulente de l'amygdale; ici, nous avons fait précéder le badigeonnage et l'insufflation de sérum, par un grand lavage au bock avec de l'eau bouillie salée au titre isotonique chaude. Leur évolution favorable a été particulièrement courte; le gonflement a diminué dans les premières vingt-quatre heures et les malades ont pu commencer à ouvrir facilement la bouche. Enfin 3 derniers cas étaient des angines gangréneuses graves, avec suffusions sanguines; leur guérison a néanmoins été obtenue en deux à trois jours, et dès le début de la seconde journée, la gorge avait complètement changé d'aspect.

En résumé, tous les cas d'angine que nous avons traités par ce procédé, ont guéri avec une évolution extrêmement courte. Le seul inconvénient de cette méthode de traitement d'une application très simple, consiste dans le goût fade, un peu désagréable du sérum.

CHAPITRE XXIII

MÉTRITES

Dans 63 cas de métrite que nous avons eu à traiter sans opération ni curettage, nous avons eu : 30 métrites du col avec ulcération. — 9 métrites totales du corps et du col avec ulcération de ce dernier. — 9 métrites avec rétroversion ou antéversion. — 15 métrites du col avec légère augmentation de volume des annexes (salpingite) ou infiltration du ligament large.

Dans ces divers cas, le traitement a été fait de la façon suivante : Après avoir exposé le col au spéculum et l'avoir soigneusement nettoyé avec des tampons imbibés d'eau bouillie salée au titre isotonique, nous avons introduit dans l'utérus un crayon de sérum de cheval chauffé. La surface du col a été largement saupoudrée de sérum sec que nous insufflions à l'aide d'un tube de verre muni d'une poire de caoutchouc à l'une de ses extrémités. Un tampon vaginal de ouate de tourbe recouverte de gaze trempé dans le sérum de cheval était appliqué au contact du col pour terminer le pansement.

Au bout de vingt-quatre heures, la malade retirait son tampon et prenait des injections avec une solution isotonique de chlorure de sodium et du bicarbonate de soude à 1 p. 100. Un nouveau pansement était fait de la même manière tous les deux jours.

La guérison a été obtenue dans 52 cas avec un nombre de pansements qui a varié en général de 3 à 11 par malade. Cependant, dans un cas qui s'accompagnait d'annexite double non suppurée, il a fallu 16 pansements; dans un autre où la métrite était compliquée d'une salpingite gauche, 20 pansements furent nécessaires pour obtenir la guérison.

Dans les 9 cas où la métrite cervicale s'accompagnait d'une déviation utérine, nous avons pu, en ajoutant un peu de massage gynécologique au traitement, obtenir la guérison du déplacement de cet organe. Deux fois la rétroversion n'a pas disparu et nous avons dû plus tard intervenir par un raccourcissement intra-abdominal des ligaments ronds.

Sur les 15 cas dans lesquels la métrite s'accompagnait de salpingite ou d'infiltration du ligament large, nous avons vu 4 fois persister les lésions annexielles ; dans les autres observations, la sensibilité et l'augmentation de volume des annexes ont disparu.

Métrites.

	Cas.	Guérison.	Insuccès.
Totaux	63	52	11

Dans l'ensemble, nous avons constaté 11 insuccès : l'ulcération du col s'est détergée, le fond a commencé à bourgeonner, mais le travail de réparation s'est arrêté à ce point sans arriver jusqu'à la cicatrisation complète. Ces 11 échecs se répartissent de la façon suivante : 5 sur les 30 cas de métrite cervicale. — 2 sur les 9 cas de déviation utérine. Ces 2 insuccès se rapportent aux 2 cas de rétroversion qui ont dû être opérés plus tard. — 4 sur les 15 cas de métrite accompagnée de salpingite. De ces 4 insuccès, 3 se rapportent à des malades qui ont conservé des lésions annexielles.

Dans les 52 cas où la guérison a été obtenue, nous avons observé dès le second pansement que la surface ulcérée du col prenait un aspect rosé et bourgeonnant; l'ulcération se comblait peu à peu par de fins bourgeons serrés très vivaces et saignant facilement au contact d'une compresse. La cicatrisation de la muqueuse, comme dans les plaies extérieures progressait rapidement de la périphérie au centre, aussi bien du côté de la muqueuse cervicale que du côté de la portion vaginale du col. Par l'orifice cervical, lorsque nous avons fait revenir les malades avant qu'elles n'eussent pris d'injection, on voyait s'écouler en quantité appréciable un liquide épais et gluant d'odeur particulière assez forte, dans lequel on retrouvait au microscope une quantité énorme de leucocytes polynucléaires.

CHAPITRE XXIV

COLITE MUCO-MEMBRANEUSE

Nous avons essayé l'effet du sérum de cheval chauffé dans la côlite muco-membraneuse en procédant de la façon suivante :

Le malade ayant vidé son intestin, est allongé dans le décubitus latéral droit, on fait alors basculer le lit; pour réaliser la position déclive du plan de Trendelenburg. On introduit alors dans l'anus une longue sonde molle en caoutchouc n° 20 ou 22; la sonde urétrale ou mieux une sonde œsophagienne remplit cet office. Lorsqu'elle est introduite jusqu'au pavillon, on y adapte l'extrémité ouverte d'une ampoule de 20 cm³ de sérum de cheval chauffé; il ne reste plus qu'à ouvrir l'autre extrémité pour que le liquide s'écoule dans l'intestin. Généralement nous avons injecté 20 cm³, quelquefois 40, à chaque fois. Ces injections ont été répétées tous les jours ou tous les deux jours. Lorsque le liquide est écoulé et que la sonde est enlevée, le malade restant dans la position déclive, on masse légèrement le côlon en remontant son trajet depuis la fosse iliaque gauche pour favoriser la diffusion du liquide. Le sujet évite d'aller à la selle dans les heures qui suivent l'injection. Assez fréquemment, après la première injection, le malade éprouve quelques coliques et expulse en allant à la selle une abondante quantité de fausses membranes et de glaires. Aussitôt après les douleurs s'atténuent et le plus habituellement cessent après la troisième ou quatrième injection.

Nous avons employé ce procédé dans 50 cas de côlite muco-membraneuse. Nous avons enregistré 10 insuccès, qui se rapportent tous à des malades qui avaient en même temps de l'entérite avec inflammation de l'intestin grêle. Chez les 40 autres malades, nous avons obtenu le meilleur résultat, avec un nombre d'injections variant de 5 à 16. Plusieurs d'entre eux présentaient au début du traitement une douleur nette au point de Mac Burney, sans avoir eu cependant de crise appendiculaire aiguë proprement dite; chez 2 de ces malades, nous avons dû intervenir, après dix-huit mois ou deux ans, pour enlever un appendice qui restait douloureux et avait donné lieu à une crise légère mais nette. Ces 2 malades ont d'ailleurs guéri sans incident et rentrent dans les cas d'appendicites opérées à froid que nous avons citées plus haut.

Il convient d'ajouter que pendant ce traitement, les malades ont été tenus à un régime alimentaire sage, sans être soumis au régime sévère généralement prescrit dans ces cas.

Côlite muco-membraneuse.

	Cas.	Insuccès.	Guérisons.	Nombre d'injections.
Totaux. . .	50	10	40	5 à 16

2 malades ont dû être opérés d'appendicite à froid dix-huit mois ou deux ans plus tard.

TROISIÈME PARTIE

OBSERVATIONS RÉSUMÉES

CHAPITRE XXV

LAPAROTOMIES POUR AFFECTIONS SUPPURÉES (APPENDICITES EXCEPTÉES)

A. — ANNEXITES SUPPURÉES

1. — Mme M..., **trente-deux ans**, fait le 16 août 1908 une pelvi-péritonite grave d'origine salpingienne. Opération le 3 septembre 1908. Adhérences de tout le bord inférieur de l'épiploon. Collection pelvienne purulente à droite dans laquelle baigne l'ovaire kystique suppuré, rompu. Résection. Ablation de la trompe droite suppurée. Ablation d'une salpingite suppurée gauche. Ovaire adhérent et kystique. Résection des trois quarts de l'ovaire. Fixation du fragment restant, dans une incision de la corne utérine correspondante. Drainage. 40 cm^3 de sérum de cheval, versés dans le péritoine et renouvelés en injection par le drain, les jours suivants. Guérison le vingtième jour. Persistance des règles. Grossesse et accouchement normaux ultérieurement. — *Guérison en 20 jours.*

2. — Mme M..., **trente-quatre ans** (*Rev. de gyn. de Pozzi*, 1904). Opérée le 25 juin 1902, par voie abdominale. Ablation des deux trompes suppurées et adhérentes, et d'un ovaire droit du volume d'un œuf de poule (contient du pus). Opération très laborieuse. 20 cm^3 de sérum de cheval chauffé sont versés dans la cavité abdominale à la fin de l'opération. Même dose injectée dans le drain au premier pansement. Suppression du drain le sixième jour. Pas d'éventration ultérieure. — *Guérison en 17 jours.*

3. — Mme N..., **trente-deux ans**, opérée à la fin de mai 1903. Laparotomie médiane, kyste parovarien gauche suppuré inclus dans le ligament large, rompu au cours de l'extirpation. Ovaire gauche scléro-kystique. A droite hydro-salpinx et kyste ovarien du volume d'une mandarine. Adhérences anciennes, étendues de l'épiploon aux annexes. 20 cm³ de sérum de cheval chauffé sont versés dans le péritoine à la fin de l'opération. Drainage. Suppression du drain le sixième jour. Réunion par première intention. — *Guérison en 17 jours.*

4. — **Mme L..., trente-quatre ans** (*Rev. de gyn. de Pozzi*, 1904). En février 1903 après deux poussées de pelvi-péritonite, est opérée d'une salpingite suppurée droite et d'un kyste de l'ovaire gauche. La trompe qui contenait du pus très septique est extrêmement adhérente. Le kyste ovarien gauche, inclus dans le ligament large, très adhérent, à paroi mince, se rompt au cours de l'extirpation. Drainage abdominal après avoir versé 20 cm³ de sérum de cheval chauffé dans la cavité péritonéale. Vomissements noirs, pas d'émission de gaz. Même dose de sérum de cheval par le drain au premier pansement. Température très élevée. État général mauvais. Le 5 mars, chute de la température, selles diarrhéiques. Point de côté à droite foyer étendu de congestion pulmonaire; 7 mars, pneumonie. 9 mars, érysipèle de la face, cyanose; mort le 10 mars. Le liquide du kyste a donné des cultures de streptocoque excessivement virulentes. — *Décès par pneumonie et érysipèle facial.*

5. — **Mme X...** (*Isch Wall*, Thèse de Nazim, 1906). Laparotomie pour salpingite suppurée. Rupture de la poche pendant l'ablation. Drainage. Suppuration. Sérum de cheval chauffé versé par le drain, aux pansements. — *Guérison.*

6. — **Mme A..., trente-quatre ans** (*R. Petit*, Thèse de Nazim, 1906). Pelvi-péritonite d'origine salpingienne. Essai de refroidissement. Poussées aiguës successives du 22 février 1904 au 8 mars; intervention d'urgence. Adhérences de l'épiploon aux annexes prolabées dans le Douglas; deux abcès péritonéaux. Ablation d'un hydrosalpinx droit et des annexes gauches suppurées. 30 cm³ de sérum de cheval chauffé sont versés dans le pelvis. Drainage. Même dose, versée dans le drain aux pansements suivants. Cicatrisation le 30 mars. Pas d'éventration ultérieure. — *Guérison en 22 jours.*

7. — **Mme T..., trente-sept ans**, opérée le 19 mars 1911 pour pelvi-péritonite avec annexites suppurées doubles. Adhérences épiploïques, abcès pelvien. Ablation des deux trompes et des deux ovaires suppurés. 20 cm³ de sérum de cheval chauffé sont versés dans le péritoine. Drainage. — *Guérison en 23 jours.*

8. — **J. T..., vingt-six ans**, opérée d'urgence le 26 mai pour pelvi-péritonite suppurée d'origine salpingienne, à poussées sub-intrantes. Collection purulente dans le Douglas et la fosse iliaque droite. Salpingite suppurée droite. Ablation de la trompe. 20 cm³ de sérum de cheval chauffé sont versés dans le péritoine. Drainage. Même dose de sérum dans le drain les trois jours suivants. — *Guérison en 22 jours.*

9. — **Mme P...**, **vingt-quatre ans**, opérée le 6 octobre 1910 pour annexite suppurée gauche. La trompe et l'ovaire sont prolabés dans le Douglas et adhérents, la trompe contient 100 gr. de pus; l'ovaire porte un kyste du volume d'une pomme. 20 cm³ de sérum de cheval chauffé sont versés dans le péritoine. Pas de drainage. Guérison sans incidents. — *Guérison en 15 jours.*

10. — **M. M...**, **trente-cinq ans**, est opérée en mai 1908 pour annexite double. Ablation de la trompe droite qui contient du pus et de l'ovaire adhérent et kystique. Ablation partielle de l'ovaire gauche qui présente un kyste assez gros. Libération de la trompe gauche très adhérente. 20 cm³ de sérum de cheval chauffé dans le péritoine. — *Guérison en 14 jours.*

11. — **Mlle D...**, **vingt-deux ans**, opérée d'urgence au cours d'une troisième crise de pelvi-péritonite avec salpingite suppurée double. Très nombreuses adhérences pelviennes. Les deux trompes et les deux ovaires suppurés doivent être enlevés. 40 cm³ de sérum de cheval chauffé dans le péritoine. Drainage. Suppression du drain le dixième jour. — *Guérison en 15 jours.*

12. — **J. D...**, **trente-cinq ans**, est opérée le 18 juin 1909 pour une salpingite suppurée droite. Ablation de la trompe droite, adhérente, épaissie, contenant du pus et qui se déchire. Destruction au thermocautère de kystes de l'ovaire gauche. Raccourcissement intra-abdominal des ligaments ronds pour rétroversion et prolapsus. 20 cm³ de sérum de cheval chauffé dans le péritoine. Drainage, quarante-huit heures. — *Guérison en 14 jours.*

13. — **Mme G...**, **trente-huit ans**, opérée le 20 octobre 1908. Seconde poussée de pelvi-péritonite d'origine salpingienne. Très nombreuses adhérences dans le bassin, avec abcès. Pyosalpinx droit, hydrosalpinx gauche. Kystes multiples des deux ovaires qui ont le volume du poing. Ablation bilatérale des annexes. 20 cm³ de sérum de cheval chauffé dans le péritoine. Drainage. — *Guérison en 16 jours.*

14. — **Mme D...**, **trente ans**, opérée le 6 février 1906, *in extremis*, pour généralisation de pelvi-péritonite d'origine salpingienne. A l'ouverture de l'abdomen, il coule plus d'un litre de liquide sanieux, fétide. Anses grêles congestionnées. Ovaro-salpingite gauche suppurée et rompue. Extirpation rapide. 30 cm³ de sérum de cheval chauffé dans le péritoine. Large drainage. On sent à peine le pouls. — *Décès en 28 heures.*

15. — **Mme M...**, **trente-six ans**, opérée le 1er mars 1906 pour pelvi-péritonite d'origine salpingienne double. Épiploon adhérent par tout son bord inférieur. Vaste collection purulente pelvienne; deux gros pyosalpinx à pus verdâtre. Ovaires adhérents, infectés. Ablation des annexes des deux côtés, 40 cm³ de sérum de cheval dans le péritoine. Drainage. Même dose de sérum dans le drain les deuxième et quatrième jours. Pas d'éventration. — *Guérison en 18 jours.*

16. — L. C..., quarante ans, opérée le 20 mai 1906. Pyosalpinx volumineux à droite (streptocoque). Kyste du ligament large droit. Ablation. 20 cm³ de sérum de cheval chauffé sont versés dans le péritoine à la fin de l'opération. Drainage pendant vingt-quatre heures. — *Guérison en 14 jours.*

17. — Mme B..., trente-quatre ans, opérée le 17 mai 1909 pour annexites suppurées doubles. Adhérences de l'épiploon et de deux anses grêles aux annexes gauches suppurées. Salpingite suppurée droite, abcès péri-ovarien. Extirpation des annexes et de l'appendice adhérent. Drainage. Pas de sérum de cheval, l'ampoule ayant été cassée. Le lendemain ballonnement, pouls 130, température 39°,6. Vomissements continuels. État général très grave. 40 cm³ de sérum de cheval chauffé sont versés dans le drain. Le lendemain 38°,6, pouls 110. 20 cm³ de sérum de cheval chauffé sont versés par le drain. Le 20 mai, 20 cm³ de sérum de cheval. Le 21 mai, la malade va bien; même dose de sérum. Guérison le vingt-deuxième jour. Pas d'éventration ultérieure. — *Guérison en 22 jours.*

18. — Mme F..., quarante-huit ans. Après colpotomie d'urgence pour pelvi-péritonite d'origine salpingienne, fait des accidents péritonéaux tardifs et une fistule stercorale. Opérée le 16 février 1911. Résection du bord inférieur de l'épiploon adhérent à la vessie. Les organes du pelvis forment un bloc, adhérent entre eux, à l'intestin grêle et au gros intestin. Hystérectomie abdominale totale très laborieuse. Un morceau de l'ovaire gauche adhérent au côlon pelvien est conservé. Ablation de l'appendice (Les deux trompes sont suppurées). 40 cm³ de sérum de cheval chauffé dans le péritoine. Drainage. La malade avant l'opération était épuisée; état général très précaire. Nouvelle dose de 20 cm³ de sérum par le drain au bout de quarante-huit heures, le quatrième et le sixième jour. Pas d'éventration. — *Guérison en 15 jours.*

19. — Mme A..., trente-trois ans est opérée le 26 février 1907 pour annexites suppurées bilatérales ayant donné une poussée de pelvi-péritonite grave qu'on a pu refroidir. Après libération des adhérences, on trouve une grosse collection purulente dans le Douglas. Les annexes sont suppurées à droite; la trompe gauche contient du pus, l'ovaire gauche est conservé. 20 cm³ de sérum de cheval chauffé sont versés dans le péritoine. Sutures et drainage. Même dose de sérum les deuxième et troisième jours. — *Guérison en 17 jours.*

20. — Mme R..., trente-neuf ans, est opérée en décembre 1908 pour pelvi-péritonite d'origine salpingienne. Libération d'adhérences fermant le pelvis; collection purulente de 100 gr. au-dessus et en arrière de l'utérus. Au fond de cet abcès, sont les annexes gauches prolabées dans le Douglas. La trompe est suppurée. Résection des annexes. A droite, en fausse inclusion dans le ligament large, un hydrosalpinx et un ovaire kystique. 40 cm³ de sérum de cheval chauffé sont versés dans le péritoine. Drainage et tamponnement avec des mèches imbibées de sérum. Ablation des mèches au

bout de quarante-huit heures. Chaque jour, on fait de l'aspiration par le drain et on y verse 20 cm³ de sérum. — *Guérison en 22 jours.*

21. — Mme V..., trente-et-un ans, opérée en décembre 1906, par voie abdominale pour annexite droite avec poussée de pelvi-péritonite. On trouve au milieu d'adhérences épiploïques une petite collection purulente et une salpingite suppurée droite rompue : ovaire kystique. Ablation de ces annexes et du bord enflammé de l'épiploon. 20 cm³ de sérum de cheval chauffé sont versés dans le péritoine. Drainage et tamponnement avec des mèches imbibées de sérum. — *Guérison en 19 jours.*

22. — Mme S..., quarante-quatre ans, opérée le 15 avril 1911 pour salpingite suppurée gauche avec rétroversion. Libération et ablation de la trompe et de l'ovaire gauches pour pyosalpinx et kyste suppuré de l'ovaire. Raccourcissement intra-abdominal des ligaments ronds. 20 cm³ de sérum de cheval chauffé sont versés dans le péritoine. Suture. Drainage. Ablation du drain le troisième jour. — *Guérison en 16 jours.*

23. — Mme V..., trente-cinq ans, opérée le 5 mars 1909 pour annexite suppurée double ayant déterminé plusieurs poussées de pelvi-péritonite. Les annexes, prolabées dans le Douglas, présentent des adhérences intimes avec le côlon pelvien et le rectum. Libération très laborieuse; ablation des deux trompes suppurées et des deux ovaires. 40 cm³ de sérum de cheval chauffé sont versés dans le péritoine. Tamponnement avec des mèches imbibées de sérum. Drainage. — *Guérison en 22 jours.*

24. — Mme M..., trente-cinq ans, opérée le 19 février 1912 pour annexite suppurée droite avec pelvi-péritonite. La trompe droite, remplie de pus, baigne dans un abcès limité par des adhérences récentes. Ablation de la trompe et de l'ovaire. Résection d'une portion enflammée de l'épiploon. Ablation de l'appendice adhérent au voisinage immédiat de l'abcès. 40 cm³ de sérum de cheval chauffé sont versés dans le péritoine. Drainage et tamponnement avec des mèches imbibées de sérum. — *Guérison en 20 jours.*

25. — Mme M..., vingt-neuf ans. Opérée en mars 1912 pour annexite suppurée droite après poussée de pelvi-péritonite. Pyosalpinx droit, fixé par des adhérences faciles à rompre; la trompe contient environ 100 gr. de pus verdâtre. Ablation de la trompe et de l'ovaire droit parsemé d'innombrables petits kystes. 40 cm³ de sérum de cheval chauffé sont versés dans le péritoine, drainage pendant trois jours. Suppression du drain. Réunion par première intention. — *Guérison en 15 jours.*

26. — Mme V..., trente-quatre ans. Opérée en novembre 1908 pour salpingite suppurée bilatérale. Apyrexie depuis quinze jours. Utérus basculé en avant, refoulé par les deux trompes et les deux ovaires, perdus dans des adhérences de l'intestin. La libération des annexes est très délicate; elles sont enlevées sans être rompues. L'ovaire droit seul a pu être conservé. 40 cm³ de sérum de cheval chauffé sont versés dans le péritoine. Drainage et tamponnement à la gaze imbibée de sérum. — *Guérison en 19 jours.*

27. — Mme M..., vingt-six ans. Opérée en janvier 1911 pour salpingite suppurée droite et kyste de l'ovaire du même côté. Le kyste a le volume d'une mandarine. La trompe contient 50 gr. de pus. Le tout, très adhérent, a pu être enlevé sans rupture. 20 cm^3 de sérum de cheval chauffé sont versés dans le péritoine. Drainage pendant trois jours. Réunion par première intention. — *Guérison en 14 jours.*

28. — Mme C..., vingt-huit ans. Opérée en mars 1907 pour salpingite suppurée double avec pelvi-péritonite aiguë. Intervention d'urgence, devant des poussées successives. Résection du bord de l'épiploon adhérent aux organes pelviens; collection purulente derrière l'utérus et au-dessus de lui, plus étendue vers la gauche; les deux trompes suppurées baignent dans le pus de l'abcès. Ablation des annexes. Conservation de l'ovaire gauche. 40 cm^3 de sérum de cheval chauffé sont versés dans le péritoine. Drainage et tamponnement à la gaze imbibée de sérum de cheval. Mortification des tissus sur la tranche de la plaie à la partie inférieure autour du drain. On remet chaque jour 10 cm^3 de sérum de cheval chauffé dans la plaie. Élimination des tissus mortifiés en cinq jours. — *Guérison en 27 jours.*

29. — Mme M..., trente-deux ans. Opérée en juin 1912 pour annexite suppurée droite. Utérus repoussé en avant et à gauche. La trompe et l'ovaire droits forment une masse adhérente, grosse comme une orange. La trompe contient du pus en assez grande abondance, l'ovaire présente 2 kystes, dont l'un suppuré. Ablation. 20 cm^3 de sérum de cheval chauffé sont versés dans le péritoine. Drainage. — *Guérison en 22 jours.*

	Cas.	Durée.	Guérisons.	Décès.
Totaux. . . .	29	14 à 27 jours.	27	2

B. — FIBROMES AVEC ANNEXITES SUPPURÉES ET PELVI-PÉRITONITES.

1. — Mme P. O... (*Rev. de gynécologie de Pozzi*, 1904). Laparotomie le 28 mai 1901, après plusieurs poussées fébriles. Adhérences de l'épiploon de toute part, résection du bord inférieur. Décollement de nombreuses adhérences intestinales grêles, collection de 100 gr. de pus dans le Douglas. Utérus fibromateux. Hystérectomie abdominale totale au cours de laquelle on ouvre une collection purulente entre l'utérus et la vessie. Extirpation de l'ovaire droit kystique et de la trompe remplie de pus. Ablation des annexes gauches, présentant des lésions analogues. Drainage abdomino-vaginal et tamponnement. A la fin de l'opération je verse 30 gr. de sérum de cheval chauffé dans le péritoine. Ablation des mèches le 2 juin. On remet à chaque pansement du sérum dans la cavité abdominale par le drain. Pas d'éventration. — *Guérison en 21 jours.*

2. — **Mme T...,** **quarante-et-un ans** (*Rev. de gynécologie de Pozzi*, 1904). Opération le 23 avril 1904. Hystérectomie abdominale subtotale pour volumineux fibrome utérin, avec pyosalpinx suppuré droit, adhérent dans le Douglas à l'épiploon et à l'intestin. Il s'écoule du pus au cours de l'extirpation. 25 cm³ de sérum de cheval chauffé sont versés dans la cavité péritonéale avant de suturer. Suites opératoires sans incident. — *Guérison en 15 jours.*

3. — **Mme X...,** **quarante-huit ans.** Hystérectomie abdominale totale pour gros fibrome adhérent au côlon pelvien avec salpingite suppurée droite. Drainage abdomino-vaginal et tamponnement. 20 cm³ de sérum de cheval chauffé sont versés dans le péritoine. Aucun incident post-opératoire. Suppression du drain le dixième jour. Pas d'éventration. — *Guérison en 15 jours.*

4. — **Mme A...,** **trente-deux ans,** opérée le 4 novembre 1911 pour pelvipéritonite d'origine salpingienne. Le pelvis est fermé par des adhérences anciennes, fusionnant tous les organes. Utérus rétroversé; 3 noyaux fibromateux sous-péritonéaux. Hydrosalpinx gauche, ovaire gauche suppuré, rompu. Ablation des annexes gauches. Énucléation des fibromes. Résection partielle de l'ovaire droit kystique. Raccourcissement intra-abdominal des ligaments ronds. 20 cm³ de sérum de cheval chauffé sont versés dans le péritoine. Drainage. Pansements au sérum de cheval chauffé. Pas d'éventration. — *Guérison en 20 jours.*

5. — **Mme L...,** **cinquante ans,** opérée en octobre 1904 d'un gros fibrome avec salpingite suppurée droite et kyste citrin de l'ovaire droit, du volume d'une orange. Hystérectomie abdominale totale, conservation de l'ovaire gauche. 40 cm³ de sérum de cheval chauffé dans le péritoine. Drainage. — *Guérison en 22 jours.*

6. — **Mme Th...,** **quarante-six ans,** opérée au mois de mars 1902. Hystérectomie abdominale totale pour gros fibrome adhérent avec pyosalpinx droit de 150 gr. 20 cm³ de sérum de cheval chauffé dans le péritoine. Drainage. Deux jours d'élévation thermique sans autre symptôme. — *Guérison en 15 jours.*

7. — **Mme H...,** **trente-six ans,** opérée en 1910 pour fibrome avec pelvipéritonite d'origine annexielle et hémorragies. État général très mauvais. Résection du bord inférieur de l'épiploon adhérent. Grosse collection purulente pelvienne. Fibrome et salpingite suppurée double, rompue à droite, ovaire gauche conservé. 40 cm³ de sérum de cheval chauffé dans le péritoine. Drainage. 20 cm³ de sérum dans le drain, le troisième jour. — *Guérison en 16 jours.*

8. — **Mme G...,** **trente-sept ans,** opérée en juillet 1909 pour fibrome utérin et annexite suppurée bilatérale. Gros fibrome du volume des deux poings et 3 plus petits. Les annexes, très adhérentes, sont suppurées des

deux côtés. Les deux ovaires sont kystiques, le gauche est suppuré. Hystérectomie abdominale totale. Tamponnement avec des mèches imbibées de 40 cm³ de sérum de cheval chauffé. Drainage. — *Guérison en 21 jours.*

	Cas.	Durée.	Guérisons.
Totaux	8	15 à 22 jours.	8

C. — ÉPITHÉLIOMAS SUPPURÉS.

1. — **Mme J..., quarante-cinq ans**, opérée le 30 janvier 1904. Hystérectomie abdominale totale pour épithélioma kystique végétant de l'ovaire droit, adhérent de tous côtés, suppuré et rompu dans l'abdomen. Petit fibrome utérin, adhérences vésicales, épithélioma kystique végétant et suppuré de l'ovaire gauche, adhérences inextricables. Péritonite pelvienne suppurée, ascite dans la grande cavité péritonéale. L'instestin grêle est parsemé de petits points blanchâtres, sous-séreux. Cure radicale d'une hernie ombilicale. Drainage abdomino-vaginal. Je verse dans le péritoine 30 cm³ de sérum de cheval chauffé à la fin de l'opération qui sont renouvelés les jours suivants au pansement. Cicatrisation le vingtième jour.

En 1913 la malade est bien portante, sans récidive. — *Guérison en 20 jours.*

2. — **Mme F..., trente-trois ans**, opérée le 3 décembre 1904 pour épithélioma suppuré des deux ovaires avec ascite. Adhérences de l'appendice et du bord inférieur de l'épiploon. Résection de l'appendice et des annexes très adhérentes. Hystérectomie abdominale totale. 30 cm³ de sérum de cheval chauffé sont versés dans le péritoine. Drainage. Le 7 décembre, pansement inondé d'urine; les mèches vaginale et abdominale en sont imprégnées. Pouls à 150. Vomissements verdâtres. Température 39°. 30 cm³ de sérum de cheval chauffé sont versés dans le drain abdominal le 7 et le 8. Le 9, 40 cm³ de sérum de cheval; la température cède, le pouls diminue, pas de vomissements. Le 10 et le 11, même dose de sérum. Suppression des drains le 17.

Le malade a succombé quatre ans plus tard à une récidive. — *Guérison en 20 jours.*

3. — **Mme R..., cinquante-deux ans**, opérée le 30 mars pour volumineux sarcome suppuré de l'ovaire droit; sarcome de l'ovaire gauche; adhérences avec l'épiploon, l'intestin grêle, le côlon pelvien. Suture de l'intestin. Hystérectomie abdominale totale. En faisant la toilette du péritoine, je trouve un noyau mésentérique et un gros noyau sous-hépatique. 20 cm³ de sérum de cheval chauffé sont versés dans le péritoine. Drainage. Le sixième jour, agitation, la malade trompe la surveillance et se lève; on

a peine à la maîtriser. Pas d'élévation de température ni de vomissements, l'intestin fonctionne. Mort le soir. — *Décès.*

4. — **Mme C...**, **cinquante-quatre ans**, opérée le 20 juillet 1911. Hystérectomie abdominale totale pour néoplasme utérin, saignant beaucoup et suppuration des annexes des deux côtés. Adhérences très étendues. Opération très laborieuse; la trompe gauche suppurée s'est rompue pendant l'opération. 40 cm^3 de sérum de cheval chauffé sont versés dans le péritoine. Drainage. Même dose de sérum aux trois premiers pansements. Guérison. Pas de récidive en 1912. — *Guérison en 23 jours.*

	Cas.	Durée.	Guérisons.	Décès.
Totaux. . . .	4	20 à 23 jours.	3	1

D. — GROSSESSE EXTRA-UTÉRINE SUPPURÉE.

1. — **Mme X...** (Isch Wall, Thèse de Nazim, 1906), opérée pour grossesse extra-utérine rompue. Suppuration. Injection de sérum de cheval chauffé par le drain tous les jours. La suppuration se tarit rapidement. — *Guérison.*

2. — **Mme L...**, **vingt-six ans** (Paul Delbet, Thèse de Nazim, 1906), opérée le 10 mars 1906 d'une grossesse extra-utérine rompue, suppurée, avec abcès de l'ovaire rompu et fausses membranes. Drainage. Sérum de cheval chauffé dans le péritoine. — *Guérison en 5 semaines.*

	Cas.	Durée.	Guérisons.
Totaux	2	35 jours.	2

E. — PÉRITONITES.

1. — **X...**, **quarante ans**, albuminurique (Paul Delbet, Thèse de Nazim, 1906, opérée le 2 février 1905 pour kyste mélicélique de l'ovaire, rompu pendant l'extraction. Le 4 février, septicémie péritonéale grave avec hypothermie. On verse 10 cm^3 de sérum de cheval chauffé dans le ventre. Amélioration. Température 37°,5. Reprise des accidents et décès le lendemain. — *Décès.*

2. — **M. L...**, **trente-deux ans**, après avoir été serré entre un mur et le brancard d'une charrette, au niveau de l'épigastre, a une douleur angois-

sante et des vomissements bilieux le 7 décembre 1902. Le 19, fièvre. Apparition d'une tumeur à l'épigastre et à l'hypochondre droit. Opération le 18 mars. Libération d'adhérences; évacuation par l'hiatus de Winslow d'une abondante collection purulente, mêlée de sang, occupant l'arrière-cavité des épiploons. Contre-ouverture à gauche; drainage des deux côtés. 40 cm³ de sérum de cheval chauffé sont versés dans l'arrière-cavité par les drains. — *Guérison en 32 jours.*

	Cas.	Durée.	Guérison.	Décès.
Totaux.	2	32 jours.	1	1

CHAPITRE XXVI

LAPAROTOMIES POUR AFFECTIONS NON SUPPURÉES

A. — ANNEXITES NON SUPPURÉES.

1. — **Mme B...**, **vingt-quatre ans**, opérée le 26 juin 1909. Salpingite double, kyste de l'ovaire droit. Adhérences multiples. Conservation de l'ovaire gauche après destruction de petits kystes au thermocautère. 20 cm^3 de sérum de cheval chauffé sont versés dans le péritoine. Pas de drainage. — *Guérison en 15 jours.*

2. — **Mme C...**, **vingt-six ans**, opérée le 7 octobre 1905 pour annexite droite; volumineux hydrosalpinx avec kyste de l'ovaire. Extirpation. 20 cm^3 de sérum de cheval chauffé sont versés dans la cavité péritonéale. Sutures sans drainage. — *Guérison en 15 jours.*

3. — **Mme B...**, **trente et un ans**, opérée le 28 janvier 1911 pour salpingite gauche et rétroversion. Ablation d'un hydrosalpinx adhérent. Raccourcissement intra-abdominal des ligaments ronds. 20 cm^3 de sérum de cheval chauffé sont versés dans le péritoine. Pas de drainage. — *Guérison en 14 jours.*

4. — **Mme J...**, **trente-quatre ans**, opérée le 30 avril 1912 pour rétroversion adhérente et ovaro-salpingite droite ancienne. La trompe est distendue par du liquide, l'ovaire kystique, à plusieurs loges, a le volume d'une orange. Ablation des annexes droites très adhérentes. Raccourcissement des ligaments ronds. 20 cm^3 de sérum de cheval chauffé sont versés dans le péritoine. Sutures sans drainage. — *Guérison en 15 jours.*

5. — **O. N...**, **trente-deux ans**, opérée en juillet 1910, pour annexite droite ancienne, avec névralgie pelvienne. Trompe et ovaire droits prolabés dans le Douglas, perdus dans un magma d'adhérences épaisses et solides. La trompe, très épaissie, est bosselée, scléreuse. L'ovaire est en dégénérescence kystique; l'un des kystes contient 50 gr. de liquide clair. Ablation des annexes droites, péritonéalisation minutieuse. 20 cm^3 de sérum de cheval chauffé sont versés dans le péritoine. Suture sans drainage. — *Guérison en 14 jours.*

6. — **Mme B...**, **trente-cinq ans**, opérée en août 1912 pour annexite gauche ancienne. La trompe et l'ovaire adhérents sont en fausse inclusion dans le ligament large; dégagement très laborieux. Hydrosalpinx, kyste paratubaire, dégénérescence kystique de l'ovaire. Ablation des annexes gauches. Péritonéalisation. 20 cm^3 de sérum de cheval chauffé sont versés dans le péritoine. Suture sans drainage. — *Guérison en 14 jours.*

7. — **Mme R...**, **vingt-six ans**, opérée le 19 décembre 1912 pour salpingo-ovarite droite avec rétroversion. La trompe et l'ovaire droits présentaient des adhérences anciennes. Hydrosalpinx. Ovaire kystique. Ablation des annexes, d'un fragment d'épiploon et de l'appendice adhérent. Ablation d'un hydrosalpinx gauche. Ovaire conservé. Raccourcissement des ligaments ronds. 20 cm^3 de sérum de cheval chauffé sont versés dans le péritoine. Suture sans drainage. Le dix-huitième jour, élévation de température, élimination d'un catgut superficiel. Drainage. — *Guérison en 26 jours.*

8. — **Mme P...**, **vingt-huit ans**, opérée le 18 juillet 1913 pour ovaro-salpingite droite. Hydrosalpinx, ovaire kystique, le tout fixé par des adhérences solides dans le Douglas. Le côlon pelvien est très adhérent à la tumeur; sa libération dénude la musculeuse. Sutures. Ablation des annexes. 20 cm^3 de sérum de cheval chauffé sont versés dans le péritoine; sutures sans drainage. — *Guérison en 14 jours.*

9. — **Mme J...**, **trente-quatre ans**, opérée le 6 novembre 1911 pour rétroversion et annexite gauche. La trompe, bosselée, très adhérente, épaissie, est enlevée avec la moitié de l'ovaire sur lequel était un kyste du volume d'une prune. Suture de l'ovaire. Raccourcissement des ligaments ronds. 20 cm^3 de sérum de cheval chauffé sont versés dans le péritoine. Sutures sans drainage. — *Guérison en 15 jours.*

10. — **Mme P...**, **trente-cinq ans**, opérée le 19 février 1913 pour annexite gauche douloureuse ancienne; poussée aiguë en décembre. Ablation des annexes gauches, fortement adhérentes dans le Douglas. Raccourcissement des ligaments ronds. 20 cm^3 de sérum de cheval chauffé sont versés dans le péritoine. Sutures sans drainage. — *Guérison en 14 jours.*

11. — **Mme N...**, **trente-trois ans**, opérée en février 1913, pour annexite gauche. La trompe gauche, grosse, à contenu louche, est perdue dans des adhérences, avec l'ovaire, dans le Douglas. Kyste de l'ovaire droit du volume d'une noix. Résection partielle de l'ovaire droit. Ablation des annexes gauches. 20 cm^3 de sérum de cheval chauffé sont versés dans le péritoine. Sutures sans drainage. — *Guérison en 14 jours.*

12. — **Mme P...**, **trente-quatre ans**, opérée le 22 février 1912. Laparotomie pour annexite gauche ancienne et douloureuse. Un magma d'adhérences considérable fixe l'épiploon sur un hydrosalpinx à parois

épaisses. Ovaire kystique. Ablation des annexes, raccourcissement intra-abdominal du ligament rond. 20 cm^3 de sérum de cheval chauffé sont versés dans le péritoine. Suture sans drainage. — *Guérison en 14 jours.*

13. — **Mme P..., trente-deux ans**, opérée le 29 février 1908. Laparotomie. Ablation de l'ovaire droit scléro-kystique et de la trompe irrégulière, bosselée; l'un et l'autre adhèrent intimement avec l'épiploon, l'intestin et l'appendice. Destruction de 4 ou 5 petits kystes sur l'ovaire gauche. Raccourcissement des ligaments ronds. 20 cm^3 de sérum de cheval chauffé sont versés dans le péritoine. Suture sans drainage. — *Guérison en 14 jours.*

14. — **Mme C..., vingt-neuf ans**, opérée en juin 1910 pour déviation utérine avec annexite gauche. Trompe distendue par du liquide clair; elle a entraîné l'ovaire dans le Douglas et tous deux y sont fixés par des adhérences anciennes. Utérus refoulé en avant et à droite. Résection des annexes gauches, raccourcissement des ligaments ronds. 20 cm^3 de sérum de cheval chauffé sont versés dans le péritoine. Suture sans drainage. — *Guérison en 14 jours.*

15. — **Mme D..., trente-quatre ans**, opérée en mars 1908 pour annexite double ancienne avec rétroversion adhérente. Libération des annexes très laborieuse; elles sont tellement altérées que leur ablation est nécessaire des deux côtés. Raccourcissement des ligaments ronds, fixation de l'utérus. 20 cm^3 de sérum de cheval chauffé sont versés dans le péritoine à la fin de l'opération. Suture sans drainage. — *Guérison en 14 jours.*

16. — **Mme G..., vingt-neuf ans**, opérée en juin 1907. Elle présente 2 hydrosalpinx volumineux, à parois minces, le gauche moins volumineux et plus adhérent que le droit. Ablation des deux trompes et de l'ovaire gauche kystique. Conservation de l'ovaire droit. 20 cm^3 de sérum de cheval chauffé sont versés dans le péritoine. Suture sans drainage. — *Guérison en 14 jours.*

17. — **Mme L..., vingt-sept ans**, opérée en décembre 1907. Trompe et ovaire gauches adhérents au côlon pelvien et à l'épiploon, dont un morceau est réséqué. Ablation de la trompe et de l'ovaire kystiques. 20 cm^3 de sérum de cheval chauffé sont versés dans le péritoine. Suture sans drainage. — *Guérison en 15 jours.*

18. — **Mlle D...**, opérée en avril 1908 pour rétroversion adhérente. La matrice est fixée en arrière par les annexes droites prolabées et enflammées. L'ovaire est kystique et la trompe distendue par un liquide clair et visqueux. Ablation des annexes droites. Raccourcissement intra-abdominal des ligaments ronds. 20 cm^3 de sérum de cheval chauffé sont versés dans le péritoine. Suture sans drainage. Persistance des règles. Deux grossesses normales depuis. — *Guérison en 14 jours.*

19. — Mme C..., vingt-neuf ans, opérée en novembre 1906. Ablation des deux trompes adhérentes; la gauche est distendue par un peu de liquide, la droite est très irrégulière et bosselée. Kyste de l'ovaire droit du volume d'une mandarine, à parois très minces; il se rompt pendant la libération des adhérences. Ovaire gauche conservé. 20 cm^3 de sérum de cheval chauffé sont versés dans le péritoine. Suture et drainage pendant quarante-huit heures. — *Guérison en 16 jours.*

20. — Mme T..., trente-deux ans, opérée en avril 1906 pour rétroversion adhérente et annexite double. Aurait eu il y a deux ans une pelvi-péritonite grave. Adhérences inextricables des deux trompes et des deux ovaires, dans le Douglas; l'ovaire gauche ne peut être enlevé sans une dénudation de la musculeuse de l'S iliaque. Suture de l'intestin. 20 cm^3 de sérum de cheval chauffé sont versés dans le péritoine. Drainage et suture. Suppression du drain au bout de quarante-huit heures. — *Guérison en 15 jours.*

21. — Mme B..., vingt-trois ans, opérée au mois d'octobre 1911 pour annexite droite. Un magma d'adhérences épiploïques entoure et fixe la trompe et l'ovaire kystiques avec l'extrémité inférieure de l'appendice. Les trois organes sont enlevés. Résection de l'épiploon. 20 cm^3 de sérum de cheval chauffé sont versés dans le péritoine. Suture. — *Guérison en 14 jours.*

22. — M. S..., trente ans, opérée pour annexite droite ancienne très douloureuse. Trompe et ovaire parsemés de granulations qui paraissent tuberculeuses. Ablation de la trompe et de l'ovaire. Destruction au thermocautère de 2 granulations analogues sur la trompe gauche. 20 cm^3 de sérum de cheval chauffé sont versés dans le péritoine. Suture. — *Guérison en 14 jours.*

23. — Mme C..., vingt-cinq ans, opérée le 7 novembre 1906. Ablation des annexes gauches et raccourcissement intra-abdominal des ligaments ronds. 20 cm^3 de sérum de cheval chauffé sont versés dans le péritoine. Suture. — *Guérison en 14 jours.*

24. — Mme D..., trente et un ans, opérée en décembre 1908 pour annexite gauche avec adhérences et rétroversion. Hydrosalpinx; 2 petits kystes paratubaires. Ablation des annexes gauches. Raccourcissement des ligaments ronds. 20 cm^3 de sérum de cheval chauffé sont versés dans le péritoine. Suture sans drainage. Le septième jour, élimination d'un catgut superficiel. Pansement humide au sérum de cheval. — *Guérison en 17 jours.*

25. — Mme K..., vingt-quatre ans, opérée en octobre 1910 pour annexite droite, rétroversion et prolapsus de l'utérus. Adhérences solides rendant difficile la libération des annexes droites; la trompe cordiforme est méconnaissable. L'ovaire porte plusieurs kystes dont un du volume d'une grosse noix. Ablation des annexes droites. Raccourcissement intra-abdominal des ligaments ronds. 20 cm^3 de sérum de cheval sont versés dans le péritoine. Suture sans drainage. Périnéorrhaphie. — *Guérison en 14 jours.*

26. — **Mme M..., vingt-quatre ans,** opérée en novembre 1911. Utérus en rétroversion, entraîné par les annexes gauches, adhérentes dans la cavité de Douglas. Celles-ci sont péniblement séparées du rectum et de l'S iliaque. L'ovaire est kystique. Résection des annexes gauches et raccourcissement du ligament rond. 20 cm^3 de sérum de cheval chauffé sont versés dans le péritoine. Suture sans drainage. — *Guérison en 12 jours.*

27. — **Mme L..., trente-cinq ans,** opérée en février 1909 pour rétroversion avec annexite douloureuse bilatérale. Les annexes, le fond de l'utérus, le côlon pelvien et l'épiploon ne forment qu'une masse adhérente dont la libération est des plus laborieuses. Deux collections de liquide clair se rompent au cours de l'extirpation. Ablation des annexes des deux côtés. Résection d'un fragment de l'épiploon. Raccourcissement intra-abdominal des ligaments ronds. 20 cm^3 de sérum de cheval chauffé sont versés dans le péritoine. Drainage. Le troisième jour, le drain est supprimé. — *Guérison en 15 jours.*

28. — **Mme G..., trente-trois ans,** opérée en août 1909 pour annexite gauche avec rétroversion adhérente. Ovaire kystique gros, fixé dans le Douglas avec le fond de l'utérus et la trompe sclérosée. Extirpation laborieuse des annexes gauches, raccourcissement des ligaments ronds 20 cm^3 de sérum de cheval chauffé sont versés dans le péritoine. Drainage pendant quatre jours. — *Guérison en 17 jours.*

29. — **Mme J..., vingt-deux ans,** opérée en mai 1905. Laparotomie; hydrosalpinx droit du volume du poing, ovaire parsemé de kystes. Ablation de la trompe adhérente; destruction des kystes au thermo-cautère. 20 cm^3 de sérum de cheval chauffé sont versés dans le péritoine. Sutures sans drainage. Deux grossesses normales depuis. — *Guérison en 15 jours.*

30. — **Mme F..., trente-cinq ans,** opérée pour annexites anciennes avec rétroversion et prolapsus utérin. Libération difficile des annexes fortement fixées; résection des deux côtés. Raccourcissement des ligaments ronds. 20 cm^3 de sérum de cheval chauffé dans le péritoine. Sutures sans drainage. Élimination d'un catgut superficiel. — *Guérison en 19 jours.*

31. — **Mme H..., trente ans,** opérée en décembre 1910 pour annexite droite. Je trouve un hydrosalpinx de 150 gr. environ avec 3 kystes paratubaires et un ovaire kystique du même côté. Résection des annexes droites qui se rompent au cours de l'opération. 20 cm^3 de sérum de cheval chauffé sont versés dans le péritoine; sutures sans drainage. — *Guérison en 12 jours.*

32. — **Mme A..., vingt-neuf ans,** opérée en octobre 1906 pour rétroversion fixée. L'utérus est retenu par des adhérences solides avec les annexes des deux côtés, prolabées dans la cavité de Douglas. On est obligé de les sectionner au niveau des cornes utérines pour arriver à les dérouler. Ablation bilatérale. 20 cm³ de sérum de cheval chauffé sont versés dans le péritoine; drainage pendant deux jours. — *Guérison en 14 jours.*

33. — Mme R..., trente et un ans, opérée en février 1908. Extirpation d'un ovaire kystique et d'une trompe gauche tuberculeuse couverte de fines granulations. Péritonéalisation. 20 cm³ de sérum de cheval chauffé sont versés dans le péritoine. Sutures sans drainage. Élimination d'un catgut. — *Guérison en 18 jours.*

	Cas.	Durée.	Guérisons.
Totaux	33	12 à 26 jours.	33

B. — FIBROMES.

1. — Mme L..., cinquante et un ans (*Rev. de gyn. de Pozzi*, 1904), opérée le 1er mars 1904 pour un fibrome utérin qui déterminait des pertes continuelles; hystérectomie abdominale sub-totale, adhérences épiploïques. Annexite gauche. 20 cm³ de sérum de cheval chauffé sont versés dans le péritoine à la fin de l'opération. Réunion par première intention. — *Guérison en 15 jours.*

2. — Mme X..., quarante-huit ans (*R. Petit, Rev. de Gyn. de Pozzi*, 1904), opérée par voie abdominale d'un gros fibrome adhérent avec hydrosalpinx. 20 cm³ de sérum de cheval chauffé sont versés dans le bassin à la fin de l'opération. Drainage vaginal. Élévation thermique de vingt-quatre heures sans symptômes généraux. — *Guérison en 17 jours.*

3. — Mme V..., opérée le 29 novembre 1909. Volumineux fibrome de l'utérus très adhérent au bord inférieur de l'épiploon. Hystérectomie abdominale totale, ablation des annexes gauches augmentées de volume et très adhérentes; ovaire droit conservé. 20 cm³ de sérum de cheval chauffé sont versés dans la cavité péritonéale à la fin de l'opération. — *Guérison en 15 jours.*

4. — Mlle C..., quarante-deux ans, opérée le 8 juillet 1908 pour volumineux fibrome kystique tordu d'un tour sur son pédicule. Nombreuses adhérences au côlon, aux franges épiploïques, à l'épiploon, à l'intestin grêle. 20 cm³ de sérum de cheval chauffé sont versés dans le péritoine à la fin de l'opération. Suppression du drain le onzième jour. Pas d'éventration ultérieure. — *Guérison en 14 jours.*

5. — **Mme B...**, **trente-neuf ans**, opérée le 19 décembre 1909. Ablation d'un fibrome sous-péritonéal près de l'insertion du ligament rond droit. Raccourcissement intra-abdominal des ligaments ronds pour rétroversion. On verse 20 cm³ de sérum de cheval chauffé dans le péritoine et on suture sans drain. — *Guérison en 15 jours.*

6. — **M. B...**, **cinquante-sept ans**, opérée le 29 août 1908 d'un énorme fibrome de l'utérus avec ascite. Le fibrome pèse 30 kgr. et présente une portion kystique à sa partie supérieure gauche contenant plusieurs litres de liquide sanguinolent. Dissection de l'intestin grêle adhérent sur une longueur considérable. Hystérectomie abdominale totale. 40 cm³ de sérum de cheval chauffé sont versés dans la cavité péritonéale à la fin de l'opération. Drainage. Suppression des drains le 14 septembre. Pas d'éventration. — *Guérison en 21 jours.*

7. — **Mlle J...**, **trente et un ans**, opérée le 14 novembre 1907 pour une tumeur fibreuse fortement adhérente à l'intestin et incluse dans le ligament large. Les deux ovaires sont augmentés de volume et hémorragiques. Ablation de la tumeur et des annexes des deux côtés. 40 cm³ de sérum de cheval chauffé sont versés dans le péritoine à la fin de l'opération. Pouls fréquent et petit. État très précaire. Pas d'émission de gaz ni de matières. Pas d'élévation de température. Vomissements noirâtres le 21. Décès par obstruction paralytique de l'intestin. — *Décès.*

8. — **Mme U...**, **quarante-deux ans**, opérée le 6 août 1906 pour un fibrome de 1500 gr., et deux autres noyaux du volume d'un œuf. Hydrosalpinx gauche. Adhérences étendues à l'épiploon, et au côlon pelvien. Hystérectomie abdominale totale. 30 cm³ de sérum de cheval chauffé sont versés dans le péritoine à la fin de l'opération. Drainage. Pas d'éventration. — *Guérison en 22 jours.*

9. — **Mme L...**, **cinquante ans**, opérée le 21 septembre 1905 (très adipeuse). Hystérectomie abdominale totale pour masse fibromateuse sous-muqueuse, interstitielle et sous-péritonéale, avec kyste de l'ovaire droit et salpingite gauche ancienne. Adhérences très étendues à l'épiploon. 30 cm³ de sérum de cheval chauffé sont versés dans la cavité abdominale à la fin de l'opération. Drainage. Pas d'éventration. — *Guérison en 20 jours.*

10. — **Mme B...**, **cinquante-deux ans**, opérée le 17 mars 1905. Hystérectomie abdominale totale pour fibrome adhérent à l'épiploon (albuminurie). 20 cm³ de sérum de cheval chauffé sont versés dans le péritoine à la fin de l'opération. Drainage. Suppression des drains le sixième jour. Disparition de l'œdème des jambes et de l'albuminurie. — *Guérison en 18 jours.*

11. — **Mme L...**, **cinquante ans**, opérée le 18 mars 1904. Hystérectomie abdominale totale pour fibrome de 4 kgr. 200 avec adhérences intimes et étendues de l'intestin grêle, du côlon pelvien et de l'épiploon. 20 cm³ de

sérum de cheval chauffé sont versés dans le péritoine. Drainage vaginal. Expulsion du drain le dixième jour. — *Guérison en 17 jours.*

12. — **Mme X...**, **cinquante et un ans**, opérée le 8 mars 1904. Hystérectomie abdominale sub-totale pour fibrome utérin incarcéré dans le Douglas. Ablation des deux trompes et de l'ovaire gauche scléro-kystique. 20 cm³ de sérum de cheval chauffé sont versés dans la cavité péritonéale. Suture. Drainage. — *Guérison en 19 jours.*

13. — **Mme D...**, **soixante et un ans**, opérée le 4 octobre 1909 pour gros fibrome utérin, augmentant de volume depuis quelques mois par dégénérescence kystique de la partie supérieure gauche. Hystérectomie abdominale totale. 20 cm³ de sérum de cheval chauffé sont versés dans le péritoine à la fin de l'opération. — *Guérison en 16 jours.*

14. — **Mme B...**, **quarante-deux ans**, opérée le 20 février 1911 pour fibrome sous-péritonéal avec rétroversion adhérente. Libération des adhérences. Ablation du fibrome. Conservation de l'utérus, raccourcissement intra-abdominal des ligaments ronds. 20 cm³ de sérum de cheval chauffé sont versés dans la cavité pelvienne. Suture sans drainage. — *Guérison en 14 jours.*

15. — **Mme V...**, **quarante-huit ans.** Hystérectomie abdominale totale en août 1909 pour volumineux fibrome très adhérent et vasculaire ayant déterminé des hémorragies graves et répétées le mois précédent. 20 cm³ de sérum de cheval chauffé sont versés dans la cavité péritonéale. Drainage. Vomissements noirs le lendemain, sans élévation de température, ni ballonnement. Pouls petit et filant. Décès le troisième jour. — *Décès.*

16. — **Mme O...**, **quarante-quatre ans**, opérée le 3 juin 1901. Hystérectomie abdominale totale pour fibromes multiples. Un fibrome sous-muqueux et pédiculé remplit et distend le vagin et paraît à la vulve; il ne peut être enlevé qu'après incision du vagin. 40 cm³ de sérum de cheval chauffé sont versés dans la cavité péritonéale. Drainage. Élimination du drain vaginal le 9 juin. Cicatrisation complète le 20 juin. Pas d'éventration depuis lors. — *Guérison en 17 jours.*

17. — **Mme F...**, **trente-huit ans**, opérée le 23 novembre 1911 pour volumineux utérus, bourré de noyaux fibromateux. Adhérences multiples, résultat de deux poussées de pelvi-péritonite. Hystérectomie abdominale totale; ablation des annexes gauches pour kyste ovarique et hydrosalpinx. 20 cm³ de sérum de cheval chauffé sont versés dans le péritoine. Sutures sans drainage. — *Guérison en 14 jours.*

18. — **Mme S...**, **quarante-deux ans**, opérée le 21 août 1912. Hystérectomie abdominale totale, avec conservation des deux ovaires, sains. Adhérences de l'épiploon à la tumeur fibreuse du volume d'une tête de fœtus, développée à la corne gauche. 20 cm³ de sérum de cheval chauffé dans le péritoine avant de suturer sans drainage. — *Guérison en 12 jours.*

19. — Mme J..., quarante-quatre ans. Le 10 décembre 1911, hystérectomie abdominale totale pour un gros fibrome remontant au-dessus de l'ombilic. Adhérences intimes avec la vessie. Compression sans adhérences du côté du rectum. Deux adhérences peu étendues avec l'épiploon. Les ovaires sont conservés. 20 cm³ de sérum de cheval chauffé sont versés dans le péritoine. Sutures sans drainage. — *Guérison en 14 jours.*

20. — Mme N..., vingt-neuf ans, opérée le 26 juillet 1913 pour une rétroversion avec annexite et un fibrome sous-péritonéal du volume d'une noix. Les annexes droites très adhérentes, enflammées, doivent être enlevées. Énucléation du fibrome sous-péritonéal situé en arrière près de la corne droite; destruction au thermocautère de 4 petits kystes de l'ovaire gauche; conservation des annexes gauches. 20 cm³ de sérum de cheval chauffé sont versés dans le péritoine. Suture sans drainage. — *Guérison eh 14 jours.*

21. — Mme A..., quarante ans. Hystérectomie abdominale totale en janvier 1905 pour fibrome volumineux, œdème des jambes et albuminurie; conservation de l'ovaire droit. 20 cm³ de sérum de cheval chauffé sont versés dans le péritoine. Drainage, même dose de sérum les quatre jours suivants. Disparition de l'albumine. — *Guérison en 15 jours.*

22. — Mme P..., soixante-cinq ans, opérée en octobre 1912 d'un gros fibrome à dégénérescence kystique, avec ascite énorme, récemment ouverte spontanément à l'ombilic hernieux. Hystérectomie abdominale totale, et cure radicale de la hernie ombilicale. 40 cm³ de sérum de cheval chauffé sont versés dans le péritoine. Sutures sans drainage. — *Guérison en 12 jours.*

23. — Mme R. de L..., cinquante-quatre ans, opérée en juillet 1913 pour fibrome. Hystérectomie abdominale totale, conservation de l'ovaire droit. Kyste de l'ovaire gauche, adhérences multiples. Opération laborieuse. 40 cm³ de sérum de cheval chauffé dans le péritoine à la fin de l'opération. Drainage abdominal et vaginal. — *Guérison en 16 jours.*

24. — Mme L..., quarante-huit ans, opérée en juin 1912 d'une grosse tumeur fibreuse de l'utérus remontant au-dessus de l'ombilic. Il s'agit d'un fibromyome, avec adhérences, surtout à gauche; ovaires conservés. Drainage. 40 cm³ de sérum de cheval chauffé sont versés dans le péritoine à la fin de l'opération et renouvelés le troisième et le cinquième jour, Suppression du drain. — *Guérison en 14 jours.*

25. — Mme D..., quarante-sept ans, opérée en décembre 1906 pour volumineux fibrome utérin. Hystérectomie abdominale totale. Libération d'adhérences, résection de deux fragments épiploïques et des annexes gauches, kystiques. 40 cm³ de sérum de cheval chauffé sont versés dans le péritoine. Drainage. — *Guérison en 15 jours.*

26. — Mme de K..., trente-neuf ans. En mars 1906, hystérectomie abdominale totale pour fibromes multiples dont un très gros en dégénérescence kystique. Kyste de l'ovaire droit, adhérences anciennes nombreuses. 40 cm³ de sérum de cheval chauffé sont versés dans le péritoine. Drainage. — *Guérison en 14 jours.*

27. — Mme J..., quarante-sept ans. En avril 1905, hystérectomie abdominale totale pour utérus fibromateux de 5 kgr. et kystes des deux ovaires. Beaucoup d'adhérences; opération laborieuse. 40 cm³ de sérum de cheval chauffé sont versés dans le péritoine. Drainage. — *Guérison en 17 jours.*

28. — Mme H..., quarante-quatre ans, opérée en 1908 pour volumineux fibrome utérin très fixé. Il y a eu deux poussées de pelvi-péritonite grave. Hystérectomie abdominale totale très difficile. 40 cm³ de sérum de cheval chauffé sont versés dans le péritoine. Drainage. — *Guérison en 15 jours.*

29. — Mme L..., quarante-six ans. En mai 1907, hystérectomie abdominale sub-totale pour fibrome utérin. J'ai dû laisser le col, car je n'ai jamais pu attirer l'utérus et le col vers la partie supérieure. (J'ai dû enlever le col ultérieurement par voie vaginale.) 40 cm³ de sérum de cheval chauffé sont versés dans le péritoine. Drainage pendant trois jours seulement. — *Guérison en 16 jours.*

30. — Mme B..., cinquante et un ans, opérée pour fibromes utérins en août 1908. Hystérectomie abdominale totale, relativement simple; peu d'adhérences. 20 cm³ de sérum de cheval chauffé sont versés dans le péritoine. Drainage. — *Guérison en 14 jours.*

31. — Mme S..., cinquante-trois ans. En mars 1912, hystérectomie abdominale totale, très laborieuse : utérus fibromateux de 6 kgr.; salpingites anciennes, ovaires kystiques. 40 cm³ de sérum de cheval chauffé sont versés dans le péritoine. Drainage. Élimination d'un catgut. — *Guérison en 20 jours.*

32. — Mme D..., cinquante ans, opérée en juillet 1909 pour fibrome de l'utérus. Hystérectomie abdominale totale. Peu d'adhérences. Kystes de l'ovaire droit. Ablation des annexes droites. 40 cm³ de sérum de cheval chauffé sont versés dans le péritoine à la fin de l'opération. Suture. Drainage vaginal. — *Guérison en 14 jours.*

	Cas.	Durée.	Guérisons.	Décès.
Totaux. . . .	32	12 à 22 jours.	30	2

C. — GROSSESSE TUBAIRE.

1. — **Mme G...**, opérée d'urgence le 31 janvier 1903. Ablation de la trompe et de l'ovaire droits pour grossesse tubaire rompue avec inondation péritonéale. Drainage. 20 cm^3 de sérum de cheval chauffé sont versés dans le péritoine à la fin de l'opération. — *Guérison en 16 jours.*

2. — **Mme G...**, opérée le 27 octobre 1903 d'urgence pour une grossesse extra-utérine rompue avec inondation péritonéale. Drainage. Tamponnement. Malade, je ne pus faire les pansements. Une mèche fut refoulée par l'interne de service. Persistance d'un trajet fistuleux, injection de sérum de cheval chauffé; issue de la mèche. Pas d'éventration. — *Guérison rapide.*

3. — **Mme B...**, opérée en mai 1911 pour une grossesse extra-utérine droite. avec poussée péritonéale à la suite d'un faux travail. On trouve un œuf d'environ deux mois et demi, développé dans la trompe, au voisinage du pavillon et ayant déjà donné lieu à de petites hémorragies. Ablation de la trompe. 20 cm^3 de sérum de cheval chauffé sont versés dans le péritoine. Suture sans drainage. Réunion par première intention. — *Guérison en 12 jours.*

4. — **Mme L..., vingt-trois ans**, opérée en novembre 1909 pour une grossesse extra-utérine qui a certainement donné lieu à une hémorragie il y a dix jours. Ablation de la trompe et de l'ovaire polykystique droits. Avant de faire les sutures, on verse 20 cm^3 de sérum de cheval chauffé dans le péritoine. Pas de drainage. — *Guérison en 12 jours.*

	Cas.	Durée.	Guérisons.
Totaux	4	12 à 16 jours.	4

D. — KYSTES DE L'OVAIRE.

1. — **Mlle H..., vingt-huit ans**, opérée le 14 avril 1911, pour un kyste dermoïde de l'ovaire. L'ovaire gauche prolabé dans le Douglas, adhérent à l'épiploon, au côlon et au ligament large, est le siège d'un kyste volumineux, dermoïde, à parois minces, à contenu épais, avec un paquet de longs poils noirs. Extirpation. Avant de suturer, je verse dans la cavité péritonéale 20 cm^3 de sérum de cheval chauffé. Pas de drainage. — *Guérison en 14 jours.*

2. — **Mme L..., trente ans**, opérée le 11 février 1906 d'un kyste de l'ovaire gauche extrêmement adhérent à l'épiploon, à deux anses grêles, à des franges épiploïques du côlon pelvien. Salpingite gauche ancienne Extir-

pation des annexes gauches. Avant de suturer la paroi, je verse 20 cm³ de sérum de cheval chauffé dans le péritoine. — *Guérison en 14 jours.*

3. — **Mme H..., trente-quatre ans**, opérée le 19 novembre 1901 d'un kyste de l'ovaire droit adhérent, à contenu séro-sanguinolent. La surface interne est végétante. 20 cm³ de sérum de cheval chauffé sont versés dans la cavité pelvienne. Suture sans drainage. — *Guérison en 12 jours.*

4. — **Mme M...**, opérée le 21 juin 1910. Kyste de l'ovaire droit. Extirpation. Ovaire kystique à gauche. Destruction des kystes au thermocautère. Rétroversion et prolapsus utérins. Raccourcissement intra-abdominal des ligaments ronds. 20 cm³ de sérum de cheval chauffé sont versés dans le péritoine avant de suturer. Pas de drainage. — *Guérison en 7 jours.*

5. — **Mme B..., soixante-treize ans**, porte un énorme kyste de l'ovaire. L'intervention est rendue nécessaire par de l'obstruction intestinale. Opération le 17 août 1909. Résection du bord de l'épiploon adhérent. Énorme kyste de l'ovaire à trois poches, adhérent de toute part à l'intestin. Ponction et extirpation en profitant du plan de clivage, car les adhérences sont inextricables. On extirpe encore 2 autres kystes. Dissection de l'uretère gauche sur une longue étendue; découverte de l'aorte abdominale et de la veine cave inférieure adhérentes à la tumeur. Les kystes sont développés aux dépens de l'ovaire droit. 40 cm³ de sérum de cheval chauffé sont versés dans la cavité péritonéale. Drainage. Même dose de sérum dans le drain pendant quatre jours. — *Guérison en 14 jours.*

6. — **Mme P..., cinquante-neuf ans**, opérée le 21 février 1907 pour un kyste de l'ovaire droit. Adhérences épaisses et anciennes avec l'épiploon. Le kyste contient 6 litres de liquide brunâtre, des masses fibrineuses, de grosses végétations et un second kyste inclus près duquel on en trouve un troisième du volume d'une orange à contenu pâteux et épais. Extirpation, 20 cm³ de sérum de cheval chauffé sont versés dans la cavité péritonéale. Drainage. Suppression du drain le huitième jour. Pas d'éventration ultérieure. — *Guérison en 15 jours.*

7. — **Mme S. B..., trente-quatre ans**, opérée le 12 février 1906 pour un kyste de l'ovaire gauche. Adhérences à l'épiploon, ovaire droit scléro-kystique. Énorme développement variqueux utéro-ovarien des deux côtés (veines dépassant le volume de l'index). Ablation des annexes. Ligature et résection des veines variqueuses. 30 cm³ de sérum de cheval chauffé sont versés dans le péritoine. Suture sans drainage. — *Guérison en 15 jours.*

8. — **Mme S..., vingt-quatre ans**, opérée le 20 novembre 1909 pour un kyste de l'ovaire droit. Destruction au thermocautère de petits kystes à l'ovaire gauche. Raccourcissement intra-abdominal des ligaments ronds pour rétroversion. 20 cm³ de sérum de cheval chauffé sont versés dans le péritoine. Pas de drainage. — *Guérison en 15 jours.*

9. — **Mlle D..., vingt-deux ans**, opérée le 19 juillet 1912 pour un kyste

de l'ovaire volumineux. Au milieu d'adhérences inextricables qui ne permettent même pas de reconnaître le péritoine, on arrive sur un kyste à parois épaisses et à contenu citrin, que je parviens à décortiquer en suivant le plan de clivage. Derrière lui je trouve un second kyste occupant le Douglas et une partie de la fosse iliaque droite. Extirpation. 40 cm³ de sérum de cheval chauffé sont versés dans le péritoine. Drainage. — *Guérison en 14 jours.*

10. — Mme T..., **vingt-sept ans**, opérée au mois de juillet 1909 d'un énorme kyste ovarique ayant donné deux poussées de péritonite. Nous avons enlevé un kyste multiloculaire de l'ovaire gauche, à parois très minces, à contenu citrin, constitué par d'innombrables loges et ayant des adhérences extraordinairement nombreuses avec tous les organes voisins. Opération extrêmement laborieuse, à la fin de laquelle je verse dans le péritoine 40 cm³ de sérum de cheval chauffé. Suites opératoires sans incident. — *Guérison en 14 jours.*

11. — Mme J..., **trente-six ans**, opérée en mai 1913 pour un kyste de l'ovaire droit avec salpingite ancienne, non suppurée; adhérences anciennes, notamment avec l'appendice. Ablation des annexes droites et de l'appendice. 20 cm³ de sérum de cheval chauffé sont versés dans le péritoine avant de suturer. Pas de drainage. Réunion par première intention. — *Guérison en 14 jours.*

12. — Mme L..., **trente-quatre ans**, opérée le 25 avril 1913 d'un kyste de l'ovaire gauche adhérent, en fausse inclusion dans le ligament large gauche. Adhérences de la trompe bosselée, épaissie. 20 cm³ de sérum de cheval chauffé sont versés dans le péritoine à la fin de l'opération. Pas de drainage. — *Guérison en 12 jours.*

13. — Mlle S..., **trente ans**, opérée le 30 janvier 1912, pour un kyste de l'ovaire droit. Extirpation d'un kyste du volume des deux poings et de la trompe droite bosselée; adhérences anciennes et intimes avec l'épiploon et deux anses intestinales grêles. 20 cm³ de sérum de cheval chauffé sont versés dans le péritoine. Suture sans drainage. — *Guérison en 12 jours.*

14. — Mme D..., **cinquante-quatre ans**, opérée en avril 1912 pour un volumineux kyste de l'ovaire droit remontant jusqu'aux fausses côtes. Adhérences extrêmement étendues avec l'intestin et l'épiploon, le bord de ce dernier est réséqué. 20 cm³ de sérum de cheval chauffé sont versés dans le péritoine. Suture et drainage. Le drain est supprimé au bout de quarante-huit heures. — *Guérison en 16 jours.*

15. — Mlle M..., **vingt-quatre ans**, opérée le 25 mai 1910 pour un kyste de l'ovaire droit. Kyste à contenu clair, à paroi mince, du volume du poing, présentant peu d'adhérences. Extirpation facile. 20 cm³ de sérum de cheval chauffé sont versés dans le péritoine. Suture sans drainage. — *Guérison en 12 jours.*

16. — Mme G..., trente-cinq ans, opérée le 3 novembre 1911 pour un énorme kyste de l'ovaire gauche. La tumeur est bilobée. Une masse occupe la fosse iliaque droite ; l'autre, plus volumineuse, occupe la fosse illiaque, le flanc gauche et la région hypogastrique. Adhérences très étendues avec l'épiploon, l'intestin grêle et le côlon descendant. La libération de ce dernier occasionne une ouverture de l'intestin des dimensions d'une pièce de cinquante centimes. Suture intestinale. Ablation des annexes gauches. Péritonéalisation. 40 cm³ de sérum de cheval chauffé sont versés dans le péritoine. Suture et drainage. Suppression du drain le troisième jour. — *Guérison en 16 jours.*

17. — Mme G..., cinquante-cinq ans, opérée en juillet 1911 pour rétroversion et kyste de l'ovaire droit, contenant 300 gr. de liquide citrin. Libération d'adhérences très solides, dégagement difficile de la trompe et de l'ovaire qui sont enlevés. Raccourcissement des ligaments ronds. 20 cm³ de sérum de cheval chauffé sont versés dans le péritoine. Drainage pendant quatre jours. — *Guérison en 14 jours.*

18. — Mme M..., trente-deux ans, opérée en novembre 1912 pour rétroversion et annexite droite. Laparotomie. L'ovaire droit est en dégénérescence kystique ; le plus gros kyste a le volume d'une mandarine. Ablation des annexes droites et de l'appendice adhérent. Raccourcissement des ligaments ronds. 40 cm³ de sérum de cheval chauffé sont versés dans le péritoine. Sutures sans drainage. — *Guérison en 12 jours.*

19. — Mme G..., quarante et un ans, opérée en juillet 1912. Laparotomie. L'utérus rétroversé adhère à l'épiploon dont je résèque le bord. Dans le Douglas est l'ovaire droit avec un kyste d'environ 150 gr. très adhérent. Ablation des annexes droites. Raccourcissement des ligaments ronds. 40 cm³ de sérum de cheval chauffé sont versés dans le péritoine. Sutures sans drainage. — *Guérison en 14 jours.*

20. — Mme M..., quarante-trois ans, opérée en août 1910 pour un gros kyste de l'ovaire, très adhérent à l'épiploon et à deux anses grêles. Ablation des annexes gauches. Péritonéalisation. Sutures sans drainage, après avoir versé 30 cm³ de sérum de cheval chauffé dans le péritoine. — *Guérison en 12 jours.*

21. — Mme M..., vingt-quatre ans, opérée en juin 1908, pour annexite gauche. Laparotomie. Kyste dermoïde de l'ovaire gauche à trois loges, difficile à décortiquer. Ablation des annexes gauches. Raccourcissement des ligaments ronds, pour rétroversion. 40 cm³ de sérum de cheval chauffé sont versés dans le péritoine. Sutures sans drainage. — *Guérison en 14 jours.*

22. — Mme J..., vingt-cinq ans, opérée en mars 1908. Laparotomie. Ablation des annexes droites pour kyste de l'ovaire. Raccourcissement des ligaments ronds. 20 cm³ de sérum de cheval chauffé sont versés dans le péritoine. Sutures sans drainage. — *Guérison en 14 jours.*

23. — **Mme M..., quarante-deux ans,** opérée en février 1912. Ablation des annexes droites pour kystes de l'ovaire. Libération de nombreuses adhérences. 20 cm³ de sérum de cheval chauffé sont versés dans le péritoine. Sutures sans drainage. — *Guérison en 16 jours.*

24. — **Mme B..., trente-sept ans,** opérée en décembre 1913. Laparotomie. Ablation des annexes gauches adhérentes avec kyste de l'ovaire du volume d'un œuf. 30 cm³ de sérum de cheval chauffé sont versés dans le péritoine. Sutures sans drainage. — *Guérison en 15 jours.*

	Cas.	Durée.	Guérisons.
Totaux	24	7 à 16 jours.	24

E. — ÉVENTRATION.

1. — **Mme F..., soixante-cinq ans,** opérée en 1901 par un autre chirurgien d'un sarcome de l'ovaire; suppuration durant trois mois; présente une éventration et de vives douleurs intestinales et vésicales. Opérée le 3 novembre 1909. Adhérences nombreuses de l'épiploon et de l'intestin grêle à toute la cicatrice. Extirpation d'un paquet épiploïque dur; adhérences à la cicatrice de l'ovaire. Libération d'adhérences de l'épiploon avec l'utérus et la vessie; cure radicale de l'éventration. 20 cm³ de sérum de cheval chauffé sont versés dans le péritoine à la fin de l'opération. Réunion par première intention. — *Guérison en 14 jours.*

2. — **Mme de L..., quarante-cinq ans.** Hystérectomie abdominale totale il y a treize ans pour fibrome : présente une énorme éventration. L'épiploon forme une grosse corde adhérente au pelvis, à l'appendice et au cæcum, dans la fosse illiaque droite. Résection de l'épiploon. Libération d'adhérences intimes avec le péritoine au niveau de la cicatrice. Ablation de l'appendice. Cure de l'éventration. Les grands droits étaient rétractés sur les côtés, fort loin, laissant un écartement de quatre doigts. 40 cm³ de sérum de cheval chauffé sont versés dans le péritoine. Sutures en étage sans drainage. Réunion par première intention. — *Guérison en 15 jours.*

3. — **M. M..., quarante-six ans,** opéré jadis pour une appendicite, qui a nécessité un drainage, présente en août 1909 une large éventration au niveau de la cicatrice (incision oblique de Roux). Cure radicale de l'éventration. L'épiploon et le gros intestin étaient adhérents au péritoine pariétal et sortaient par la large ouverture de la cicatrice. Libération des adhérences, résection de l'épiploon. 20 cm³ de sérum de cheval chauffé sont versés dans le péritoine. Pas de drainage. Reconstitution des plans successifs de la paroi. Réunion par première intention. — *Guérison en 12 jours.*

	Cas.	Durée.	Guérisons.
Totaux	3	12 à 15 jours.	3

Laparotomies pour affections non suppurées.

F. — NÉOPLASMES.

1\. — **Mme S..., cinquante ans,** opérée le 9 février 1905. Hystérectomie abdominale totale, ablation d'une partie de la paroi postérieure du vagin, pour volumineux sarcome du corps et du col de l'utérus. Pas d'annexite ni de ganglions. 20 cm³ de sérum de cheval chauffé sont versés dans la cavité péritonéale à la fin de l'opération. Drainage. Pas de température. Ablation du drain le dixième jour. Le 25 février, la malade, considérée comme guérie, est prise de convulsions épileptiformes subintrantes et succombe dans le coma, le 27 février, sans avoir présenté de fièvre ni d'albumine dans l'urine. — *Décès.*

2\. — **Mme N..., quarante-huit ans,** opérée en juillet 1910 pour annexite gauche. Après laparotomie, on trouve un épithélioma de l'ovaire non kystique. Ablation de la trompe et de l'ovaire de ce côté. 20 cm³ de sérum de cheval chauffé sont versés dans le péritoine. Suture sans drainage. — *Guérison en 12 jours.*

3\. — **Mme L..., cinquante-quatre ans,** opérée en janvier 1906 pour un néoplasme du corps de l'utérus. Hystérectomie abdominale totale. Ablation des deux ovaires kystiques. 40 cm³ de sérum de cheval chauffé sont versés dans le péritoine. Drainage abdomino-vaginal, tamponnement avec des mèches imbibées de sérum de cheval. — *Guérison en 18 jours.*

4\. — **Mme T..., cinquante-huit ans,** opérée en octobre 1908 pour épithélioma de l'utérus et annexite. Hystérectomie abdominale totale. Ablation des annexes des deux côtés. 40 cm³ de sérum de cheval chauffé sont versés dans le péritoine. Drainage abdominal et vaginal. Tamponnement avec 4 mèches imbibées de sérum. — *Guérison en 20 jours.*

	Cas.	Durée.	Guérisons.	Décès.
Totaux. . . .	4	12 à 20 jours.	3	1

G. — BRIDES ET ÉTRANGLEMENTS.

1\. — **Mme G..., cinquante-cinq ans,** opérée en 1900 d'appendicite à froid, présente en septembre 1905 des phénomènes d'obstruction brusque.

Opération le 14 septembre. Pas d'adhérences dans la région cæcale. Au milieu de l'épiploon on voit une boutonnière dans laquelle s'engage une anse grêle légèrement épaissie. L'opération avait été, la veille, précédée d'une injection intra-péritonéale de 20 cm³ de sérum de cheval chauffé. Après l'opération, je verse 20 cm³ de sérum de cheval dans le péritoine. Sutures sans drainage. — *Guérison en 14 jours.*

2. — **M. M...,** cinquante ans, opéré au mois de juillet 1913 pour obstruction intestinale chronique, paraissant due à une coudure par adhérence de l'angle colique droit. Ce malade a été antérieurement opéré par un autre chirurgien pour appendicite. La veille de l'opération, j'injecte par ponction dans le péritoine, 20 cm³ de sérum de cheval chauffé à titre préventif. Laparotomie latérale. Le cæcum et l'épiploon adhèrent à l'ancienne cicatrice. Après leur libération, on voit que l'angle colique droit est fortement coudé et maintenu par une série d'adhérences entre le côlon ascendant et le côlon transverse d'une part, entre l'intestin et l'épiploon formant bride, d'autre part, enfin, entre le côlon ascendant et le péritoine pariétal. Résection de l'épiploon, section de toutes les brides et adhérences; péritonéalisation minutieuse. 20 cm³ de sérum de cheval chauffé sont versés dans le péritoine. Suture sans drainage. — *Guérison en 15 jours.*

3. — **Mme J...,** quarante-huit ans, opérée le 2 août pour obstruction intestinale chronique ayant donné lieu à deux crises aiguës sévères. La veille de l'opération j'injecte préventivement par ponction dans le péritoine 20 cm³ de sérum de cheval chauffé. On trouve le cæcum et la partie terminale de l'intestin grêle fixés par des adhérences de pérityphlite ancienne. L'épiploon forme une bride qui écrase l'iléon à 6 cm. de la valvule iléo-cæcale et vient se fixer au péritoine postérieur. Résection de l'épiploon; section des brides et adhérences. A sa face externe le cæcum est dénudé sur une petite étendue; suture en bourse, péritonéalisation soigneuse. 20 cm³ de sérum de cheval chauffé sont versés dans le péritoine. Suture sans drainage. Réunion par première intention. — *Guérison en 15 jours.*

4. — **Mme R...,** quarante et un ans, opérée en mai 1907 pour obstruction aiguë incomplète. L'obstacle est constitué par une adhérence de l'épiploon avec les annexes droites anciennement enflammées. Résection des annexes et de la portion d'épiploon formant corde. L'appendice est enlevé. 20 cm³ de sérum de cheval chauffé sont versés dans le péritoine. Suture sans drainage. — *Guérison en 15 jours.*

	Cas.	Durée.	Guérisons.
Totaux	4	14 à 15 jours.	4

H. — PÉRITONITES TUBERCULEUSES.

1. — **Mlle G...**, quatorze ans, opérée le 17 octobre 1905. On trouve du liquide citrin dans une poche limitée par des adhérences semées de granulations tuberculeuses et au fond de laquelle sont le cæcum et l'appendice. Ablation de l'appendice nettement tuberculeux, ouverture d'une seconde collection citrine. Sutures sans drainage. Le 22 octobre, forte élévation de température, état général grave. Les fils sont enlevés, la plaie rougeâtre et tuméfiée est recouverte; il s'écoule du pus grisâtre, mal lié, fétide, avec des bulles gazeuses. Le lendemain, les lèvres de la plaie sont couvertes de fausses membranes grisâtres. Drainage. 40 cm³ de sérum de cheval chauffé, versés dans le drain. Pansement renouvelé deux fois par jour. Amélioration. Le 24 octobre, fistule stercorale. La plaie est détergée de ses fausses membranes et commence à bourgeonner. 20 cm³ de sérum de cheval chauffé sont versés par le drain chaque jour. Cicatrisation progressive — *Guérison en 4 mois.*

2. — **D. L...**, six ans, opéré le 18 septembre 1905. Granulations tuberculeuses sur le cæcum, l'appendice et le péritoine pariétal. Résection de l'appendice. 20 cm³ de sérum de cheval chauffé dans le péritoine. Élimination d'un catgut. Drainage, pansements au sérum de cheval chauffé. Cicatrisation assez lente. L'enfant fit ensuite une otite moyenne suppurée, puis une ostéite bacillaire du calcanéum; enfin un mal de Pott lombaire, avec abcès fistuleux, dont il est actuellement remarquablement bien guéri. — *Guérison en 22 jours.*

3. — **M. F...**, quinze ans, opéré en mars 1909 pour péritonite tuberculeuse ascitique. Laparotomie. Évacuation du liquide, exposition à l'air et à la lumière. On voit sur le péritoine pariétal et viscéral de nombreuses granulations tuberculeuses. 40 cm³ de sérum de cheval chauffé sont versés dans le péritoine. Suture et drainage. Traitement général. La cicatrisation s'est faite après soixante-sept jours. — *Guérison en 67 jours.*

	Cas.	Durée.	Guérisons.
Totaux	3	22 à 120 jours.	3

CHAPITRE XXVII

APPENDICITE

A. — APPENDICITES A CHAUD.

1. — C. B..., Hôpital Necker, 4 avril 1902. Appendicite suraiguë, péritonite septique généralisée, vomissements noirs. Opération d'urgence; 900 gr. de pus; pas d'adhérences. Sphacèle et perforation de l'appendice. Drainage. Injection de sérum de cheval chauffé dans le péritoine au moment des pansements.

Mort ultérieurement de broncho-pneumonie. A l'autopsie, le point d'implantation de l'appendice sur le cæcum n'est plus visible. Pas d'adhérences. — *Guérison en 27 jours.*

2. — E. P.... Hôpital Necker. Appendicite opérée à chaud le 13 février 1904. Pas d'adhérences de l'épiploon. Vaste collection purulente, avec gaz d'odeur fécaloïde, située derrière le rectum. 30 cm^3 de sérum de cheval chauffé sont versés dans le péritoine. — *Guérison en 22 jours.*

3. — B... (Paul Delbet, Thèse de Nazim, 1906). Appendicite avec abcès. Incision le 25 avril 1904. Aggravation considérable le 26 avril. Sérum de cheval dans le drain, deux jours de suite. Amélioration le 28. — *Guérison rapide.*

4. — F... (Paul Delbet, Thèse de Nazim, 1906). Appendicite aiguë avec péritonite. Mauvais état général, subictère. Opération le 25 juin 1905. Aggravation les deux jours suivants. Le 28, on verse du sérum de cheval chauffé dans le péritoine. Amélioration considérable dès le lendemain. — *Guérison.*

5. — X... (Paul Delbet, Thèse de Nazim, 1906). Appendicite avec abcès ouvert dans le rectum. État très grave. Opération le 18 février 1905. Foyer fétide et gangréneux. Appendice et cæcum gangrenés et perforés. On verse du sérum de cheval chauffé dans le péritoine. Amélioration rapide. — *Guérison.*

6. — A. M... (Paul Delbet, Thèse de Nazim, 1906). Appendicite avec péritonite généralisée. État très grave, 40°,2. Pouls 160. Extrémités violacées. Opération le 23 mars 1905. Du sérum de cheval chauffé est versé dans le péritoine à la fin de l'opération. Amélioration dès le lendemain. Formation d'un nouvel abcès péritonéal le 26. On remet du sérum de cheval chauffé par le drain. Amélioration. Le 4 avril, issue d'une grande quantité de pus. La plaie est agrandie, on trouve une collection à gauche. Contre-ouverture. On remet du sérum de cheval chauffé dans le péritoine. Amélioration dès le lendemain. — *Guérison en 21 jours.*

7. — **V...** (Paul Delbet, Thèse de Nazim, 1906). Appendicite aiguë. Subictère. Opération le 14 février 1906. Abcès rétro-cæcal. Appendice ascendant et perforé. Foyer purulent gangréneux sous-hépatique. On verse du sérum de cheval chauffé dans le péritoine à la fin de l'opération. Amélioration immédiate. Le sixième jour la plaie est en voie de cicatrisation. — *Guérison.*

8. — **E..., quarante-neuf ans.** Appendicite gangréneuse; collection bombant vers le rectum. Pouls rapide, état grave, hypothermie. Opération le 25 novembre 1912. Adhérences anciennes. Péritonite pelvienne suppurée : 2 abcès en bissac. Appendice gangréné, complètement ouvert, adhérant au rectum. Matières fécales dans le pus, cæcum perforé, gangréneux. On verse du sérum de cheval chauffé dans le péritoine tous les jours. Plaie sphacélée dans toute son étendue, détachant le bord externe du grand droit. Issue de matières par le drain, pansements au sérum de cheval chauffé. Le 15 décembre, la fistule stercorale est fermée. Le 24 décembre, les drains abdominaux sont éliminés. Le 31 décembre, la plaie étant comblée, je décolle la peau, j'avive et suture. — *Guérison en 37 jours.*

9. — **J..., trente ans.** Appendicite suraiguë datant du 25 juillet 1912. État typhique. Température 41°. Opération d'urgence trente-six heures après le début. Pas une adhérence. Péritonite suppurée généralisée fétide. Résection de l'appendice. On verse 40 cm^3 de sérum de cheval chauffé dans le péritoine à la fin de l'opération et les jours suivants. Amélioration légère. Énorme escharre sacrée empiétant sur les deux fesses. Pansement au sérum de cheval chauffé. Noma. Même pansement. L'état abdominal s'améliore. Le 16 août, gros épanchement séreux du genou droit. Trois escharres sur les apophyses épineuses lombaires. Onyxis suppurés aux deux mains. Élimination de l'escharre sacrée en six jours; elle intéresse les fessiers et dissèque complètement le sacrum. Pas de réunion de la plaie abdominale dont les tranches sont grises et gangréneuses. Pansement au sérum de cheval chauffé. Parotidite droite. État général meilleur. Le 22 août embolie septique du poumon droit, puis épanchement pleural citrin. Épanchement dans le genou gauche. Le 25 août, les plaies bourgeonnent activement. Petite escharre dorsale, escharre aux deux talons. Pansement au sérum de cheval chauffé. Le 26 août, pleurésie purulente droite; empyème, 300 gr. de pus fétide. On verse du sérum de cheval chauffé dans la plèvre tous les jours.

Pus à streptocoques. Phlegmon de la cuisse droite ouvert et pansé au sérum de cheval chauffé. Le 30 août, fistule stercorale, petit abcès pelvien incisé par le sac de Douglas. Injection de sérum de cheval chauffé. Abcès de la cuisse gauche; incision; sérum de cheval chauffé; guérison de l'abcès en huit jours. Cicatrisation de la plèvre le 2 novembre. Guérison définitive le 10 novembre. — *Guérison en 106 jours.*

10. — B..., vingt-huit ans. Appendicite aiguë, péritonite généralisée. Gangrène de l'appendice et perforation intestinale. Opération la nuit du 11 août. État très grave. Grosse collection purulente. Perforation du cæcum par calcul biliaire. Résection de l'appendice. Suture intestinale. On verse du sérum de cheval chauffé dans la plaie à l'opération et aux 6 pansements suivants. Pas d'éventration. — *Guérison en 39 jours.*

11. — G..., quatorze ans. Appendicite aiguë après plusieurs crises. État général très grave. Pouls incomptable. Opération d'urgence le 8 avril 1912, *in extremis*. Appendice gangréné et perforé. Péritonite généralisée. On verse du sérum de cheval chauffé dans le péritoine. Mort dix heures après. — *Décès.*

12. — C..., vingt-cinq ans. Après plusieurs crises d'appendicite, présente, le 21 juillet 1909, une crise aiguë avec mauvais état général. Opération d'urgence le 22 juillet. Appendice très vascularisé. Cæcum épaissi avec une perforation et un abcès au milieu d'adhérences de l'épiploon. Résection de l'appendice et de l'épiploon enflammé. Suture intestinale. On verse du sérum de cheval chauffé dans le péritoine. Suppression du drain le onzième jour. Pas d'éventration ultérieure. — *Guérison en 32 jours.*

13. — M..., quarante-sept ans. Crise appendiculaire en janvier 1907, seconde crise le même mois. Opération le 2 février 1907, au début d'une poussée aiguë. Abcès de l'appendice adhérant à la trompe. On verse du sérum de cheval chauffé dans la plaie à la fin de l'opération. Ablation du drain le 6 février. Pas d'éventration ultérieure. — *Guérison en 20 jours.*

14. — D..., dix ans. Appendicite gangréneuse suraiguë, péritonite généralisée le 18 juillet 1908. Opération immédiate. Le péritoine est rempli de liquide fécaloïde. Appendice gangréné et perforé sans aucune adhérence. Drainage. 40 cm^3 de sérum de cheval chauffé sont versés dans le péritoine à la fin de l'opération; 20 cm^3 les jours suivants. Suppression du drain le dix-septième jour. Cicatrisation complète le vingt et unième jour. Pas d'éventration par la suite. — *Guérison en 21 jours.*

15. — B..., trente ans. Appendicite suppurée sous-hépatique. Opéré en novembre 1904. Irrigation du péritoine avec 20 cm^3 de sérum de cheval chauffé. Suppression du drain le sixième jour. Pas d'éventration ultérieure. *Guérison en 14 jours.*

16. — J..., cinq ans. Appendicite aiguë. Opéré le 26 juillet 1909, vingt heures après le début. 20 cm^3 de sérum de cheval chauffé sont versés dans le péritoine à la fin de l'opération. Pas d'éventration. — *Guérison en 10 jours.*

17. — **H..., vingt ans**, opéré le 28 octobre 1906, vingt-six heures après le début d'une seconde crise. Perforation de l'appendice, abcès contenant deux concrétions fécales. Adhérences de l'épiploon réséquées. 40 cm^3 de sérum de cheval chauffé sont versés dans le péritoine. Drainage. Suppression du drain le 2 novembre. Pas d'éventration. — *Guérison en 11 jours.*

18. — **L..., neuf ans**, opéré le 19 novembre 1908 d'une appendicite aiguë qui débuta le 12. Malade *in extremis*. Appendice gangréné et perforé. Péritonite généralisée. On verse 20 cm^3 de sérum de cheval chauffé dans le péritoine à la fin de l'opération. — *Décès dans la nuit du 19 au 20.*

19. — **Mme M..., vingt-quatre ans**. Appendicite aiguë le 29 juin 1906. Aggravation dès les premiers jours de juillet. Opération d'urgence le 6. Le péritoine contient un litre de pus fétide. Résection de l'appendice en position rétro-cæcale, perforé. L'abcès est limité par le pôle inférieur du rein. Contre-incision lombaire. 40 cm^3 de sérum de cheval chauffé sont versés dans le péritoine à la fin de l'opération. Parotidite droite le 8 juillet. Sérum de cheval chauffé versé dans le drain à chaque pansement. Élimination des drains le 13 juillet. Pas d'éventration ultérieure. — *Guérison en 13 jours.*

20. — **Mlle M..., trente ans**. Appendicite avec abcès (3e crise) le 10 avril. Opération d'urgence. Collection purulente fétide de 300 gr. Résection de l'appendice. 40 cm^3 de sérum de cheval chauffé sont versés dans le péritoine à la fin de l'opération et les jours suivants par le drain. Pas d'éventration ultérieure. — *Guérison en 18 jours.*

21. — **Mme B..., cinquante-quatre ans**. Plusieurs crises d'appendicite. Nouvelle crise le 20 mai, avec obstruction intestinale. Pouls petit, mauvais état général. Lésion mitrale ancienne. Opération d'urgence le 26 mai. Liquide louche dans le péritoine. Obstruction intestinale par l'appendice enflammé et adhérent, passant devant l'iléon. Résection de l'appendice. Rétablissement immédiat du cours des matières. On verse du sérum de cheval chauffé dans le péritoine. Chute de la température dès le lendemain. Le 29, la guérison paraissait assurée : mort subite par embolie. — *Décès.*

22. — **Mme V..., vingt-deux ans**, opérée pour une troisième crise d'appendicite le 20 octobre 1910. Épiploon adhérant à l'appendice perforé et limitant un abcès. Résection de l'appendice et de la masse épiploïque sans ouverture de l'abcès qu'elle limite. 20 cm^3 de sérum de cheval chauffé sont versés dans la plaie à la fin de l'opération. Suture sans drainage. Réunion par première intention. Pas d'éventration. — *Guérison en 15 jours.*

23. — **J. Le D...**, opéré le 7 septembre 1913 pour une hernie inguinale congénitale enflammée, avec fièvre, sans obstruction. Le sac contient un appendice perforé à son extrémité et adhérent. Un peu de pus dans le sac. Résection de l'appendice et du sac. 20 cm^3 de sérum de cheval chauffé sont

versés dans le péritoine. Drainage. Suppression du drain le troisième jour. — *Guérison en 10 jours.*

24. — F. C..., trente-quatre ans. Troisième crise d'appendicite, grave cette fois. Opéré d'urgence le 20 juin 1913, trente-huit heures après le début. Collection purulente de 150 gr. dans laquelle baigne l'appendice enflammé. Résection. Drainage. On verse du sérum de cheval chauffé dans le péritoine après l'opération, puis par le drain, aux 4 premiers pansements. Suppression du drain le septième jour. Pas d'éventration. — *Guérison en 16 jours.*

25. — J..., quarante-cinq ans. Crise d'appendicite au commencement de juin 1913. Pendant le refroidissement deux poussées nouvelles: la dernière sérieuse, oblige à intervenir. Péritoine enflammé. L'appendice transversalement situé sous la fin du mésentère est adhérent et baigne dans le pus d'un petit abcès. Résection de l'appendice. On verse du sérum de cheval chauffé dans le péritoine à la fin de l'opération. Drainage. On injecte du sérum de cheval chauffé par le drain les six jours suivants. Suppression du drain le dixième jour. Pas d'éventration. — *Guérison en 14 jours.*

26. — R..., dix-sept ans. Quatrième crise d'appendicite en juin 1913. Opéré le 23. Appendice renflé en massue à son extrémité, adhérent à l'épiploon et baignant dans un petit abcès. Résection de l'appendice et de l'épiploon. On verse du sérum de cheval chauffé dans le péritoine. Drainage. Le sérum est injecté par le drain les deux jours suivants. Ablation du drain le quatrième jour. Pas de suppuration. Pas d'éventration. — *Guérison en 12 jours.*

27. — Mlle L..., opérée d'une appendicite avec abcès (3e crise) au mois de mai 1906. Appendice ascendant rétro-cæcal très adhérent, baignant dans un abcès à pus épais. Résection de l'appendice. On verse du sérum de cheval chauffé dans le péritoine. Drainage. Pas de suppuration. Le drain est supprimé au bout de quarante-huit heures. Cicatrisation retardée jusqu'au quatorzième jour par l'élimination d'un catgut superficiel. — *Guérison en 14 jours.*

28. — P. M..., douze ans. Seconde crise d'appendicite aiguë avec empâtement iliaque. Opéré le 28 juin 1911. Résection de l'appendice adhérent contenant du pus. Fausses membranes sur le méso. Adhérence de l'épiploon. Résection de l'appendice et de cette adhérence. Du sérum de cheval chauffé est versé dans le péritoine. Drainage. Pas de suppuration. Suppression du drain le troisième jour. Pas d'éventration ultérieure. — *Guérison en 11 jours.*

29. — L..., dix-huit ans. Première crise d'appendicite le 8 avril 1910. Température élevée. Opération d'urgence. Adhérences épiploïques englobant l'extrémité perforée de l'appendice dans un abcès. On verse 20 cm^3 de sérum de cheval chauffé dans le péritoine à la fin de l'opération. Drainage. On injecte du sérum de cheval chauffé par le drain les cinq jours suivants. Suppression du drain le sixième jour. Pas d'éventration ultérieure. — *Guérison en 14 jours.*

30. — **Mme A...**, **trente-six ans.** Crises appendiculaires légères en 1908 et 1909. Crise grave en octobre 1911, avec pelvi-péritonite. Tentative de refroidissement. Poussées aiguës au seizième jour et huit jours après. Intervention à chaud. Abcès de la fosse iliaque plongeant dans le bassin. Résection de l'appendice. Drainage. 20 cm³ de sérum de cheval chauffé sont versés dans le péritoine à la fin de l'opération. Même dose, injectée par le drain, les dix jours suivants. Suppression du drain le douzième jour. Pas d'éventration par la suite. — *Guérison en 16 jours.*

31. — **D. R...**, **vingt-six ans.** Crise d'appendicite avec poussée nouvelle pendant le refroidissement et formation d'un abcès. Opération d'urgence (novembre 1908). Abcès de la fosse iliaque, diffusé dans toute l'excavation pelvienne. Appendice couvert de fausses membranes. Résection. Injection de 40 cm³ de sérum de cheval chauffé dans le péritoine. Drainage. Mêmes injections par le drain pendant dix jours. Suppression du drain. Cicatrisation le quinzième jour. — *Guérison en 15 jours.*

32. — **A. B...**, **trente-cinq ans**, opérée à chaud d'une appendicite, au treizième jour. Abcès volumineux de la fosse iliaque dans lequel baigne l'appendice perforé. Drainage. Injection de 20 cm³ de sérum de cheval chauffé dans le péritoine à la fin de l'opération; de même les sept jours suivants. Suppression du drain. Cicatrisation le quatorzième jour. Légère éventration à la partie supérieure de la cicatrice; opérée l'année suivante avec succès. — *Guérison en 14 jours.*

33. — **J. M...**, **trente-neuf ans**, opérée d'appendicite aiguë avec gros abcès iliaque, au onzième jour de la troisième crise. Évacuation de 400 gr. de pus fétide et mal lié, collecté derrière le cæcum et dans lequel baigne l'appendice putrilagineux. Drainage. 20 cm³ de sérum de cheval chauffé dans le péritoine à la fin de l'opération; injection d'une même quantité par le drain pendant cinq jours. Suppression du drain. Cicatrisation le quinzième jour. Pas d'éventration ultérieure. — *Guérison en 15 jours.*

34. — **L. D...**, **trente-deux ans**, opéré d'une appendicite à chaud (3e crise), abcès rétro-cæcal de 200 gr.; appendice très adhérent et perforé à son extrémité; 2 concrétions fécales dans le pus. Drainage. 20 cm³ de sérum de cheval chauffé dans le péritoine à la fin de l'opération; même dose par le drain les six premiers jours. Suppression du drain le septième jour. Cicatrisation le quinzième jour. — *Guérison en 15 jours.*

35. — **M. L...**, **vingt ans**, opérée au début d'une seconde crise appendiculaire très rapprochée de la première. Température élevée, pouls petit et rapide. Opération le 30 novembre 1907, trente heures après le début. Appendice turgescent, adhérent à l'épiploon avec abcès au milieu des adhérences. Drainage. 40 cm³ de sérum de cheval chauffé dans le péritoine à la fin de l'opération. 20 cm³ les jours suivants dans le drain. Cicatrisation le douzième jour. Pas d'éventration. — *Guérison en 12 jours.*

36. — **O. J...**, **quarante-huit ans**, opérée en mai 1910 d'appendicite aiguë, avec abcès au neuvième jour. Adhérences anciennes. 20 cm de

sérum de cheval chauffé dans le péritoine à la fin de l'opération; même dose dans le drain pendant six jours. Suppression du drain le huitième jour. Pas d'éventration depuis lors. — *Guérison en 14 jours.*

37. — L. L..., trente-sept ans, opéré en décembre 1909 d'une appendicite à chaud, trente-deux heures après le début. Appendice plein de pus fétide, fausses membranes grisâtres. Drainage. 40 cm^3 de sérum de cheval chauffé dans le péritoine à la fin de l'opération et les trois jours suivants. Suppression du drain. — *Guérison en 12 jours.*

38. — R. S..., quarante ans, opérée d'appendicite aiguë avec péritonite au onzième jour. Abcès de la fosse iliaque avec prolongement pelvien. Appendice adhérent à l'ovaire droit kystique suppuré. Résection. Drainage. 40 cm^3 de sérum de cheval chauffé dans le péritoine à la fin de l'opération. 20 cm^3 par le drain pendant huit jours. Cicatrisation le quinzième jour. — *Guérison en 15 jours.*

39. — P. M..., vingt-six ans, opérée d'appendicite aiguë trente-sept heures après le début. Appendice sphacélé en son milieu. Pas d'adhérences. Drainage pendant quatre jours. 20 cm^3 de sérum de cheval chauffé sont injectés dans le péritoine tous les jours. Cicatrisation le douzième jour. — *Guérison en 12 jours.*

40. — M. B..., trente-huit ans, opéré d'une appendicite aiguë avec abcès de la fosse iliaque au quatorzième jour. Appendice couvert de fausses membranes, rétréci en deux points; l'extrémité baigne dans un abcès rétro cæcal. Drainage. 20 cm^3 de sérum de cheval chauffé dans le péritoine à la fin de l'opération et pendant les cinq jours suivants. Cicatrisation le quatorzième jour. Pas d'éventration depuis quatre ans. — *Guérison en 14 jours.*

41. — Mme J..., trente-quatre ans, opérée en juillet 1912 d'une appendicite aiguë grave dix-huit heures après le début. Appendice violacé, gros, rempli de pus; pas d'adhérences. Drainage pendant trois jours. 20 cm^3 de sérum de cheval chauffé dans le péritoine tous les jours. Cicatrisée le treizième jour. — *Guérison en 13 jours.*

42. — J. C..., douze ans, opérée d'appendicite suraiguë très grave, trente-sept heures après le début en novembre 1913. Appendice rempli de pus; se rompt hors le ventre; fausses membranes sur le méso, adhérences anciennes fixant l'appendice sous le mésentère. Drainage. 40 cm^3 de sérum de cheval chauffé dans le péritoine à la fin de l'opération. 20 cm^3 les huit jours suivants. Cicatrisation le dix-septième jour après sphacèle de la plaie au niveau du drain. — *Guérison en 17 jours.*

	Cas.	Guérisons.	Décès.
Totaux	42	39	3

B. — APPENDICITES OPÉRÉES A FROID

1. — **S. R...**, opérée d'appendicite à froid, après la troisième crise en juin 1913. Appendice adhérent à l'ovaire et à la trompe droite. 5 petits kystes ovariens détruits au thermocautère. 20 cm³ de sérum de cheval chauffé dans le péritoine à la fin de l'opération. — *Guérison en 12 jours.*

2. — **U. L...**, **vingt ans**, opérée d'appendicite à froid après la troisième crise en mai 1904. Appendice très adhérent en position rétro-cæcale ascendante. 20 cm³ de sérum de cheval chauffé dans le péritoine. — *Guérison en 12 jours.*

3. — **R. M...**, **seize ans**, opéré d'appendicite à froid après deux crises Appendice très long, en massue, très adhérent derrière le cæcum. 20 cm³ de sérum de cheval chauffé dans le péritoine à la fin de l'opération. — *Guérison en 12 jours.*

4. — **J. L...**, **seize ans**, opérée d'appendicite à froid après une crise sévère. Appendice long, vascularisé, très adhérent à l'épiploon; extrémité dilatée. 20 cm³ de sérum de cheval chauffé sont versés dans le péritoine à la fin de l'opération. Pas de drainage. — *Guérison en 8 jours.*

5. — **Mlle Ch...**, **vingt-six ans**, opérée d'appendicite à froid après deux crises. Appendice très adhérent à l'épiploon et à l'intestin grêle. Cavité close suppurée à l'extrémité. 20 cm³ de sérum de cheval chauffé dans le péritoine à la fin de l'opération. Pas de drainage. — *Guérison en 10 jours.*

6. — **Mme B...**, **trente ans**. Après deux crises, opérée d'appendicite à froid. Appendice très adhérent à l'épiploon et à l'intestin grêle. Oblitéré dans sa partie initiale, il ne communique plus avec le cæcum. 20 cm³ de sérum de cheval chauffé dans le péritoine à la fin de l'opération. — *Guérison en 12 jours.*

7. — **L. B...**, **vingt-huit ans**, opérée à froid d'appendicite après deux crises. Appendice long, enflammé, très adhérent à l'épiploon et aux annexes droites. 20 cm³ de sérum de cheval chauffé sont versés dans le péritoine à la fin de l'opération. Pas de drainage. — *Guérison en 8 jours.*

8. — **Mme M...**, **trente ans**, opérée à froid d'appendicite, après une première atteinte grave. Appendice long, avec trois foyers hémorragiques, adhérent à la trompe droite grosse, contenant du liquide et du sang. 40 cm³ de sérum de cheval sont versés dans le péritoine à la fin de l'opération. — *Guérison en 9 jours.*

9. — **Mlle G...**, **vingt ans**, opérée d'appendicite à froid après une crise sérieuse. Mauvais état général, 15 juin 1908. Appendice scléreux moniliforme très adhérent à l'épiploon, à l'intestin grêle et à l'ovaire droit.

20 cm³ de sérum de cheval chauffé sont versés dans le péritoine à la fin de l'opération. — *Guérison en 11 jours.*

10. — **Mme R. C...**, opérée le 9 mars 1907 d'appendicite à froid. Appendice englobé dans une masse d'adhérences anciennes. 30 cm³ de sérum de cheval chauffé sont versés dans le péritoine à la fin de l'opération. Pas de drainage. — *Guérison en 12 jours.*

11. — **M. M...**, vingt-quatre ans, opérée le 20 mars 1905 d'appendicite à froid, après deux crises. Appendice adhérent, plongeant dans le bassin, présentant deux étranglements. 20 cm³ de sérum de cheval chauffé dans le péritoine à la fin de l'opération. — *Guérison en 9 jours.*

12. — **Mme B...**, **vingt et un ans.** Après trois crises, opération d'appendicite à froid le 17 octobre 1908. Appendice fixé à la trompe droite par des adhérences anciennes. Il est long et moniliforme. En terminant, on verse 20 cm³ de sérum de cheval chauffé dans le péritoine. Drainage pendant cinq jours. — *Guérison en 12 jours.*

13. — **A. C...**, **dix-neuf ans.** Appendicite chronique pendant deux ans, puis crise aiguë sévère très lente à se refroidir. Opération à froid en août 1911. Appendice rétréci en deux points et adhérent à l'épiploon. 2 calculs stercoraux. On verse dans le péritoine 20 cm³ de sérum de cheval chauffé à la fin de l'opération. — *Guérison en 12 jours,*

14. — **M. L...**, **trente-cinq ans.** Appendicite chronique. Deux crises aiguës. Opéré à froid en mai 1909. Appendice tuméfié, long, adhérent à l'entrée du bassin. 20 cm³ de sérum de cheval chauffé dans le péritoine à la fin de l'opération. — *Guérison en 12 jours.*

15. — **M. J...**, **neuf ans**, opéré d'appendicite à froid deux mois et demi après la première crise qui fut grave et lente à s'améliorer. Appendice en position rétro-cæcale ascendante, très long, adhérent par son extrémité en avant du rein droit. 20 cm³ de sérum de cheval chauffé sont versés dans le péritoine à la fin de l'opération. Pas de drainage. — *Guérison en 14 jours.*

16. — **M. J...**, **vingt-six ans.** Après deux crises d'appendicite est opérée à froid, fin mai 1909. Appendice très adhérent à sa partie moyenne et à son extrémité; contient 3 concrétions fécales dures. Destruction d'adhérences ovariennes droites, et de 2 petits kystes ovariens. 20 cm³ de sérum de cheval chauffé sont versés dans le péritoine à la fin de l'opération. Pas de drainage. — *Guérison en 12 jours.*

17. — **Mme S...**, **trente ans.** Goitre exophtalmique, tachycardie, opérée à froid le 27 avril 1912 après trois crises aiguës. Appendice long, coudé à angle aigu, adhérent à l'ovaire droit kystique et à la trompe droite tuberculeuse. Résection de l'appendice et des annexes droites. 20 cm³ de sérum de cheval chauffé sont versés dans le péritoine à la fin de l'opération. Pas de drainage. — *Guérison en 10 jours.*

18. — **Mme T...**, **trente-trois ans**, opérée le 2 juillet 1903 d'appendicite à froid (plusieurs crises); appendice tortueux, adhérent à l'épiploon. 20 cm^3 de sérum de cheval sont versés dans le péritoine à la fin de l'opération. Pas de drainage. — *Guérison en 12 jours.*

19. — **P. de F...**, **vingt-deux ans**, opéré à froid le 6 janvier 1912 d'appendicite (plusieurs crises). Appendice bosselé, adhérent dans le bassin, contenant des calculs stercoraux avec trois rétrécissements. 20 cm^3 de sérum de cheval chauffé dans le péritoine à la fin de l'opération. — *Guérison en 14 jours.*

20. — **J. H...**, **trente-cinq ans**, opérée le 15 mai 1908 d'appendicite à froid (quatre crises). Appendice long, moniliforme, adhérent aux annexes droites et au bord de l'épiploon. Kyste de l'ovaire droit, trompe droite suppurée. Ablation. 20 cm^3 de sérum de cheval chauffé dans le péritoine; pas de drainage. — *Guérison en 12 jours.*

21. — **S. du C...**, **cinquante-deux ans**, opérée d'appendicite à froid le 11 juin 1904. Appendice bosselé, fortement adhérent à la face antérieure du cæcum et à l'épiploon. 20 cm^3 de sérum de cheval chauffé dans le péritoine. Pas de drainage. — *Guérison en 13 jours.*

22. — **L. P...**, **quatre ans**, opérée le 27 mars 1904, d'appendicite à froid, après trois crises. Appendice rétréci en deux points, oblitéré en un troisième. Au-dessous, cavité close tendue à liquide infecté. 20 cm^3 de sérum de cheval chauffé aprés l'opération sont versés dans le péritoine. Pas de drainage. — *Guérison en 12 jours.*

23. — **R. M...**, **vingt-huit ans**, opérée d'appendicite à froid le 20 juillet 1904. Appendice anciennement enflammé, adhérences à la face antérieure du cæcum. Trompe droite suppurée, ovaire kystique. 20 cm^3 de sérum de cheval chauffé dans le péritoine à la fin de l'opération. — *Guérison en 11 jours.*

24. — **N. D...**, **vingt-quatre ans**, opérée d'appendicite à froid le 10 mai 1908. Plusieurs crises antérieures. Appendice enflammé, plongeant dans le bassin, adhérent à l'ovaire droit kystique. 20 cm^3 de sérum de cheval chauffé dans le péritoine à la fin de l'intervention. Pas de drainage. — *Guérison en 12 jours.*

25. — **S. L...**, **vingt-neuf ans**, opérée à froid d'appendicite le 20 janvier 1910. Appendice adhérent à l'épiploon et au péritoine pariétal. 20 cm^3 de sérum de cheval chauffé dans le péritoine à la fin de l'opération. Pas de drainage. — *Guérison en 10 jours.*

26. — **M. J...**, **cinquante-quatre ans**. Après entéro-côlite aiguë, fait l'année suivante trois crises appendiculaires, la dernière grave. Opérée à froid en octobre 1909. Appendice oblitéré, étroit à son insertion cæcale, renflé en massue à l'extrémité; adhérences étendues avec l'épiploon.

L'appendice contient du pus. 30 cm³ de sérum de cheval chauffé dans le péritoine à la fin de l'opération. Pas de drainage. — *Guérison en 12 jours.*

27. — D. L..., **quarante-deux ans**, opérée d'appendicite à froid le 29 avril 1908 (six crises). Appendice et cæcum perdus dans les adhérences épiploïques. Ablation de l'appendice et de l'épiploon enflammé, en bloc. 20 cm³ de sérum de cheval chauffé dans le péritoine à la fin de l'intervention. Pas de drainage. — *Guérison en 12 jours.*

28. — M. M..., **quarante-six ans.** Crises appendiculaires. Expulsion d'un tænia. Nouvelle crise un mois après. Opération à froid le 16 octobre 1904. Adhérences de l'épiploon. Appendice rétro-cæcal, ascendant, très adhérent. 20 cm³ de sérum de cheval chauffé dans le péritoine à la fin de l'opération. — *Guérison en 15 jours.*

29. — M. M..., **quarante ans.** Trois crises appendiculaires en trois ans; opérée d'appendicite à froid le 18 mai 1908. Appendice rétréci en deux points, adhérent dans le bassin, contient 3 calculs stercoraux. 20 cm³ de sérum de cheval chauffé dans le péritoine à la fin de l'opération. Élimination d'un catgut superficiel le dixième jour. — *Guérison en 15 jours.*

30. — G. M..., **vingt et un ans**, opérée d'appendicite à froid après six crises, la dernière grave, en 1910. Appendice plongeant dans le bassin, adhérent à l'ovaire et à la trompe. 20 cm³ de sérum de cheval chauffé dans le péritoine à la fin de l'opération. Pas de drainage. — *Guérison en 12 jours.*

31. — L. L..., **trente-cinq ans.** Après une crise grave, à refroidissement lent, est opérée d'appendicite. Appendice ascendant, très adhérent à l'épiploon enflammé. 40 cm³ de sérum de cheval chauffé dans le péritoine à la fin de l'opération. Pas de drainage. — *Guérison en 10 jours.*

32. — M. B..., **quarante ans**, opéré en janvier 1913 d'appendicite à froid après deux crises. Appendice renflé à son extrémité, épaissi, contient du pus et un calcul stercoral. 20 cm³ de sérum de cheval chauffé dans le péritoine à la fin de l'opération. Drainage quarante-huit heures. — *Guérison en 12 jours.*

33 —. J. M..., **vingt-sept ans.** Après une crise sévère, est opérée à froid d'appendicite en mars 1907. Appendice englobé dans un foyer d'épiploïte. Résection. 20 cm³ de sérum de cheval chauffé dans le péritoine à la fin de l'opération. Pas de drainage. — *Guérison en 12 jours.*

34. — B. J..., **trente-sept ans**, opérée à froid d'appendicite, en juillet 1911, après deux crises. Appendice irrégulier, très adhérent à la face interne du cæcum et sous le mésentère. 20 cm³ de sérum de cheval chauffé dans le péritoine à la fin de l'opération. Pas de drainage. — *Guérison en 12 jours.*

35. — S. D..., **vingt et un ans**, opérée d'appendicite à froid après quatre crises, en avril 1906. Appendice pris dans des adhérences épiploïques et enlevé en bloc avec l'épiploon malade. 20 cm³ de sérum de cheval chauffé sont versés dans le péritoine à la fin de l'opération. Pas de drainage. Élimination d'un catgut superficiel. — *Guérison en 15 jours.*

36. **M. F...**, opérée à froid d'appendicite en mars 1905. Appendice caché au milieu d'adhérences inextricables. Opération très laborieuse. 40 cm³ de sérum de cheval chauffé sont versés dans le péritoine à la fin de l'opération. Drainage pendant trois jours. — *Guérison en 14 jours.*

37. — **M. S...** Opération d'appendicite à froid en 1907 après deux crises. Appendice rétréci au milieu, adhérent; extrémité renflée avec concrétions fécales. 20 cm³ de sérum de cheval chauffé dans le péritoine à la fin de l'opération. Pas de drainage. — *Guérison en 12 jours.*

38. — **L. P...**, **quarante-six ans.** Appendicite opérée à froid après cinq crises. Appendice adhérent derrière le cæcum. L'extrémité vascularisée, épaissie, forme cavité close. 20 cm³ de sérum de cheval chauffé dans le péritoine à la fin de l'opération. Pas de drainage. — *Guérison en 12 jours.*

39. — **H. G...**, **quarante ans**, opéré à froid d'appendicite après une crise très grave en 1912. Appendice enflammé, sinueux, contenant des calculs stercoraux et adhérent sous la fin du mésentère. 20 cm³ de sérum de cheval chauffé dans le péritoine à la fin de l'opération. Pas de drainage. — *Guérison en 10 jours.*

40. — **M. P...**, **trente-huit ans**, opérée à froid d'appendicite en 1907 après deux crises. Appendice très adhérent, rétro-cæcal. 20 cm³ de sérum de cheval chauffé dans le péritoine à la fin de l'opération. Pas de drainage. — *Guérison en 12 jours.*

41. — **L. N...**, **vingt-trois ans**, opérée en 1913 d'appendicite à froid, après deux crises. Appendice adhérent; petit abcès dans la paroi de l'appendice. 40 cm³ de sérum de cheval chauffé sont versés dans le péritoine à la fin de l'opération. Drainage trois jours. — *Guérison en 12 jours.*

42. — **J. P...**, **quinze ans**, opérée à froid d'appendicite en janvier 1906 après deux crises. Appendice adhérent; l'extrémité forme cavité close et est pleine de pus. 40 cm³ de sérum de cheval chauffé dans le péritoine à la fin de l'opération. Drainage cinq jours. — *Guérison en 14 jours.*

43. — **A. F...**, **vingt-deux ans**, opérée d'appendicite à froid (deux crises), en juin 1913. Appendice très long, presque sans méso; deux rétrécissements. 20 cm³ de sérum de cheval chauffé dans le péritoine à la fin de l'opération. Pas de drainage. — *Guérison en 12 jours.*

44. — **M. B...**, **dix-huit ans**, opérée d'appendicite à froid en juin 1907 deux crises). Appendice vascularisé, rétréci en son milieu, contient des

calculs stercoraux. 20 cm³ de sérum de cheval chauffé dans le péritoine à la fin de l'opération. Pas de drainage. — *Guérison en 12 jours.*

45. — C. J..., douze ans, opéré en février 1909 d'appendicite à froid (plusieurs crises). Appendice adhérent à l'épiploon. Résection. 20 cm³ de sérum de cheval chauffé dans le péritoine à la fin de l'opération, pas de drainage. — *Guérison en 12 jours.*

46. — J. R..., vingt-six ans, opérée d'appendicite à froid après une crise grave en juin 1910. Masse d'adhérences épiploïques péricæcales, englobant l'appendice. 20 cm³ de sérum de cheval chauffé dans le péritoine à la fin de l'opération. Pas de drainage. — *Guérison en 12 jours.*

47. — M. S..., trente-neuf ans, opérée en novembre 1905 d'appendicite à froid. Appendice plongeant dans le bassin, enflammé, adhérent à l'ovaire kystique. Résection. 20 cm³ de sérum de cheval chauffé dans le péritoine à la fin de l'opération. Pas de drainage. — *Guérison en 12 jours.*

48. — F. C..., opéré d'appendicite à froid après trois crises, en juillet 1913. Appendice très altéré, adhérent à l'épiploon. Résection. 20 cm³ de sérum de cheval chauffé dans le péritoine à la fin de l'opération. Pas de drainage. — *Guérison en 12 jours.*

49. — S. G..., huit ans, opérée à froid d'appendicite, après trois crises, en mai 1913. Appendice très long, plongeant dans le bassin, contient du pus à l'extrémité renflée. 20 cm³ de sérum de cheval chauffé dans le péritoine à la fin de l'opération. Pas de drainage. — *Guérison en 12 jours.*

50. — P. M..., douze ans, opéré à froid d'appendicite en 1911, après des crises plus ou moins fortes. Appendice turgescent, semé de quelques granulations minuscules. 20 cm³ de sérum de cheval chauffé dans le péritoine à la fin de l'opération. Pas de drainage. *Guérison en 14 jours.* — Mort de méningite tuberculeuse en 1913.

51. — V. B..., trente ans, opérée d'appendicite à froid en mars 1907. Appendice tuméfié, violacé, très long, avec concrétions fécales. 20 cm³ de sérum de cheval chauffé versés dans le péritoine à la fin de l'opération. Pas de drainage. Élimination d'un catgut superficiel le neuvième jour. — *Guérison en 14 jours.*

52. — B. C..., vingt-huit ans, opérée d'appendicite à froid en mai 1906. Appendice rétréci en deux points, adhérent à l'épiploon. Résection. 20 cm³ de sérum de cheval chauffé dans le péritoine à la fin de l'opération. Pas de drainage. — *Guérison en 12 jours.*

53. — P. M..., vingt-cinq ans, opéré à froid d'appendicite après crise extrêmement grave. Appendice englobé dans des adhérences de l'épiploon, reliquats d'abcès anciens. 40 cm³ de sérum de cheval chauffé dans le péritoine à la fin de l'opération. Drainage quatre jours. Élimination d'un catgut sous-cutané. — *Guérison en 15 jours.*

54. — Mlle K..., douze ans. Après deux crises, opération d'appendicite à froid en juillet 1913. Appendice adhérent à l'épiploon et au péritoine pariétal. Résection. 20 cm³ de sérum de cheval chauffé dans le péritoine à la fin de l'opération. Pas de drainage. — *Guérison en 12 jours.*

55. — E. T..., quatorze ans, opérée d'appendicite à froid (deux crises), en juin 1911. Appendice bosselé, deux rétrécissements, l'extrémité adhérente forme cavité close. 20 cm³ de sérum de cheval chauffé dans le péritoine à la fin de l'opération. Pas de drainage. — *Guérison en 11 jours.*

56. — P. J..., quarante-cinq ans, opéré en juillet 1913, à froid, d'appendicite (crises multiples). Appendice ascendant devant le cæcum. Adhérences fixant l'appendice et coudant le côlon. Il y a eu obstruction chronique, puis aiguë récemment. Destruction des adhérences. Ablation de l'appendice. 40 cm³ de sérum de cheval chauffé dans le péritoine à la fin de l'opération. Pas de drainage. Fonctions excellentes depuis. — *Guérison en 12 jours.*

57. — Mme P..., trente et un ans, opérée en mai 1910 d'appendicite à froid (deux crises). Appendice anciennement enflammé, sclérosé; quelques adhérences. 20 cm³ de sérum de cheval chauffé dans le péritoine à la fin de l'opération. Pas de drainage. — *Guérison en 12 jours.*

58. — E. P..., quarante-deux ans, opérée en 1911 d'appendicite à froid. Plusieurs crises anciennes; une six semaines avant. Appendice pris dans des adhérences à l'entrée du bassin près de la ligne médiane. Opération laborieuse. 20 cm³ de sérum de cheval chauffé dans le péritoine à la fin de l'opération. Drainage quarante-huit heures. — *Guérison en 12 jours.*

59. — M. B..., vingt et un ans, opérée d'appendicite à froid après une crise aiguë, en novembre 1910. Appendice adhérent à la face inférieure du cæcum. 20 cm³ de sérum de cheval chauffé dans le péritoine à la fin de l'opération. Pas de drainage. — *Guérison en 12 jours.*

60. — E. V..., trente ans, opérée d'appendicite à froid en juin 1911 (deux crises aiguës). Appendice plongeant dans le bassin, adhérent à la trompe, rempli de concrétions fécales. 20 cm³ de sérum de cheval chauffé dans le péritoine à la fin de l'opération. Pas de drainage. — *Guérison en 12 jours.*

61. — M. S..., vingt-neuf ans. Ablation de l'appendice à froid pour un ulcère rond appendiculaire ayant donné lieu à des hémorragies abondantes par l'anus. 20 cm³ de sérum de cheval chauffé dans le péritoine à la fin de l'opération. Pas de drainage. — *Guérison en 14 jours.*

62. — M. T..., trente-deux ans, opérée d'appendicite à froid après la deuxième crise en 1909. Appendice perdu dans des adhérences de l'épiploon. Résection. 20 cm³ de sérum de cheval chauffé à la fin de l'opération. Pas de drainage. — *Guérison en 12 jours.*

63. — Mme V..., **trente ans.** Appendicite à froid opérée le 2 juin 1909. Appendice adhérent par son extrémité renflée à une anse de l'iléon. Dénudation de la musculeuse, suture intestinale. 40 cm^3 de sérum de cheval chauffé dans le péritoine à la fin de l'opération. Pas de drainage. — *Guérison en 14 jours.*

	Cas.	Guérisons.	Décès.
Totaux	63	63	0

CHAPITRE XXVIII

ESTOMAC

1. — L... Gastrostomie pour rétrécissement infranchissable néoplasique de la portion inférieure de l'œsophage. Injection préventive de 20 cm³ de sérum de cheval chauffé. Une seconde dose égale est versée dans le péritoine à la fin de l'opération. — *Guérison.*

2. — P..., neuf ans. Rétrécissement cicatriciel infranchissable de l'œsophage, après brûlure par de la potasse caustique. Injection préventive de 20 cm³ de sérum de cheval chauffé. Une dose égale est versée dans le péritoine à la fin de l'intervention. Gastrostomie. — *Guérison.*

3. — H..., quarante-neuf ans. Gastrostomie pour néoplasme du cardia. Sujet très faible. Injection préventive de 40 cm³ de sérum de cheval chauffé. Même dose versée dans le péritoine en terminant l'opération. — *Guérison.*

4. — V..., cinquante-deux ans. Gastro-entérostomie postérieure pour néoplasme de la paroi antérieure de l'estomac et de la petite tubérosité. Injection préventive de 20 cm³ de sérum de cheval chauffé. Opération laborieuse, grandes difficultés pour l'abouchement de l'intestin. — *Décès.*

5. — M..., cinquante-sept ans. Gastro-entérostomie postérieure pour néoplasme du pylore et de la petite tubérosité. Injection préventive de 40 cm³ de sérum de cheval chauffé. Même dose versée dans le péritoine à la fin de l'intervention. — *Guérison.*

	Cas.	Guérisons.	Décès.
Totaux	5 (5 préventifs)	4	1

CHAPITRE XXIX

FOIE

KYSTES HYDATIQUES

1. — **Enfant**. Kyste hydatique du foie. Sérum de cheval chauffé. — *Guérison*.

2. — **Enfant**. Kyste hydatique suppuré du foie. Ouverture dans espace intercostal. Sérum de cheval chauffé. — *Guérison*.

3. — **L...** Kyste hydatique du foie. Capitonnage de la poche. Sérum de cheval chauffé. — *Guérison*.

3 cas dont 1 suppuré.

CHOLÉCYSTECTOMIE

L... Cholécystectomie pour cholécystite calculeuse suppurée. Sérum de cheval chauffé. — *Guérison*.

1 cas suppuré.

CHOLÉCYSTOSTOMIE

1. — **O...** Cholécystostomie pour cholécystite calculeuse suppurée. Sérum de cheval chauffé. — *Guérison*.

2. — **D...** Cholécystostomie pour cholécystite calculeuse suppurée. Sérum de cheval chauffé. — *Guérison*.

3. — **G...** Cholécystostomie pour cholécystite calculeuse suppurée. Sérum de cheval chauffé. — *Guérison*.

4. — **C...** Cholécystostomie pour cholécystite calculeuse suppurée. Sérum de cheval chauffé. — *Guérison*.

5. — **G...** Cholécystostomie pour cholécystite calculeuse suppurée avec péri-cholécystite septique. Sérum de cheval chauffé. — *Guérison*.

6. — **G...** Cholécystostomie pour cholécystite calculeuse avec péri-cholécystite septique. Sérum de cheval chauffé. — *Guérison*.

6 cas dont 5 suppurés.

	Cas.	Guérisons.	Décès.
Totaux	10 dont 7 suppurés	10	0

CHAPITRE XXX

HERNIES

A. — HERNIES INGUINALES

1. — Mme H..., opérée le 20 juin 1902 d'une entéro-épiplocèle, en avant de laquelle existe un kyste à liquide citrin. 20 cm³ de sérum de cheval chauffé sont versés dans le péritoine et la plaie, avant la fermeture du sac. — *Guérison en 15 jours.*

2. — M. M..., **trente-cinq ans.** Cure radicale de deux hernies inguinales, la gauche plus volumineuse et difficile à contenir. Opéré le 3 novembre 1910. 20 cm³ de sérum de cheval chauffé sont versés dans les plaies avant la ligature des sacs. Réunion par première intention. A droite, élimination d'un catgut qui retarde de six jours la cicatrisation au bas de la plaie. — *Guérison en 14 jours.*

3 — M. D..., opéré en octobre 1909 d'une grosse hernie inguinale droite, épiplocèle adhérente, irréductible. Résection du paquet épiploïque. 20 cm³ de sérum de cheval chauffé sont versés dans la plaie avant la fermeture du sac. Réunion par première intention. — *Guérison en 12 jours.*

4. — M. G..., **trente-huit ans**, opéré en août 1903 pour une hernie inguinale gauche. Entéro-épiplocèle adhérente. Résection épiploïque. 20 cm³ de sérum de cheval chauffé sont versés dans la plaie avant la ligature du sac. — *Guérison en 12 jours.*

5. — Mme D..., **trente-six ans.** Hernie épiploïque inguinale gauche. Cure radicale en juillet 1905. 20 cm³ de sérum de cheval chauffé sont versés dans la plaie avant la ligature du sac. — *Guérison en 11 jours.*

6. — M. Th..., opéré en janvier 1909 d'une hernie inguinale gauche avec varicocèle. Cure radicale de la hernie. Opération du varicocèle. 20 cm³ de sérum de cheval chauffé sont versés dans la plaie et dans le péritoine. — *Guérison en 14 jours.*

7. — M. Chr..., opéré en août 1910 : cure radicale d'une grosse hernie inguino-scrotale gauche. Résection d'un paquet d'épiploon adhérent. 20 cm³ de sérum de cheval chauffé dans le péritoine avant la fermeture du sac. — *Guérison en 10 jours.*

8. — **M. F..., cinquante ans.** Volumineuse hernie inguinale droite, incoercible, opérée en mars 1913. Cure radicale procédé de Bassini. Résection d'épiploon adhérent. 20 cm³ de sérum de cheval chauffé sont versés dans la plaie avant la ligature du sac. — *Guérison en 9 jours.*

9. — **D. G..., douze ans,** opéré en mai 1913 pour une hernie inguinale droite congénitale, avec ectopie testiculaire. Cure radicale, abaissement du testicule par mobilisation et fixation du cordon. 20 cm³ de sérum de cheval chauffé sont versés dans la plaie avant de fermer le sac. — *Guérison en 9 jours.*

10. — **M. B..., quatorze ans,** opéré le 18 janvier 1903. Cure radicale d'une hernie congénitale inguinale droite, avec kyste du cordon. 20 cm³ de sérum de cheval chauffé sont versés dans la plaie avant la fermeture du péritoine. — *Guérison en 10 jours.*

11. — **M. S..., vingt-trois ans.** Cure radicale d'une hernie inguino-scrotale gauche en février 1911. 20 cm³ de sérum de cheval chauffé sont versés dans la plaie avant la fermeture du sac. — *Guérison en 9 jours.*

12. — **M. K..., vingt-neuf ans,** opéré le 12 avril 1911 d'une hernie inguinale gauche congénitale, volumineuse. Résection d'un morceau d'épiploon adhérent. 20 cm³ de sérum de cheval chauffé sont versés dans la plaie avant la fermeture du sac. Congestion pulmonaire gauche. — *Guérison en 12 jours.*

13. — **Mlle S...,** opérée en novembre 1909 pour une grosse hernie inguinale gauche. 20 cm³ de sérum de cheval chauffé sont versés dans la plaie avant la fermeture du sac. Réunion par première intention. — *Guérison en 8 jours.*

14. — **M. V..., trente-neuf ans,** opéré en octobre 1905 pour une hernie inguinale gauche avec volumineux varicocèle. Cure radicale de la hernie, résection du paquet variqueux et de l'excès de téguments des bourses. 20 cm³ de sérum de cheval chauffé sont versés dans la plaie avant la fermeture du péritoine. Réunion par première intention. — *Guérison en 10 jours.*

15. — **M. B..., trente-quatre ans,** opérée d'une hernie inguinale droite en mai 1905. Cure radicale. Résection d'un paquet épiploïque adhérent. 20 cm³ de sérum de cheval chauffé sont versés dans la plaie avant la ligature du sac. Réunion par première intention. Élimination d'un catgut le neuvième jour. — *Guérison en 15 jours.*

16. — **Mme G..., trente ans.** Cure radicale d'une hernie inguinale droite. Résection d'un paquet épiploïque. 20 cm³ de sérum de cheval chauffé sont versés dans la plaie avant la fermeture du péritoine. Réunion par première intention. — *Guérison en 9 jours.*

17. — M. G..., vingt ans. Cure radicale d'une hernie inguinale gauche entéro-épiplocède, congénitale. 20 cm³ de sérum de cheval chauffé sont versés dans la plaie avant la ligature du sac. — *Guérison en 10 jours.*

18. — B..., 9 ans, opéré en septembre 1913. Cure radicale d'une hernie inguinale droite congénitale avec kyste du cordon. 20 cm³ de sérum de cheval chauffé sont versés dans la plaie avant la ligature du sac. Réunion par première intention. — *Guérison en 10 jours.*

19. — M. P..., trente-sept ans. Cure radicale d'une hernie inguinale gauche et d'un varicocèle. 20 cm³ de sérum de cheval chauffé sont versés dans la plaie avant de suturer le péritoine. Réunion par première intention. — *Guérison en 11 jours.*

20. — M. B..., vingt-six ans. Cure radicale d'une hernie inguinale droite; paroi faible, procédé de Bassini. 20 cm³ de sérum de cheval chauffé sont versés dans le péritoine avant la ligature du sac. — *Guérison en 9 jours.*

21. — M. L..., quarante ans, opéré en juillet 1907. Cure radicale d'une grosse hernie inguinale droite irréductible. Résection de l'épiploon adhérent au sac. 20 cm³ de sérum de cheval chauffé sont versés dans la plaie avant la fermeture du sac. — *Guérison en 10 jours.*

22. — M. S..., trente-quatre ans. Hernie inguinale gauche irréductible en septembre 1907. Cure radicale. Résection de l'épiploon adhérent. 20 cm³ de sérum de cheval chauffé sont versés dans la plaie avant la ligature du sac. — *Guérison en 10 jours.*

23. — M. C..., trente-six ans. Cure radicale d'une hernie inguinale gauche. 20 cm³ de sérum de cheval chauffé sont versés dans la plaie avant de lier le sac. Réunion par première intention. Élimination d'un catgut le dixième jour. — *Guérison en 16 jours.*

24. — B... Cure radicale d'une hernie inguino-scrotale congénitale droite; cure radicale d'une hernie inguinale gauche en décembre 1913. Parois faibles. Procédé de Bassini des deux côtés. Résection de l'épiploon à droite, On verse 20 cm³ de sérum de cheval chauffé dans le péritoine avant la ligature du sac. Suture. Réunion par première intention. — *Guérison en 12 jours.*

	Cas.	Durée.	Guérisons.
Totaux	24	8 à 16 jours.	24

B. — HERNIES CRURALES.

1. — **Mme V. B...**, **vingt-huit ans**, opérée le 5 février 1908 de deux hernies crurales ; la gauche, plus volumineuse, contient un fragment d'épiploon épaissi, en champignon. Résection de l'épiploon. Cure radicale bilatérale. 20 cm³ de sérum de cheval chauffé sont versés dans les plaies avant la ligature des sacs. — *Guérison en 14 jours.*

2. — **S. D...**, **quarante-deux ans**, opérée d'une hernie crurale gauche en juillet 1907. Cure radicale. 20 cm³ de sérum de cheval chauffé sont versés dans la plaie avant la ligature du sac. — *Guérison en 10 jours.*

3. — **Mme F...**, **trente ans**, opérée en novembre 1908 d'une hernie crurale droite, marronée. Résection d'un paquet épiploïque adhérent. Cure radicale. 20 cm³ de sérum de cheval chauffé sont versés dans la plaie avant la ligature du sac. — *Guérison en 12 jours.*

4. — **Mme I...**, **quarante-neuf ans**, opérée en mars 1910 d'une hernie crurale droite qui a donné deux fois des accidents d'engouement. Cure radicale. 20 cm³ de sérum de cheval chauffé sont versés dans la plaie avant la ligature du sac, à parois épaisses. — *Guérison en 10 jours.*

	Cas.	Durée.	Guérisons.
Totaux	4	10 à 14 jours.	4

C. — HERNIES OMBILICALES.

1. — **Mme R...**, **cinquante ans**, opérée d'une hernie ombilicale volumineuse en décembre 1904. Plusieurs accidents d'engouement. Résection d'un gros paquet d'épiploon adhérent. Cure radicale. 20 cm³ de sérum de cheval chauffé sont versés dans le péritoine avant la suture. — *Guérison en 15 jours.*

2. — **M. B...**, **trente-sept ans**, opéré d'une hernie para-ombilicale en août 1905. Cure radicale. Adhérence d'une frange d'épiploon qui est réséquée. 20 cm³ de sérum de cheval chauffé sont versés dans le péritoine. — *Guérison en 9 jours.*

3. — **Mme D...**, **quarante-sept ans**, opérée en décembre 1909 pour hernie ombilicale énorme. Anneau très distendu. Cure radicale après résection d'épiploon adhérent. Réduction difficile. 20 cm³ de sérum de cheval chauffé sont versés dans le péritoine. Sutures. — *Guérison en 14 jours.*

4. — G... Hernie ombilicale irréductible. Omphalectomie. Résection de l'épiploon adhérent. 20 cm³ de sérum de cheval chauffé sont versés dans le péritoine avant les sutures. Congestion pulmonaire. — *Guérison en 14 jours.*

	Cas.	Durée.	Guérisons.
Totaux	4	9 à 15 jours.	4

D. — HERNIES ÉTRANGLÉES OU AVEC SUPPURATION.

1. — **Mme B...**, opérée le 5 avril 1904 d'une hernie crurale droite avec lipôme et kyste suppuré pré-herniaires. Cure radicale avec lambeau musculaire emprunté au pectiné. 20 cm³ de sérum de cheval chauffé sont versés dans la plaie avant la ligature du sac. Réunion par première intention. — *Guérison en 15 jours.*

2. — **Mme S...**, **quarante-quatre ans**, opérée en juin 1905 de deux hernies crurales. A droite, gros kyste pré-herniaire suppuré, du volume d'un œuf de poule. Cure radicale des deux côtés. 20 cm³ de sérum de cheval chauffé sont versés dans les plaies avant la fermeture des sacs. — *Guérison en 12 jours.*

3. — **Mme Br...**, **trente deux ans**, opérée d'urgence le 4 décembre 1907 pour une hernie crurale étranglée depuis la veille au soir. Cure radicale. Intestin rouge, non profondément altéré. 20 cm³ de sérum de cheval chauffé sont versés dans le péritoine par l'orifice du sac. Drainage sous-cutané. Suppression du drain au bout de quarante-huit heures. — *Guérison en 12 jours.*

4. — **Mme Tr...**, opérée en mars 1909 pour une hernie crurale étranglée depuis la nuit précédente. Liquide sanguinolent dans le sac. Intestin congestionné. 20 cm³ de sérum de cheval chauffé sont versés dans le péritoine. Ligature du sac. Drainage sous-cutané pendant trois jours. Pas de suppuration. — *Guérison en 14 jours.*

5. — **Mme C...**, opérée en décembre 1909 pour hernie ombilicale étranglée, avec hématome suppuré de la paroi, devant la hernie. Cure radicale. 20 cm³ de sérum de cheval chauffé sont injectés dans le péritoine avant la suture. La plaie est arrosée de sérum et saupoudrée de sérum sec. Sutures et drainage. Légère suppuration superficielle. — *Guérison en 17 jours.*

	Cas.	Hernies		Guérisons.
		crurales.	ombilicales.	
Totaux.	5	4	1	5

CHAPITRE XXXI

INFECTIONS PUERPÉRALES

A. — INFECTIONS PUERPÉRALES POST-ABORTUM

1. — **Mme M...**, fait une fausse couche de trois mois le 18 février 1903. Je la vois le 20 février en pleine infection. 40°,2. Nettoyage de la cavité utérine avec une compresse de toile stérile. Tamponnement avec une mèche de gaze imprégnée de 20 cm^3 de sérum de cheval chauffé dans l'extrémité de laquelle j'enveloppe 1 gr. de sérum desséché. Pansement renouvelé six jours de suite. Chute de la température. — *Guérison en 15 jours.*

2. — **Mme T..., trente ans** (*Société d'obstétrique*, 1906), fait une fausse couche de deux mois et demi le 20 janvier 1903. Le 23, fièvre, agitation. Je la vois le 24 : le col est largement ouvert et l'utérus vide. Injections à l'eau oxygénée. Pansement antiseptique, frissons. Le lendemain matin 39°,7. Nettoyage de la cavité utérine avec une compresse rude. Pansement utérin au sérum de cheval chauffé; le lendemain matin, température 37°,6. Mêmes pansements le 27 et le 28. — *Guérison en 10 jours.*

3. — **Mme R. B..., trente-ans** (*Société d'obstétrique*, 1906), fait une fausse couche de deux mois et demi. Je la vois le 10 novembre 1903. Abattement, fièvre. Le col est ouvert, j'en enlève un caillot putride. Frissons. Le 11, la température persiste. Nettoyage de l'utérus à la compresse. Pansement au sérum de cheval chauffé. Chute de la température. Mêmes pansements le 13 et le 14. Il a été fait 5 pansements. — *Guérison en 11 jours.*

4. — **Mme D..., trente-quatre ans** (*Société d'obstétrique*. 1906). Expulsion, le 26 novembre, d'un fœtus de cinq mois mort et macéré. Le 28, frissons, élévation de température, nausées. État général sérieux. Curettage. Ascension de la température le lendemain. État inquiétant. Le 1er décembre, pansement utérin au sérum de cheval chauffé. Chute de la température. Le 3, phlébite; pansement utérin au sérum. — *Guérison en 17 jours.*

5. — **Mme N..., trente et un ans** (*Société d'obstétrique*, 1906), fait une fausse couche de trois mois le 18 octobre. Je la vois le 22. La veille, grands

frissons, vomissements et douleurs de ventre. Température au-dessus de 40°. Utérus ouvert, douloureux, empâtement du ligament large gauche. Curage digital ramenant un cotylédon. Nettoyage de la cavité, pansement au sérum de cheval chauffé. Petit frisson la nuit. Chute de la température à 38°,7. Nouveau pansement semblable. Le 24, température 37°. Mêmes pansements jusqu'au 27 octobre. Le 28, l'empâtement du ligament large a disparu. — *Guérison en 16 jours.*

6. — **Mme F...** (*Société d'obstétrique*, 1906). Le 16 novembre 1904, fausse couche? Je vois la malade le 17. Pouls rapide, élévation de température; col ouvert. Empâtement du ligament large droit. Le 18, expulsion d'une môle hydatiforme. Hémorragie abondante; nettoyage de l'utérus. Lavage à l'eau stérilisée, tamponnement aseptique. Le soir la température monte à 39°. Pansement utérin au sérum de cheval chauffé. Le 19, chute de la température à 37°,4. Mêmes pansements jusqu'au 21. — *Guérison en 8 jours.*

7. — **Marie M...**, **vingt-quatre ans** (*Société d'obstétrique*, 1906), fait, le 3 janvier 1904, une fausse couche. Je vois la malade le 4 au soir. Douleurs dans le bas-ventre, frissons, température 39°. Écoulement fétide. Nettoyage de l'utérus, évacuation de caillots. Injection intra-utérine d'eau bouillie. Le 5, température élevée. État général mauvais. Pansement utérin au sérum de cheval chauffé. Chute de la température à 37°,6 le 7. Même pansement. — *Guérison en 11 jours.*

8. — **Mme V...**, **trente-quatre ans** (*Société d'obstétrique*, 1906). Fausse couche le 17 juillet 1905. Je vois la malade le 20. Fièvre, douleurs dans le bas-ventre, vomissements. Ligament large gauche empâté. Du pus sanieux coule du col. Nettoyage de l'utérus, tamponnement à la gaze aseptique. Le 22, fièvre élevée. Pansement intra-utérin au sérum de cheval chauffé, renouvelé le 23 et le 24. Chute immédiate de la température. — *Guérison en 18 jours.*

9. — **Mme G...**, **vingt-neuf ans** (*Société d'obstétrique*, 1906). Le 1er septembre 1905, enceinte de quatre mois, perd les eaux. Le lendemain frissons, vomissements. Le 4, perte d'eau et de sang, expulsion de membranes. Le 15, un médecin retire par le toucher une petite omoplate et une côte complètement dénudées. Expulsion totale du fœtus dans la nuit du 16 au 17. Rétention du placenta. Délivrance artificielle. Nettoyage de l'utérus qui présente un diverticule droit. Pansement intra-utérin au sérum de cheval chauffé. Même pansement le 23 et le 24. — *Guérison en 18 jours.*

10. — **Mme M. L...**, **trente-quatre ans**. Fausse couche de trois mois le 6 mars 1909. Le 10 mars, frissons, fièvre à 39°,5, utérus gros, col entr'ouvert, laissant sourdre un liquide fétide. Lèvre postérieure tapissée de fausses membranes. Dilatation, curage digital ramenant un placenta putride. Pansement au sérum de cheval chauffé, chute de la température. Second pansement semblable le 20. — *Guérison en 10 jours.*

11. — Mme S..., trente ans, fait en novembre 1910 une fausse couche de deux mois et demi. Nous voyons la malade au troisième jour en pleine infection : frissons, fièvre à 39°.8. Écoulement fétide. Dilatation du col, nettoyage de l'utérus à la compresse, pansement au sérum de cheval chauffé. Chute de la température le lendemain. Mêmes pansements les six jours suivants. — *Guérison en 9 jours.*

12. — Mme R..., quarante ans, fait une fausse couche de trois mois et demi le 19 mai 1904. Hémorragie abondante le lendemain et le surlendemain, avec frissons et température de 38°,8. État général grave. Le curage de l'utérus ramène des débris placentaires et des membranes fétides. Pansement intra-utérin au sérum de cheval chauffé. Chute de la température à 38°,2. Même pansement le lendemain. Température 37°,4. Quatre autres pansements semblables. — *Guérison en 7 jours.*

13. — Mme T..., trente-quatre ans, fait le 16 mai 1911 une fausse couche de trois mois et demi. Élévation de température les 18 et 19. Un médecin fait la délivrance artificielle. Chute de la température qui remonte le 27 mai. Pelvi-péritonite. On met de la glace sur le ventre. Escharre de la région sous-ombilicale, grande comme une paume de main. État général très mauvais. On supprime la glace le 6 juin. Le 11 et le 12 on songe à une laparotomie d'urgence. Je vois la malade. Pouls misérable, température 39°, vomissements continuels. Ballonnement, utérus gros, perdu dans une masse dure infiltrée qui remplit le bassin et envahit les fosses iliaques. Il coule du pus par le col entr'ouvert. Nettoyage de l'utérus, curettage ramenant des débris placentaires de la corne droite, pansement au sérum de cheval chauffé. Ce pansement est renouvelé chaque jour. Le 13 juin, cessation des vomissements. Le 14, la température cède. Mêmes pansements jusqu'au 18 juin. Amélioration progressive. La malade rentre chez elle le 8 juillet. — *Guérison en 26 jours.*

14. — Mme M..., fait une fausse couche de deux mois, fin mai 1912. Deux jours après, fièvre à 39°,4, nausées. Le 3 juin, hémorragie. Le 4 juin, je vois la malade. Nettoyage de l'utérus qui contient des débris fétides. Pansement au sérum de cheval chauffé dans l'utérus. Même pansement le 5. Chute de la température. Pansements quotidiens au sérum pendant cinq jours. — *Guérison en 10 jours.*

15. — Mme G..., entre à l'hôpital de la rue Championnet en mars 1909 : a fait, il y a cinq jours, une fausse couche de quatre mois; expulsion incomplète du placenta. Température 39°,8, frissons, hémorragie. Curettage ramenant un gros fragment placentaire; pansement intra-utérin au sérum de cheval chauffé, renouvelé chaque jour pendant huit jours. Le col était couvert de fausses membranes. Chute de la température le second jour. — *Guérison en 12 jours.*

16. — Mme B..., trente-deux ans, entre à l'hôpital de la rue Championnet le 12 juillet 1908. Elle a fait une fausse couche de trois mois et demi il y a trois jours. Fièvre, frissons, teint subictérique. État général grave. La lèvre postérieure du col et la paroi postérieure du vagin sont couvertes de fausses membranes épaisses. Un curettage ramène des débris placentaires putrides. Pansements au sérum de cheval chauffé pendant neuf jours. — *Guérison en 14 jours.*

17. — **Mme D..., vingt-six ans,** fait une fausse couche le 28 mai 1911. Deux jours après, hémorragie, frissons, température 40°,2. Un curettage ramène des débris putrides le 1er juin. Pansements au sérum de cheval chauffé dans l'utérus, tous les jours jusqu'au 9 juin. La température a cédé le troisième jour. — *Guérison en 12 jours.*

18. — **Mme S..., trente-six ans,** fausse-couche de deux mois le 8 octobre 1913; le 10, frissons, fièvre, hémorragie. Ablation de caillots putréfiés dans l'utérus en antéflexion. Pansements au sérum de cheval chauffé dans l'utérus tous les jours pendant six jours. Chute de la température le 13 octobre. — *Guérison en 10 jours.*

19. — **Mme P..., trente-deux ans,** fait une fausse couche de trois mois le 5 novembre 1907. Frissons et fièvre le 7. Le 8, la température monte à 40°; vomissements, céphalalgie. Je vois la malade le 9 novembre. Nettoyage de la cavité utérine : j'enlève des débris membraneux putrides, infects. Pansements intra-utérins faits quotidiennement jusqu'au 18 novembre. Chute de la température dès le second jour. — *Guérison en 9 jours.*

20. — **Mme M..., vingt-six ans,** fait une fausse couche de deux mois et demi il y a cinq jours. La température s'est élevée le troisième jour. Entre à l'hôpital de la rue Championnet le 25 mars 1909. Température 39°,9, teint subictérique. Écoulement fétide, frissons, vomissements, pouls incomptable. Nettoyage de l'utérus à la compresse. On retire des caillots infectés. Pansements intra-utérins quotidiens au sérum jusqu'au 6 avril 1909. *Guérison en 12 jours.*

	Cas.	Durée.	Guérisons.	Décès.
Totaux. . . .	20	7 à 26 jours.	20	0

B. — INFECTION PUERPÉRALE POST-PARTUM

1. — **Mme H..., vingt-cinq ans** (*Société d'obstétrique*, 1906), accouchée le 14 avril 1903. Albuminurie. Fièvre le 18 avril. Eclampsie. Empâtement du ligament large gauche. Le 21, lochies très fétides. Température 40°,9. Curettage qui évacue de nombreux débris purulents; léger abaissement de température le 23 et le 24. Ascension à 40° le 25 avril. Le 29, frissons.

L'empâtement du ligament large augmente. Le 13 mai, incision du cul-de-sac postérieur : tissus infiltrés de pus sans collection purulente. Drainage. Aucune amélioration. Le 29 juin, incision iliaque gauche parallèle à l'arcade; drainage abdomino-vaginal. Tissus infiltrés de pus, sans collection. Aucune amélioration. A partir du 15 juillet pansements au sérum de cheval chauffé. La température tombe à 37° le soir. Il s'écoule beaucoup de pus par les drains. Mêmes pansements jusqu'au 31. État général meilleur. — *Guérison en 25 jours.*

2. — Mme F..., vingt-quatre ans (*Société d'obstétrique*, 1906). Accouchement le 1er juillet 1903. Le 8 juillet fièvre, céphalalgie. Le 9, on sent l'utérus gros, antéfléchi, température 39°,1, frissons. J'enlève de l'utérus un volumineux caillot infecté. Nettoyage de l'utérus à la compresse, pansement au sérum de cheval chauffé dans l'utérus, renouvelé le 10 juillet et le 11. Température 37°. Pas de pansement au sérum, la température monte à 38°,6. Nouveau pansement intra-utérin au sérum de cheval. Chute de la température. Mêmes pansements le 14 et le 15 juillet. — *Guérison en 14 jours.*

3. — Mme R... vingt-six ans (*Société d'obstétrique*, 1906), accouchée le 13 juillet 1904. Le 18, frissons, fièvre, céphalalgie. Je la vois le 24 juillet 1904, température 39°,5 teint subictérique. État grave. Lochies fétides. Nettoyage de l'utérus à la compresse. Pansement à la gaze iodoformée après badigeonnage créosoté. Le 25, température 40°,5, délire. Pansement au sérum de cheval chauffé dans l'utérus, amélioration, chute de la température à 37°,8 le soir. Même pansement le lendemain. Le 27, pansement à la gaze stérilisée. Le 28, température 40°,3, frissons; 41° le soir. Le 29, température 39°,9. Pansement intra-utérin au sérum de cheval chauffé. Chute de la température à 37°,4 le soir. Nouveau pansement semblable le 30, le 31 juillet et le 1er août. Le 2, pansement sans sérum, le lendemain matin, température 39°,8. Pansement au sérum de cheval dans l'utérus; le lendemain matin 37°1. Mêmes pansements jusqu'au 8. — *Guérison en 21 jours.*

4. — L. B..., vingt-sept ans (*Société d'obstétrique*, 1906), accouche le 26 septembre 1904. Hémorragie grave de la délivrance. Le 28, frissons, 39°, céphalalgie, vomissements. Lochies fétides, col déchiré, utérus rempli de caillots infectés. Nettoyage de l'utérus à la compresse, pansement au sérum de cheval chauffé. Mêmes pansements jusqu'au 4 octobre. — *Guérison en 12 jours.*

5. — Mme L..., vingt-huit ans (*Société d'obstétrique*, 1906), accouche le 2 décembre 1904. Le 5, frissons, céphalalgie, température 39°. L'enfant a de l'ophtalmie purulente. Nettoyage de l'utérus à la compresse; pansement intra-utérin avec une mèche stérilisée. Frissons, persistance de la fièvre à 39°,9. Pansement intra-utérin au sérum de cheval chauffé le 6 décembre. Le lendemain matin 37°,2. Même pansement, ainsi que le 8 et le 9. Le 10, injection vaginale simplement, le thermomètre monte à 38°,4. Nouveau pansement intra-utérin au sérum de cheval chauffé. Chute de la température à 37°,6. Même pansement le 11. — *Guérison en 8 jours.*

6. — **Mme M...**, **vingt ans** (*Société d'obstétrique*, 1906), accouchée le 3 mai 1905. Hémorragie sérieuse à la délivrance. Le 13 mai, malaise, température 39°,5. Ablation d'un cotylédon supplémentaire infecté dans la corne droite. Pansement au sérum de cheval chauffé, dans l'utérus. Chute de la température. Mêmes pansements quotidiens jusqu'au 18 mai. — *Guérison en 10 jours.*

7. — **Mme X...** (*Société d'obstétrique*, 1906). Accouchement laborieux le 22 septembre 1905. Rétention de membranes. La température s'élève le 24 au soir. Lochies fétides. Le 26, on décide d'intervenir; le lendemain curage digital, ablation de membranes infectées. Écouvillonnage, glycérine créosotée. Chute de la température, injections iodurées. Le 28 au matin, 39°. État médiocre, pouls rapide, teint terreux. Le 29, lavages au permanganate, puis à la solution iodo-iodurée, frissons. Le col et le vagin sont couverts d'escharres grisâtres. Le 30, lavage à l'eau oxygénée, frissons. État très aggravé. Je vois la malade le 30 septembre. Nettoyage de l'utérus à la compresse. Pansement au sérum de cheval chauffé dans l'utérus. Amélioration. Même pansement le lendemain; chute de la température. Même pansement quotidien jusqu'au 8 octobre. — *Guérison en 23 jours.*

8. — **Mme W...**, **vingt-six ans** (*Société d'obstétrique*, 1906), tuberculeuse avancée, accouchée le 13 décembre 1905. Le cinquième jour, lochies fétides, frissons, 39°,5. Le 20 décembre, vomissements, météorisme abdominal. Albuminurie. L'état s'aggrave jusqu'au 28. Délire, vomissements verdâtres, température 40°. Crise d'éclampsie. Le 8 janvier, température 40°,4. Je la vois le 9, dans un état des plus graves. Gros utérus, ligament large gauche très empâté et douloureux. Nettoyage de l'utérus à la compresse. Pansement au sérum de cheval chauffé dans l'utérus. Amélioration. Même pansement le 10 et les jours suivants jusqu'au 17. — *Guérison en 13 jours.*

9. — **Mme L...** (*Société d'obstétrique*, 1906, Dr Demelin), accouchée le 18 janvier 1906. Le 20, température 38°, utérus antéversé; on évacue des caillots fétides. Jusqu'au 23, température 38°,5 le soir. Injections intra-utérines à la liqueur de Labarraque et à l'eau oxygénée. Nouvelle extraction de caillots fétides. Le 24, température 39°,2. Nettoyage de l'utérus à l'eau bouillie; pansement au sérum de cheval chauffé dans l'utérus. Le lendemain température normale; pas de pansement. Le 26, température 38°,8. Nouveaux pansements intra-utérins au sérum de cheval chauffé, chaque jour jusqu'au 31, bien que la température fût normale depuis le 27 janvier. — *Guérison en 8 jours.*

10. — **Mme B...**, **vingt-cinq ans**, accouchée en février 1908, fait de

l'infection grave pendant cinq jours. Je la vois le 17; température 41°, teint plombé, pouls à 150. Vomissements, ballonnement du ventre, broncho-pneumonie double. Utérus gros, douloureux. Col et vagin remplis d'escharres brunâtres. Écoulement très fétide. Curettage, ablation de débris placentaires putrilagineux, pansement intra-utérin au sérum de cheval chauffé. Le 18, température 38°,8, les escharres sont modifiées, le col devient plus net et sanguinolent. Dyspnée. Le soir la température remonte à 40°,3. État asphyxique. Mort dans la nuit. — *Décès le 2e jour.*

11. — Mme R..., vingt-huit ans, accouchée en mars 1909. Application de forceps après travail très long; œdème du périnée. Déchirure complète de la cloison recto-vaginale et du col. Frissons, élévation de température. Pouls très fréquent, petit; céphalalgie. Nettoyage de la cavité utérine d'où l'on ramène des matières fécales. Sutures du rectum, du vagin et du périnée. Nettoyage de l'utérus à la compresse. Pansements quotidiens au sérum de cheval chauffé dans l'utérus et dans le vagin. Chute de la température dès le lendemain. Petite fistule recto-vaginale très basse qui a été oblitérée par la suite. — *Guérison en 14 jours.*

12. — Mme S..., trente-trois ans, accouchée en novembre 1912. Frissons et fièvre le cinquième jour. Lochies fétides, vomissements. Curage de l'utérus qui renferme un cotylédon erratique dans la corne droite. Nettoyage à la compresse. Pansements intra-utérins au sérum de cheval chauffé pendant six jours. Chute de la température le second jour. — *Guérison en 10 jours.*

13. — Mme Ch..., trente-cinq ans, accouchée en octobre 1910. Large déchirure périnéale, remontant presque au col, avec déchirure du rectum. Le lendemain frissons, fièvre à 39°. Lavages biquotidiens au permanganate. Je vois la malade cinq jours après; température 40°, état grave. Nettoyage de l'utérus à la compresse, lavage à l'eau salée stérilisée. Pansement intra-utérin au sérum de cheval chauffé. Même pansement dans le vagin. Tamponnement du rectum avec des mèches imbibées de sérum. Extrait d'opium. Le lendemain la température est tombée à 37°,4. Les pansements sont enlevés, les tranches périnéales sont rouges et bien saignantes. Pansement intra-utérin au sérum. Sutures du rectum, du périnée et du vagin. Pansement vaginal au sérum de cheval chauffé. Ces pansements sont renouvelés chaque jour. Ablation des fils le dixième jour, tout est repris, sauf deux points superficiels à la fourchette. — *Guérison en 16 jours.*

14. — Mme H..., vingt-sept ans, accouchée en 1912, accuse quelques jours après, un point de côté violent à droite. Le lendemain la température s'élève; écouvillonnage ramenant quelques débris fétides; persistance de la température. Pansement intra-utérin au sérum de cheval chauffé. Le liquide qui s'écoulait du col contenait du pneumocoque. Évolution d'un foyer de congestion pneumonique droite; phlébite. 8 pansements intra-utérins au sérum de cheval chauffé. — *Guérison en 14 jours.*

A ces 14 observations nous devons ajouter 4 cas très graves, observés dans le service de M. le Dr Bonnaire, à la maternité de Lariboisière et que nous avons traités par des pansements intra-utérins au sérum de cheval chauffé pendant dix à quatorze jours et qui tous les quatre se sont terminés par la guérison.

	Cas.	Durée.	Guérisons.	Décès.
Totaux. . . .	18	8 à 25 jours.	17	1

CHAPITRE XXXII

OPÉRATIONS PAR VOIE VAGINALE POUR AFFECTIONS PELVIENNES SUPPURÉES ET NON SUPPURÉES

A. — HYSTÉRECTOMIES VAGINALES POUR AFFECTIONS SUPPURÉES.

1. — Mme P..., trente-trois ans, opérée le 10 mars 1903. Hystérectomie vaginale pour annexite suppurée double, avec rétroversion adhérente, métrite, ulcérations étendues du col et déchirure du périnée. Il y a eu deux poussées de pelvi-péritonite. Annexes suppurées très adhérentes surtout à gauche. La musculeuse du rectum est dénudée sur une étendue de 2 cm. 1/2. Suture de l'intestin. Ablation de l'utérus, des deux trompes et de l'ovaire gauche. Ligature des pédicules vasculaires. Drainage et tamponnement avec des mèches imbibées de 40 cm³ de sérum de cheval chauffé. — *Guérison en 10 jours.*

2. — Mme R..., vingt-neuf ans. Hystérectomie abdominale subtotale il y a quatre ans. Pelvi-péritonite en 1908, puis écoulement purulent persistant. Ablation vaginale du col et du segment inférieur restant de l'utérus suppurés; ouverture d'une collection purulente dans des adhérences péritonéales. Ligature des pédicules vasculaires. Drainage et tamponnement avec des mèches imbibées de 40 cm³ de sérum de cheval chauffé. — *Guérison en 8 jours.*

3. — Mme G..., trente cinq-ans. Métrorrhagie, pelvi-péritonite en mai 1910. Utérus fibromateux, annexite gauche suppurée. Hystérectomie vaginale sans pinces le 31 mai 1910. Extirpation très laborieuse d'un utérus fibromateux plus gros que le poing, de l'ovaire droit présentant un kyste de 50 gr., adhérent à l'épiploon et des deux trompes suppurées, adhérentes. Une anse intestinale grêle adhérente est dénudée jusqu'à la muqueuse. Suture intestinale. Collection purulente dans le Douglas. Drainage et tamponnement avec des mèches imbibées de 40 cm³ de sérum de cheval chauffé. — *Guérison en 7 jours.*

4. — Mme D..., quarante ans. Le 17 novembre 1907, hystérectomie vaginale avec ligatures, sans pinces. Utérus fibromateux volumineux très adhérent, notamment à la vessie. Ovaire kystique et hydrosalpinx gauche; gros pyosalpinx et kyste ovarique suppuré et rompu à droite. Opération très laborieuse. Drainage, tamponnement avec des mèches imbibées de 40 cm³ de sérum de cheval chauffé. — *Guérison en 17 jours.*

5. — **Mme L...**, quarante-six ans. Le 7 février 1905, hystérectomie vaginale avec ligatures, sans pinces, pour fibrome et annexite suppurée. Adhérences de l'épiploon. Conservation de l'ovaire gauche; ablation des deux trompes suppurées et de l'ovaire droit kystique. Périnéorrhaphie. Drainage, tamponnement avec des mèches imbibées de 40 cm³ de sérum de cheval chauffé. — *Guérison en 16 jours.*

6. — **Mme G...**, opérée il y a quatre ans pour grossesse tubaire droite. Le 10 novembre 1909, hystérectomie vaginale pour fibrome et annexite suppurée. Adhérences nombreuses, ablation de l'utérus fibromateux, de l'ovaire droit présentant un gros kyste séreux et des annexes gauches suppurées et adhérentes. Ligature des pédicules vasculaires. Drainage et tamponnement avec des mèches imbibées de 40 cm³ de sérum de cheval chauffé. — *Guérison en 12 jours.*

7. — **Mme D...**, quarante-huit ans, opérée antérieurement par voie abdominale pour annexites suppurées doubles et pelvi-péritonite. Le 10 février 1905, hystérectomie vaginale avec ligatures, sans pinces, pour métrite et péritonite suppurées. État général mauvais, adhérences avec abcès pelvien. Drainage, tamponnement avec des mèches de gaze imbibées de 40 cm³ de sérum de cheval chauffé. — *Guérison en 21 jours.*

8. — **Mlle H...**, quarante-deux ans. Le 24 mai 1910, hystérectomie vaginale sans pinces, avec ligatures, pour fibromes de l'utérus volumineux, kyste de l'ovaire droit, salpingite suppurée droite, ovaire gauche kystique. Adhérences avec l'épiploon et l'intestin grêle qui est dénudé. Suture intestinale. Drainage, tamponnement avec des mèches imbibées de 40 cm³ de sérum de cheval chauffé. — *Guérison en 11 jours.*

9. — **Mme M...**, trente-huit ans. Hystérectomie vaginale le 20 septembre 1904 pour utérus fibromateux, hydrosalpinx droit, kyste de l'ovaire droit du volume du poing et trompe gauche scléreuse anciennement enflammée; le tout est très fortement adhérent. Ligature des pédicules vasculaires, sans pinces à demeure. Drainage et tamponnement avec des mèches aseptiques. Plusieurs fautes d'asepsie graves ont malheureusement été faites par un aide. Le troisième jour, pouls à 140, vomissements, facies péritonéal, météorisme. Péritonite post-opératoire grave. J'injecte 30 cm³ de sérum de cheval chauffé par le drain dans le péritoine, et deux fois la même dose, le 25 et le 26 septembre. Les vomissements ont cessé dès le second jour. Guérison locale le 29 septembre. Phlébite bénigne de la jambe gauche le 5 octobre. — *Guérison en 9 jours.*

10. — **Mme P.** — cinquante ans, opérée le 20 juin 1913 pour fibrome avec hémorragies graves et prolongées. Hystérectomie vaginale, sans pinces, avec ligatures. Annexes droites adhérentes, avec pyosalpinx assez

gros. Conservation de l'ovaire gauche. Drainage, tamponnement avec des mèches imbibées de 40 cm³ de sérum de cheval chauffé. — *Guérison en 8 jours.*

11. — **Mme M..., trente-neuf ans.** Le 28 décembre 1909, hystérectomie vaginale avec ligatures, sans pinces, pour fibrome. Conservation de l'ovaire droit, ablation laborieuse de l'ovaire et de la trompe gauches, très adhérents à l'épiploon et à l'intestin grêle qui est intéressé en un point. Suture de l'intestin. La trompe, rompue pendant l'opération, est suppurée. Drainage, tamponnement avec des mèches de gaze imbibées de sérum de cheval chauffé. — *Guérison en 12 jours.*

12. — **Mme R..., quarante-cinq ans.** Hystérectomie vaginale le 5 juillet 1909 pour fibrome avec graves hémorragies et annexite ayant déterminé deux poussées de pelvi-péritonite. L'utérus est bourré de fibromes sous-péritonéaux, interstitiels et sous-muqueux. La trompe droite est suppurée, l'ovaire gauche est kystique, hydrosalpinx gauche. Ovaire droit conservé. Ligature des pédicules, pas de pinces à demeure. Drainage et tamponnement avec des mèches imbibées de 40 cm³ de sérum de cheval chauffé, qui sont renouvelées au bout de quarante-huit heures. — *Guérison en 8 jours.*

13. — **Mme M..., cinquante-huit ans.** Hystérectomie vaginale laborieuse, le 6 novembre 1912, pour néoplasme utérin et kyste de l'ovaire droit très adhérent. Utérus en chou-fleur extrêmement friable. Ligatures des vaisseaux, sans pinces à demeure. Drainage, tamponnement avec des mèches de gaze imprégnées de 40 cm³ de sérum de cheval chauffé. Pas de récidive en décembre 1913. — *Guérison en 8 jours.*

14. — **Mme L..., quarante-neuf ans.** Hystérectomie vaginale, sans pinces, avec ligatures, pour métrite suppurée et prolapsus; ulcération du col étendue au vagin, cystocèle très accusée et annexite gauche suppurée. Conservation de l'ovaire droit. Périnéorrhaphie et cure de la cystocèle. Drainage et tamponnement avec des mèches imbibées de sérum de cheval chauffé, renouvelées au bout de quarante-huit heures. — *Guérison en 12 jours.*

15. — **Mme S..., quarante-six ans.** Hystérectomie vaginale, sans pinces, avec ligatures, le 17 juillet 1909, pour fibrome utérin avec dégénérescence épithéliomateuse constatée histologiquement. Annexes très adhérentes. La musculeuse du côlon pelvien est dénudée. Sutures de l'intestin. Drainage. Tamponnement avec des mèches imbibées de 40 cm³ de sérum de cheval chauffé, renouvelées au bout de quarante-huit heures. Sans récidive en 1913. — *Guérison en 14 jours.*

16. — **Mme M..., quarante-neuf ans.** Hystérectomie vaginale avec ligatures, sans pinces à demeure, en mars 1908, pour fibrome-utérin déterminant des hémorragies continuelles. Nombreuses adhérences,

ovaire gauche kystique, salpingite suppurée gauche. Ovaire droit conservé. Drainage et tamponnement avec des mèches imbibées de 40 cm³ de sérum de cheval chauffé, renouvelées le troisième jour. — *Guérison en 8 jours.*

17. — **Mme Pr..., cinquante-deux ans.** Hystérectomie vaginale sans pinces, avec ligatures, pour épithélioma de l'utérus ayant envahi la paroi vaginale postérieure. Annexites suppurées bilatérales. Adhérences nombreuses rendant l'opération très laborieuse. Drainage, tamponnement avec des mèches imbibées de 40 cm³ de sérum de cheval chauffé, remplacées le deuxième jour. — *Guérison en 12 jours.*

18. — **Mme R..., cinquante-cinq ans.** Hystérectomie vaginale avec ligatures, sans pinces à demeure, pour épithélioma du corps utérin, avec salpingites suppurées bilatérales, adhérentes. Drainage, tamponnement avec des mèches imbibées de sérum de cheval chauffé qui sont changées le troisième jour. — *Guérion en 12 jours.*

19. — **Mme C..., cinquante-huit ans.** Hystérectomie vaginale avec ligatures, sans pinces à demeure, en juillet 1907, pour épithélioma utérin avec hémorragies. Utérus très friable, annexes adhérentes, trompe droite, trompe et ovaire gauches suppurés. Drainage, tamponnement avec des mèches imbibées de sérum de cheval chauffé qu'on renouvelle le deuxième jour. — *Guérison en 10 jours.*

20. — **Mme D..., cinquante-trois ans.** Hystérectomie vaginale en août 1910, pour cancer du col de l'utérus, propagé au corps et annexite suppurée gauche adhérente. Drainage, tamponnement avec des mèches imbibées de sérum de cheval chauffé (40 cm³), renouvelées au bout de deux jours. Pas de récidive en fin 1913. — *Guérison en 9 jours.*

21. — **Mme L..., trente-sept ans.** En mai 1912, hystérectomie vaginale avec ligatures, sans pinces à demeure, pour néoplasme du corps utérin et annexite suppurée droite. Conservation de l'ovaire gauche sain. Drainage et tamponnement avec des mèches imbibées de sérum de cheval chauffé, renouvelées le deuxième jour. — *Guérison en 10 jours.*

	Cas.	Durée.	Guérisons.
Totaux	21	7 à 21 jours.	21

B. — COLPOTOMIES POUR AFFECTIONS SUPPURÉES

1. — **Mme R..., vingt-cinq ans,** opérée le 6 juillet 1904. Extirpation d'un polype de l'urètre, curettage utérin et amputation du col. Incision du cul-de-sac postérieur pour annexite gauche suppurée; ablation de la trompe suppurée et de l'ovaire présentant un kyste gros comme une mandarine.

Adhérences anciennes. Ligatures. Drainage, tamponnement avec des mèches imbibées de 30 cm^3 de sérum de cheval chauffé. (Morte d'embolie trois ans plus tard.) — *Guérison en 15 jours.*

2. — **Mme J...**, **vingt-cinq ans**, opérée en décembre 1906 pour métrite et salpingite suppurée gauche; plusieurs poussées aiguës depuis quatre ans. Curettage. Incision du cul-de-sac postérieur. Libération d'un pyosalpinx suppuré, extirpation avec ligatures. Drainage et tamponnement avec des mèches imbibées de 30 cm^3 de sérum de cheval chauffé, qui sont renouvelées trois jours de suite. Grossesse quatre ans après. — *Guérison en 8 jours.*

3. — **Mme R...**, **trente-cinq ans**, opérée d'urgence en juillet 1913. Incision du cul-de-sac postérieur, évacuation d'une hématocèle suppurée, ouverture d'un phlegmon du ligament large. État général très grave. Température 41°. Drainage, tamponnement avec des mèches imbibées de sérum de cheval chauffé. A partir du quatrième jour, on injecte quotidiennement par le drain 20 cm^3 de sérum de cheval chauffé. Chute de la température. — *Guérison en 34 jours.*

4. — **Mme C...**, **vingt-quatre ans**, opérée le 15 février 1907 pour salpingite suppurée gauche, prolapsus utérin, métrite et déchirure du périnée. Curettage et amputation de Schrœder. Colpotomie postérieure. Ablation de la trompe gauche contenant 150 gr. de pus, et de l'ovaire kystique et suppuré, au milieu d'adhérences. Ligatures. Drainage et tamponnement avec des mèches imbibées de 40 cm^3 de sérum de cheval chauffé. Périnéorraphie. Mèches renouvelées le second jour. — *Guérison en 14 jours.*

5. — **Mme C...**, **trente-cinq ans**, opérée le 1er avril 1906. Colpotomie postérieure. Libération des annexes droites, augmentées de volume, peu adhérentes. On amène dans le vagin une trompe contenant 100 gr. de pus et un ovaire en dégénérescence kystique. Ligature et extirpation. Drainage et tamponnement avec des mèches imbibées de 40 cm^3 de sérum de cheval chauffé, qui sont renouvelées le troisième jour. — *Guérison en 8 jours.*

6. — **Mme L...**, **trente-deux ans**, opérée le 8 février 1905 pour métrite hémorragique, ulcération du col et salpingite suppurée droite à poussées successives; la dernière, sérieuse, il y a deux mois. Curettage, amputation du col. Colpotomie postérieure, ablation de la trompe droite pleine de pus avec des adhérences anciennes à l'épiploon. Cautérisation de petits kystes de l'ovaire gauche. Drainage, tamponnement avec des mèches imbibées de 30 cm^3 de sérum de cheval chauffé renouvelées après quarante-huit heures. — *Guérison en 12 jours.*

7. — **Mme C...**, **vingt-neuf ans**, opérée en juillet 1903 pour salpingite suppurée gauche ancienne, survenue après accouchement prématuré : rétroversion adhérente. Colpotomie postérieure; décortication laborieuse des annexes gauches adhérentes, qu'on amène dans le vagin. Trompe sup-

purée, caséeuse, épaissie par places. Ovaire polykystique. Ablation des annexes, avec ligatures. Injection de 20 cm³ de sérum de cheval chauffé dans le pelvis. Sutures sans drainage. Curettage utérin. Alexander double. — *Guérison en 10 jours.*

8. — **Mme H...**, **trente-trois ans**, opérée le 6 janvier 1905 pour métrite fongueuse hémorragique et annexite gauche suppurée ancienne. Incision du cul-de-sac postérieur, libération des annexes volumineuses et adhérentes : ovaire kystique, trompe moniliforme présentant deux collections purulentes. Ablation et ligatures. Drainage et tamponnement avec des mèches imbibées de sérum de cheval chauffé. Curettage. — *Guérison en 15 jours.*

9. — **Mme G...**, **trente-neuf ans**, opérée en mars 1911 pour annexites suppurées doubles avec rétroversion; deux poussées de pelvi-péritonite. Incision du cul-de-sac postérieur; on tombe dans une collection purulente du Douglas dans laquelle baignent les annexes gauches suppurées et rompues. Libération d'adhérences qui permet d'amener la trompe droite suppurée. Ovaire droit conservé. Curettage utérin. Drainage du Douglas et tamponnement avec des mèches imbibées de 40 cm³ de sérum de cheval chauffé, renouvelées le deuxième jour. Injection de 20 cm³ de sérum de cheval chauffé par le drain quotidiennement pendant six jours. Persistance de la menstruation. — *Guérison en 15 jours.*

10. — **Mme J...**, **quarante-six ans**, opérée le 3 mai 1908 pour polype gangréné du col et salpingo-ovarite suppurée gauche. Ablation du polype, cautérisation, curettage utérin. Pansement au sérum de cheval chauffé dans l'utérus. Incision du cul-de-sac postérieur, ouverture d'un abcès pelvien. Ablation de la trompe gauche suppurée et de l'ovaire. Drainage et tamponnement avec des mèches imbibées de sérum de cheval chauffé, renouvelées chaque jour pendant six jours. — *Guérison en 17 jours.*

11. — **Mme V...**, **trente-quatre ans**, opérée le 3 août 1909, pour pelvi-péritonite d'origine salpingienne. Température 39°,8, pouls 120. Incision du cul-de-sac postérieur, évacuation d'un litre de pus fétide et grumeleux. Drainage en T, tamponnement avec des mèches imbibées de 40 cm³ de sérum de cheval chauffé et enfermant 1 gr. de sérum sec. Chute de la température et du pouls le soir même; remplacement des mèches imbibées le deuxième jour. Le dixième jour, fistule stercorale nette. Injection quotidienne de 20 cm³ de sérum de cheval chauffé dans la poche. Guérison de la fistule. — *Guérison en 3 mois.*

12. — **Mme N...**, **trente ans**, opérée d'urgence en novembre 1906 pour pelvi-péritonite aiguë suppurée d'origine salpingienne. Incision du cul-de-sac postérieur, évacuation d'une grande quantité de pus séreux fétide; drainage en T et tamponnement avec des mèches imbibées de sérum de cheval chauffé, renouvelées le deuxième jour. On verse 20 cm³ de sérum de cheval chauffé dans le drain chaque jour. — *Guérison en 39 jours.*

13. — **Mme S..., trente ans**, opérée en février 1910. Incision du cul-de-sac postérieur pour pelvi-péritonite suppurée d'origine salpingienne. Évacuation d'une collection de pus et de sang extrêmement fétide. Drainage en T. Tamponnement avec des mèches imbibées de 40 cm^3 de sérum de cheval chauffé, remplacées le deuxième jour. On verse ensuite du sérum dans le drain chaque jour. — *Guérison en 32 jours.*

14. — **Mme J..., trente ans**, opérée en juillet 1911 pour pelvi-péritonite avec collection dans le cul-de-sac de Douglas. Incision du cul-de-sac postérieur, évacuation de beaucoup de pus fétide. Drain en T, tamponnement avec des mèches imbibées de sérum de cheval chauffé. On injecte chaque jour par le drain 20 cm^3 de sérum de cheval. — *Guérison en 30 jours.*

15. — **Mme N..., trente-deux ans**, opérée en décembre 1909 pour hématocèle rétro-utérine suppurée et pelvi-péritonite. Incision du cul-de-sac postérieur. Évacuation de 500 gr. environ de pus fétide mêlé de sang et de caillots. Drainage en T, tamponnement avec des mèches imbibées de sérum de cheval chauffé et enveloppant du sérum sec. 20 cm^3 de sérum sont injectés dans le drain pendant dix jours. — *Guérison en 34 jours.*

16. — **Mme P..., trente-six ans**, opérée en février 1910 pour pelvi péritonite suppurée d'origine salpingienne, survenue un mois après une fausse couche. Incision du cul-de-sac postérieur, évacuation de près d'un litre de pus séreux fétide. Drainage en T, tamponnement avec des mèches imbibées de sérum de cheval chauffé; chaque jour on injecte 20 cm^3 de sérum par le drain pendant quatorze jours. *Guérison en 32 jours.*

17. — **Mme C..., trente-quatre ans**, opérée le 20 octobre 1913, d'urgence. Péritonite d'origine appendiculaire. La collection purulente se porte dans le bassin et bombe dans le vagin. État général très mauvais. Incision du cul-de-sac postérieur. Évacuation de 800 gr. de pus séreux, grumeleux, horriblement fétide. Drain en T ; tamponnement avec des mèches imbibées de 40 cm^3 de sérum de cheval chauffé et enveloppant 1 gr. de sérum sec. Injection quotidienne de 10 cm^3 de sérum de cheval dans le drain, du sixième au vingtième jour. La malade porte en outre une caverne tuberculeuse au sommet droit. — *Guérison en 40 jours.*

18. — **Mme F..., quarante-neuf ans**, opérée d'urgence en juillet 1910 pour pelvi-péritonite d'origine salpingienne avec grosse collection pelvienne. Incision du cul-de-sac postérieur. Évacuation d'un litre de pus mal lié, d'une fétidité repoussante. Drainage en T, tamponnement avec des mèches imbibées de 40 cm^3 de sérum de cheval chauffé, remplacées le deuxième jour. Injection de sérum par le drain les jours suivants. Le quinzième jour, élévation thermique, ouverture spontanée d'une seconde poche dans la première. Mêmes injections de sérum de cheval par le drain. Huit jours après, ouverture spontanée d'une troisième poche plus petite. Mêmes injections. Apparition de gaz et de matières, fistule stercorale, qui se ferme spontanément au bout d'un mois et demi. — *Guérison en 67 jours.*

19. — Mme K..., quarante ans, opérée en mai 1907 pour hématocèle rétro-utérine suppurée. Incision du cul-de-sac postérieur. Évacuation d'une grosse collection de pus et de caillots fétides. Drainage en T, tamponnement avec des mèches de gaze, imbibées de 40 cm^3 de sérum de cheval chauffé et contenant 1 gr. de sérum sec. On injecte, chaque jour, 10 cm^3 de sérum par le drain pendant dix jours. — *Guérison en 29 jours.*

20. — Mme C..., trente et un ans, opérée le 4 novembre 1909 : amputation du col utérin pour tuberculose; colpotomie postérieure, libération des annexes des deux côtés, adhérentes à l'épiploon. Ablation de l'ovaire droit pour kyste du volume d'une mandarine, à contenu purulent. Drainage et tamponnement avec des mèches imbibées de 40 cm^3 de sérum de cheval chauffé et contenant 1 gr. de sérum sec. Injection de sérum dans le drain à partir du troisième jour. — *Guérison en 46 jours.*

21. — Mme A..., trente-sept ans, opérée le 10 septembre 1907 pour pelvi-péritonite suppurée enkystée. État général très mauvais, température élevée, pouls misérable. Incision du cul-de-sac postérieur, évacuation d'une énorme quantité de pus mal lié et fétide (près de 1 500 gr.). Drainage en T; tamponnement avec des mèches imbibées de 40 cm^3 de sérum de cheval chauffé et contenant 1 gr. de sérum sec. Ces mèches sont changées le deuxième et le quatrième jour. Chute de la température, amélioration de l'état général. Injection quotidienne de sérum de cheval chauffé dans le drain. Le septième jour la malade quitte l'hôpital contre notre gré, nous ne l'avons pas revue. Nous avons su que huit jours plus tard des vomissements ont reparu et que la malade a succombé sans qu'il ait été rien fait. — *Décès.*

22. — Mme L..., trente-sept ans, opérée en janvier 1906, pour annexite suppurée gauche et déchirure périnéale. Incision du cul-de-sac postérieur, ablation des annexes gauches adhérentes et suppurées. Drainage, tamponnement avec des mèches imbibées de sérum de cheval chauffé et contenant du sérum sec. Périnéorrhaphie. — *Guérison en 14 jours.*

	Cas.	Durée.	Guérisons.	Décès.
Totaux. . . .	22	8 à 90 jours.	21	1

CHAPITRE XXXIII

OPÉRATIONS PAR VOIE VAGINALE POUR AFFECTIONS PELVIENNES NON SUPPURÉES

A. — HYSTÉRECTOMIES VAGINALES NON SUPPURÉES.

1. — **Mme M...**, **quarante-quatre ans**, opérée le 27 avril 1911. Hystérectomie vaginale sans pinces, avec ligatures, pour néoplasme du col. Drainage et tamponnement avec des mèches imbibées de sérum de cheval chauffé. Sans récidive en 1913. — *Guérison en 10 jours.*

2. — **Mme L...**, **cinquante-neuf ans**, opérée le 20 novembre 1911 pour fibrome, avec prolapsus complet. Hystérectomie vaginale sans pinces, avec ligatures; reconstitution du plancher périnéal. Drainage, tamponnement avec des mèches imbibées de 40 cm³ de sérum de cheval chauffé. — *Guérison en 12 jours.*

3. — **Mme C...**, **quarante-huit ans**, opérée en mars 1910 pour fibrome avec hémorragies profuses. Hystérectomie vaginale sans pinces, avec ligatures. Conservation de l'ovaire gauche. Drainage et tamponnement avec des mèches imbibées de 40 cm³ de sérum de cheval chauffé. — *Guérison en 8 jours.*

4. — **Mme G...**, **soixante-huit ans**, opérée le 27 décembre 1911 pour fibrome assez gros, adhérent, donnant par compression des accidents d'obstruction. Hystérectomie vaginale sans pinces, avec ligatures. Drainage et tamponnement avec des mèches imbibées de 40 cm³ de sérum de cheval chauffé. — *Guérison en 8 jours.*

5. — **Mme M...**, **quarante ans**, opérée le 25 janvier 1913 pour fibrome déterminant de grosses hémorragies. État général très mauvais. Hystérectomie vaginale sans pinces, avec ligatures. Adhérences de l'épiploon. Ovaire droit conservé. Drainage et tamponnement avec des mèches imbibées de 40 cm³ de sérum de cheval chauffé. — *Guérison en 11 jours.*

6. — **Mme C...**, **quarante-quatre ans**, opérée le 28 mars 1912, pour volumineux fibrome (4 kilos). Foie en mauvais état. Notable diminution de l'urée dans les urines. Hystérectomie vaginale, sans pinces, avec ligatures, très laborieuse. Adhérences épiploïques, annexite droite. Conservation de l'ovaire gauche. Drainage, tamponnement avec des mèches de gaze imbibées de 40 cm³ de sérum de cheval chauffé. Accidents retardés d'élimination chloroformique. Vomissements noirs. Lavages de l'estomac le quatrième et le cinquième jour. Injections de sérum de cheval chauffé dans le drain pendant six jours. — *Guérison en 12 jours.*

7. — **Mme G...**, **quarante-six ans**, opérée le 12 août 1910. Hystérectomie vaginale pour 3 fibromes assez gros, donnant des hémorragies continuelles, avec hydrosalpinx et kyste de l'ovaire droits, adhérents. Périnéorrhaphie. Drainage, tamponnement avec des mèches imbibées de sérum de cheval chauffé (40 cm³). — *Guérison en 10 jours.*

8. — **Mme H...**, **cinquante-sept ans**, opérée le 19 octobre 1912 pour néoplasme du corps et du col. Hystérectomie vaginale sans pinces, avec ligatures. Conservation de l'ovaire droit. Drainage, tamponnement avec des mèches imbibées de 40 cm³ de sérum de cheval chauffé. — *Guérison en 14 jours.*

9. — **Mme C...**, **quarante-trois ans**, opérée le 14 mars 1913 pour fibrome volumineux, avec kystes hémorragiques des deux ovaires du volume du poing. Opération très laborieuse; adhérences. Drainage, tamponnement avec des mèches imbibées de 40 cm³ de sérum de cheval chauffé. — *Guérison en 7 jours.*

10. — **Mme N...**, **trente-cinq ans**, opérée pour fibrome et annexites doubles anciennes, en mars 1907. Hystérectomie vaginale sans pinces, avec ligatures, extirpation des annexes des deux côtés; adhérences étendues. Drainage, tamponnement avec des mèches imbibées de sérum de cheval chauffé. — *Guérison en 12 jours.*

11. — **Mme D...**. **quarante-huit ans**, opérée en juin 1908 pour fibromes avec annexite gauche ancienne, ouverte dans le rectum. Hystérectomie vaginale sans pinces, avec ligatures; décortication très laborieuse des annexes gauches, ouverture du côlon pelvien; sutures de Lambert. Ovaire droit conservé. Drainage, tamponnement avec des mèches imbibées de 40 cm³ de sérum de cheval chauffé. — *Guérison en 10 jours.*

12. — **Mme T...**, **quarante-deux ans**, opérée en novembre 1910. Hystérectomie vaginale pour néoplasme cervical ulcéré. Ligatures des pédicules sans pinces. Ablation d'un morceau de la paroi vaginale antérieure envahi. Drainage et tamponnement avec des mèches imbibées de 40 cm³ de sérum de cheval chauffé et renouvelées le deuxième jour. — *Guérison en 14 jours.*

13. — **Mme D...**, **quarante-trois ans**, opérée le 20 février 1908. Ablation vaginale d'un col métritique restant d'une hystérectomie abdominale subtotale, faite quatre ans avant par le Pr Segond. Ligatures, pas de pinces à demeure. Résection d'un morceau d'épiploon adhérent au moignon

cervical. Drainage, tamponnement avec des mèches imbibées de 40 cm³ de sérum de cheval chauffé. — *Guérison en 8 jours.*

14. — Mme B..., **quarante-quatre ans**, opérée en novembre 1911. Hystérectomie vaginale sans pinces, avec ligatures, ablation des annexes anciennement enflammées et adhérentes. Cancer du col, développé à l'implantation d'un polype opéré huit mois avant. Drainage, tamponnement à la gaze imbibée de 30 cm³ de sérum de cheval chauffé. — *Guérison en 11 jours.*

15. — Mme S..., **quarante-huit ans**, opérée le 20 mars 1905. Hystérectomie vaginale sans pinces, avec ligatures, pour fibromes et polype cancéreux du col de l'utérus. Ablation des annexes adhérentes. Drainage, tamponnement avec des mèches imbibées de sérum de cheval chauffé. — *Guérison en 10 jours.*

16. — Mme O..., **soixante ans**, opérée le 28 mars 1910, pour fibromes et cancer du col histologiquement constaté. Hystérectomie vaginale sans pinces, avec ligatures des pédicules, ablation de l'ovaire droit pour kyste adhérent (100 gr.), à contenu clair. Drainage et tamponnement avec des mèches imbibées de 40 cm³ de sérum de cheval chauffé. — *Guérison en 10 jours.*

17. — Mme de N..., **quarante-deux ans**, opérée le 30 juin 1909. Hystérectomie vaginale sans pinces, avec ligatures, pour fibrome assez gros, adhérent avec hydrosalpinx et kyste de l'ovaire gauche. Conservation de l'ovaire droit. Drainage et tamponnement avec des mèches imbibées de 40 cm³ de sérum de cheval chauffé, renouvelées le deuxième jour. — *Guérison en 8 jours.*

18. — Mme R... **quarante-quatre ans**, opérée en avril 1910 pour utérus fibromateux remontant à trois travers de doigt de l'ombilic. Hystérectomie vaginale, sans pinces, avec ligatures. Drainage, tamponnement à la gaze imbibée de 40 cm³ de sérum de cheval chauffé. — *Guérison en 9 jours.*

19. — Mme L... Ancienne hystérectomie abdominale subtotale. Opérée en 1910 par voie vaginale pour enlever le col atteint de métrite purulente. Ligature des pédicules, pas de pinces à demeure. Drainage et tamponnement avec des mèches imbibées de 30 cm³ de sérum de cheval chauffé. — *Guérison en 9 jours.*

20 — Mme R..., **cinquante ans**, a subi l'hystérectomie abdominale subtotale et reste avec une métrite suppurée du col. Ablation vaginale du col, ligature des pédicules. Libération d'adhérences épiploïques. Drainage, tamponnement avec de la gaze imprégnée de 30 cm³ de sérum de cheval chauffé. — *Guérison en 10 jours.*

21. — Mme K..., **quarante-sept ans**, hystérectomie vaginale pour fibrome volumineux avec annexite droite adhérente. Ligatures des pédicules, sans pinces. Drainage, tamponnement avec des mèches imbibées de 40 cm³ de sérum de cheval chauffé. — *Guérison en 8 jours.*

22. — **Mme de L..., quarante-huit ans**, en août 1910, hystérectomie vaginale pour fibromes, avec ligatures sans pinces; libération des annexes droites très adhérentes et enflammées; ablation. Résection d'un fragment d'épiploon adhérent. Drainage et tamponnement à la gaze imbibée de 40 cm³ de sérum de cheval chauffé. — *Guérison en 9 jours.*

23. — **Mme H..., trente-neuf ans**, en 1908, ablation vaginale du col et de la portion inférieure de l'utérus, restant d'une hystérectomie abdominale subtotale et atteints de métrite rebelle. Ligatures, sans pinces à demeure. Drainage, tamponnement à la gaze imprégnée de 20 cm³ de sérum de cheval chauffé. — *Guérison en 11 jours.*

24. — **Mme V..., quarante ans**, opérée en août 1909 pour fibromes et hydrosalpinx droit. Hystérectomie vaginale sans pinces, avec ligatures; ablation des annexes, conservation de l'ovaire gauche. Drainage, tamponnement avec des mèches imbibées de 30 cm³ de sérum de cheval chauffé. — *Guérison en 9 jours.*

25. — **Mme R..., quarante-cinq ans**, opérée en mai 1909 pour fibrome enclavé dans le bassin et comprimant le rectum. Hystérectomie vaginale sans pinces, avec ligatures. Drainage, tamponnement à la gaze imbibée de 40 cm³ de sérum de cheval chauffé. — *Guérison en 7 jours.*

26. — **Mme C..., trente-neuf ans**; en juin 1912, hystérectomie vaginale sans pinces, avec ligatures, pour fibrome donnant des hémorragies graves. Ablation des annexes des deux côtés, pour hydrosalpinx double et kystes. Drainage. Tamponnement à la gaze imbibée de 40 cm³ de sérum de cheval chauffé. — *Guérison en 8 jours.*

	Cas.	Durée.	Guérisons.
Totaux	26	7 à 14 jours.	26

B. — COLPOTOMIES POUR AFFECTIONS NON SUPPURÉES.

1. — **Mme M...**, opérée le 2 juin 1904. Curettage, amputation du col (Schrœder) pour métrite ulcéreuse. Incision du cul-de-sac postérieur. Libération d'adhérences fixant l'ovaire droit; ablation de l'ovaire, siège d'un gros kyste à parois très minces; ablation de la trompe; ligature du pédicule. 20 cm³ de sérum de cheval chauffé sont injectés dans le pelvis. Sutures du cul-de-sac. Pansement utéro-vaginal au sérum de cheval chauffé. — *Guérison en 10 jours.*

2. — **Mme R. trente-quatre ans**; en juin 1912, amputation du col et curettage pour métrite ulcéreuse. Pansement au sérum de cheval chauffé. Incision du cul-de-sac postérieur pour annexite gauche douloureuse. Libération d'adhérences solides, extirpation d'un hydrosalpinx et d'un gros ovaire polykystique. Drainage et tamponnement avec des mèches imbibées de sérum de cheval chauffé pendant quarante-huit heures. — *Guérison en 8 jours.*

3. — **Mme A..., vingt-neuf ans**, opérée en mars 1904 pour annexite droite. Incision du cul-de-sac postérieur. Libération des annexes adhérentes, ligatures des pédicules. Ablation de la trompe enflammée et d'un kyste à contenu citrin de 200 gr. Drainage et tamponnement à la gaze imbibée de sérum de cheval chauffé, pendant deux jours. — *Guérison en 10 jours.*

4. — **Mme M..., trente et un ans**; en novembre 1905, incision du cul-de-sac postérieur. Ablation des annexes gauches très adhérentes; l'ovaire porte un gros kyste hémorragique et un kyste citrin. Ligature du pédicule vasculaire. Drainage et tamponnement à la gaze imbibée de sérum de cheval chauffé pendant quatre jours. — *Guérison en 12 jours.*

5. — **Mme G..., trente-quatre ans**, opérée en janvier 1909 pour kyste de l'ovaire gauche. Incision du cul-de-sac postérieur, libération d'adhérences. Ablation d'un kyste ovarien du volume d'une orange, et d'une trompe anciennement enflammée. Injection de 20 cm³ de sérum de cheval chauffé dans le pelvis. Sutures sans drainage. — *Guérison en 10 jours.*

6. — **Mme N..., vingt-huit ans**; en décembre 1908, incision du cul-de-sac postérieur. Libération d'adhérences des annexes droites augmentées de volume. Ablation avec ligature, d'un hydrosalpinx, d'un kyste de l'ovaire du volume d'un œuf et d'un kyste paratubaire gros comme une noix. Drainage; tamponnement avec une mèche imbibée de 20 cm³ de sérum de cheval chauffé. — *Guérison en 10 jours.*

7. — **Mme G..., vingt-six ans**; en mai 1910, incision du cul-de-sac postérieur, libération d'adhérences à droite, ablation d'un ovaire droit gros et kystique. Énucléation d'un fibrome sous-péritonéal près de la corne droite provoquant une déviation. Sutures. Ignipuncture de petits kystes de l'ovaire gauche. Drainage et tamponnement avec des mèches imbibées de 30 cm³ de sérum de cheval chauffé, pendant quarante-huit heures seulement. Revue en avril 1914, enceinte de trois mois. Aucune grossesse dans les dix années précédentes. — *Guérison en 9 jours.*

8. — **Mme G..., trente et un ans**; en mars 1911, curettage pour métrite hémorragique; pansement utérin au sérum de cheval chauffé. Incision du cul-de-sac postérieur; incision et énucléation d'un fibrome sous-péritonéal de la face postérieure de l'utérus, du volume d'une grosse noix. Sutures, drainage, tamponnement avec des mèches imbibées de sérum de cheval chauffé. — *Guérison en 12 jours.*

9. — **Mme B...., trente-deux ans**, opérée en septembre 1911, pour annexite droite. Incision du cul-de-sac postérieur, libération d'adhérences des annexes droites et de l'épiploon dont une partie est réséquée. Ablation d'un hydrosalpinx et d'un ovaire droit portant un gros kyste hémorragique. Drainage, tamponnement avec des mèches imbibées de 20 cm³ de sérum de cheval chauffé. Suppression du drain et des mèches le troisième jour. — *Guérison en 12 jours.*

	Cas.	Durée.	Guérisons.
Totaux	9	8 à 12 jours.	9

CURETTAGES	Cas.	Guérisons.
Métrites anciennes rebelles	23	23
Métrites fongueuses.	18	18
Métrites hémorragiques.	18	18
Totaux	59	59

	Cas.	Guérisons.	Décès.
Amputations du col de l'utérus. . .	22	21	1 par fièvre typhoïde.

	Cas.	Guérisons.
Périnéorrhaphies.	40	40

INTERVENTIONS SUR LA VULVE ET LE VAGIN	Cas.	Guérisons.
Cancers de la vulve et du vagin	2	2
Fistules recto-vaginales.	4	4
Fistules vésico-vaginales	6	6
Bartholinites suppurées.	5	5
Sarcome de la glande de Bartholin.	1	1
Totaux	18	18

CHAPITRE XXXIV

PLEURÉSIES PURULENTES

1. — **R. M...** Garçon de vingt et un mois, fait une pleurésie purulente droite grave après broncho-pneumonie le 16 décembre 1903. Muguet. État général mauvais. Ponction exploratrice le 4 février. Pus à staphylocoques et streptocoques. Pas de leucocytes. Empyème et résection costale le 5 février. Injections de sérum de cheval chauffé dans la plèvre jusqu'au 1er mars. Bon état général. — *Guérison en 53 jours.*

2. — **P. P...**, trente-cinq ans. Le 30 avril 1904, pleurésie purulente gangréneuse gauche avec gangrène pulmonaire. Ponction exploratrice le 16 mai. Opération par M. Quénu le 17 mai. État général grave. Injections de sérum de cheval chauffé dans la plèvre à partir du 21 mai. — *Guérison en 86 jours.*

3. — **B. H...**, quinze ans, pleurésie purulente consécutive à une pneumonie. Peu après, le 24 février 1910, empyème et résection d'une côte. Abondante collection de pus épais. Injections de sérum de cheval chauffé dans la plèvre. — *Guérison en 60 jours.*

4. — **H...**, sort en février 1911 du régiment; a eu une pleurésie purulente interlobaire ponctionnée. En juillet une ponction ramène du pus. Crachats purulents. Amélioration puis aggravation. Une ponction exploratrice donne du pus. Crachats purulents le matin. Le 26 septembre empyème, résection de deux côtes, mobilisation de deux autres. Injections de sérum de cheval chauffé dans la plèvre. — *Guérison en 60 jours.*

5. **M. J...**, trente ans. Pleurésie purulente droite après embolie pulmonaire, au cours d'une péritonite appendiculaire opérée, avec septicémie généralisée. Empyème. Injection de sérum de cheval chauffé dans la plèvre. — *Guérison en 78 jours.*

	Cas.	Guérisons.	Décès.
Totaux	5	5	0

CHAPITRE XXXV

ABCÈS. — PHLEGMONS

1. — P..., **trente-cinq ans** (Th. de Nazim, 1906). Phlegmon sous-maxillaire gauche consécutif à une affection dentaire. Mauvais état général. Gonflement, trismus, fièvre. Incision : tissus infiltrés, lardacés. Drainage. Coloration brune de la tranche. Le 3 avril, température très élevée; la plaie est saupoudrée de sérum de cheval chauffé sec et drainée par des mèches imbibées de sérum. Le 4, amélioration, baisse de température, suppression de la douleur. Pus épais; les lèvres de l'incision bourgeonnent. — *Guérison en 14 jours.*

2. — Homme, trente-quatre ans, consul à Suez (Th. de Nazim, 1906), a eu des ulcères des pays chauds sur la jambe droite et la cuisse gauche. Pas de tuberculose ni de syphilis. Sur 5 ulcérations, 4 furent guéries; une, sur la face antérieure du genou persista. Pansements successifs à l'iodoforme, au dermatol, à l'eau oxygénée, etc. Cautérisations au thermo-cautère. Pansements au sérum de cheval chauffé. — *Guérison en 21 jours.*

3. — G..., quarante ans. Abcès tubéreux de l'aisselle gauche remontant à cinq jours. Incision cruciale le 29 avril. Pansements au sérum de cheval chauffé. Drainage; suppression du drain le 2 mai. — *Guérison en 8 jours.*

4. — D..., vingt ans, opéré pour adénites cervicales bacillaires étendues du côté gauche du cou. Ganglions fistuleux avec infection secondaire. Opéré le 1er novembre 1904. Extirpation des ganglions; dénudation étendue de la jugulaire. Drainage et suture. Le 3 novembre angine et fièvre. Le 6, tous les points de suture ont cédé; plaie profonde avec perte de substance de 12 cm.. Le bord antérieur du trapèze et du sterno-mastoïdien sont à nu. Pansements au sérum de cheval chauffé à partir du 8 novembre. Chute de la température, bourgeonnement rapide. Le 1er décembre, la cicatrisation est très avancée; elle est complète le 8. Cicatrice linéaire souple, sans adhérence dans la profondeur. Résultat esthétique parfait. — *Guérison en 38 jours.*

5. — V... (Th. de Nazim, 1906). Excoriation du dos du pied; lymphangite de toute la jambe. État général sérieux. Pansements avec des compresses imbibées de sérum de cheval chauffé. — *Guérison en 2 jours.*

6. — **Mlle B...**, **quatre ans**. A la suite d'une angine, adéno-phlegmon sous-angulo-maxillaire droit. Incision. Drainage. Pansements au sérum de cheval chauffé. Suppression du drain le dixième jour. Cicatrice régulière à peine visible. — *Guérison en 12 jours.*

7. — **D...**, **vingt-huit ans**. Treize jours après une injection de morphine au mollet gauche, fait un abcès profond dont l'incision met à nu les fibres du jumeau. Drainage. Pansements au sérum de cheval chauffé. Suppression du drain le troisième jour. — *Guérison en 9 jours.*

8. — **S...**, **cinquante ans**. Sujet adipeux. Opéré d'une hernie ombilicale par un chirurgien étranger. Suppuration d'un catgut douze jours plus tard. Ouverture spontanée à la cicatrice. Pansements antiseptiques, persistance d'un trajet fistuleux. Drainage et pansements au sérum de cheval chauffé. — *Guérison en 8 jours.*

9. — **P...**, **vingt-trois ans**. Adéno-phlegmon sous angulo-maxillaire. Incision et drainage le quatrième jour. Pansements au sérum de cheval chauffé. Suppression du drain le sixième jour. Cicatrice excellente. — *Guérison en 12 jours.*

10. — **R...** Abcès tubéreux de l'aisselle droite. Incision et drainage le cinquième jour. Pansements au sérum chauffé. Suppression du drain quatre jours plus tard. — *Guérison en 10 jours.*

11. — **B...** Adéno-phlegmon cervical droit incisé et drainé cinq jours après le début. Pansements au sérum de cheval chauffé. Élimination du drain en six jours. — *Guérison en 11 jours.*

12. — **M...** Adéno-phlegmon sous-maxillaire gauche d'origine dentaire. Incision et drainage. Pansements au sérum de cheval chauffé. Suppression du drain le cinquième jour. — *Guérison en 12 jours.*

13. — **A...** Abcès tubéreux de l'aisselle droite. Incision et drainage. Pansements au sérum de cheval chauffé. Au bout de trois jours le drain ne peut être remis. — *Guérison en 7 jours.*

14. — **C...** Adéno-phlegmon cervical gauche après angine. Incision. Drainage. Pansements au sérum de cheval chauffé. Ablation du drain le sixième jour. — *Guérison en 14 jours.*

15. — **Mme B...** Abcès de la cuisse droite consécutif à une piqûre de morphine. Incision. Drainage. Pansements au sérum de cheval chauffé. — *Guérison en 9 jours.*

16. — **J...** Abcès de la jambe droite d'origine indéterminée. Lymphangite réticulaire. Incision. Drainage. Pansements au sérum de cheval chauffé. — *Guérison en 10 jours.*

17. — **G**... Abcès de la cuisse gauche, après piqûre de morphine. Incision. Drainage. Pansements au sérum de cheval chauffé. — *Guérison en 6 jours.*

18. — **V**... Volumineux abcès de la fesse, après injection médicamenteuse. Incision. Drainage. Pansements au sérum de cheval chauffé. — *Guérison en 10 jours.*

19. — **N**... Phlegmon circonscrit de la face externe de la cuisse. Incision. Drainage. Pansements au sérum de cheval chauffé. — *Guérison en 11 jours.*

20. — **B**... Adéno-phlegmon sous-angulo-maxillaire gauche. Incision. Drainage. Pansements au sérum de cheval chauffé. — *Guérison en 14 jours.*

21. — **J**... Abcès volumineux de la cuisse gauche consécutif à une injection. Incision. Drainage. Pansements au sérum de cheval chauffé. — *Guérison en 15 jours.*

22. — **V**... Phlegmon circonscrit de la hanche chez un morphinomane. Incision. Drainage. Pansements au sérum de cheval chauffé. — *Guérison en 12 jours.*

23. — **G**... Phlegmon de la cuisse droite, face externe. Incision. Drainage. Pansements au sérum de cheval chauffé. — *Guérison en 14 jours.*

24. — **R**... Adéno-phlegmon cervical gauche. Incision. Drainage. Pansements au sérum de cheval chauffé. — *Guérison en 11 jours.*

25. — **G**... Abcès profond de la fesse droite. Incision. Drainage. Pansements au sérum de cheval chauffé. Élimination d'une grosse masse de tissu conjonctif sphacélé. Bourgeonnement. — *Guérison en 16 jours.*

26. — **W**... Hydrosadénite suppurée du côté gauche du maxillaire. Incision. Drainage. Pansements au sérum de cheval chauffé. — *Guérison en 9 jours.*

27. — **G**... Adéno-phlegmon inguinal, lymphangite consécutive à une brûlure de la cuisse par eau bouillante. Incision. Drainage. Pansements au sérum de cheval chauffé. — *Guérison en 11 jours.*

28. — **E**... Abcès de la face externe de la jambe consécutif à un hématome. Incision. Drainage. Pansements au sérum de cheval chauffé. — *Guérison en 13 jours.*

29. — **A**... Adéno-phlegmon cervical gauche. Incision. Drainage. Pansements au sérum de cheval chauffé. — *Guérison en 14 jours.*

30. — de **B**... Abcès de la cuisse droite, face antérieure, consécutif à une piqûre septique. Incision. Drainage. Élimination de tissu cellulaire sphacélé. Pansements au sérum de cheval chauffé. — *Guérison en 12 jours.*

31. — **F...** Adéno-phlegmon sous-maxillaire consécutif à l'évolution de la dent de sagesse. Incision. Os dénudé. Drainage. Pansements au sérum de cheval chauffé. Élimination d'un séquestre. Formation d'un abcès dans la bouche. Incision. Extraction de la dent. Élimination d'une esquille par la bouche. — *Guérison en 22 jours.*

32. — **P...** Adéno-phlegmon cervical gauche. Incision. Drainage. Pansements au sérum de cheval chauffé. — *Guérison en 8 jours.*

33. — **J...** Abcès de la fesse droite. Incision. Drainage. Pansements au sérum de cheval chauffé. — *Guérison en 12 jours.*

34. — **G...** Abcès du flanc droit au niveau d'une ancienne cicatrice d'intervention sur le rein remontant à six ans. Incision. Drainage. Pansements au sérum de cheval chauffé. — *Guérison en 10 jours.*

35. — **F...** Adéno-phlegmon cervical droit. Incision. Drainage. Pansements au sérum de cheval chauffé. — *Guérison en 10 jours.*

36. — **G...** Abcès de la fesse droite. Incision. Drainage. Pansements au sérum de cheval chauffé. — *Guérison en 13 jours.*

37. — **G. R...** Adénite suppurée de l'aine droite. Incision. Drainage. Pansements au sérum de cheval chauffé. — *Guérison en 8 jours.*

38. — **F...** Adéno-phlegmon axillaire. Incision profonde. Pansements au sérum de cheval chauffé. — *Guérison en 11 jours.*

39. — **G...** Épanchement huileux, sous les fessiers droits, à la suite d'une chute. Suppuration profonde. Incisions. Drainage. Pansements au sérum de cheval chauffé. — *Guérison en 24 jours.*

40. — **P...** Adéno-phlegmon cervical droit. Incision. Drainage. Pansements au sérum de cheval chauffé. — *Guérison en 11 jours.*

41. — **H...** Adénite cervicale suppurée droite. Incision. Drainage. Pansements au sérum de cheval chauffé. — *Guérison en 12 jours.*

42. — **Mme d'O...** Morphinomane. Incisions successives de 11 abcès consécutifs à des piqûres. Drainage. Pansements au sérum de cheval chauffé. — *Guérison de chaque abcès en 6 à 14 jours.*

43. — **Y...** Abcès aérolaire du sein gauche. Incision. Drainage. Pansements au sérum de cheval chauffé. — *Guérison en 15 jours.*

44. — **G...** Abcès du sein gauche. Incision. Drainage. Pansements au sérum de cheval chauffé. Ouverture d'un second abcès dans le premier. Même traitement. — *Guérison en 16 jours.*

45. — **Mme G...** Abcès du sein gauche. Incision. Drainage. Pansements au sérum de cheval chauffé. — *Guérison en 14 jours.*

46. — **G...** Abcès du sein droit. Incision. Drainage. Pansements au sérum de cheval chauffé. — *Guérison en 7 jours.*

47. — **T...** Phlegmon du coude consécutif à une contusion. Incision. Grattage de l'olécrâne dénudé. Drainage. Pansements au sérum de cheval chauffé. Au moment où la cicatrisation allait se terminer, vingt jours plus tard, grippe avec pneumonie. — *Guérison en 20 jours.*

48. — **C...** Adéno-phlegmon du coude consécutif à une brûlure de l'avant-bras. Lymphangite. Incision. Drainage. Pansements au sérum de cheval chauffé. — *Guérison 32 en jours.*

49. — **C...** Phlegmon superficiel de la paume de la main gauche. Incision. Drainage. Pansements au sérum de cheval chauffé. — *Guérison en 8 jours.*

50. — **G...** Hygroma prétibial suppuré et fistuleux. Incision. Dissection de la bourse. Suture et drainage. Pansements au sérum de cheval chauffé. — *Guérison en 10 jours.*

51. — **S. T...** Phlegmon de la bourse séreuse olécrânienne droite avec fracture parcellaire de l'olécrâne. Grattage de l'os. Drainage. Pansements au sérum de cheval chauffé. — *Guérison en 34 jours.*

52. — **P...** Phlegmon superficiel consécutif à une plaie infectée de la main gauche. Débridement. Pansements au sérum de cheval chauffé. — *Guérison en 18 jours.*

53. — **L...** Synovite suppurée des péroniers latéraux. Incisions. Drainage. Pansements au sérum de cheval chauffé. — *Guérison en 23 jours.*

54. — **H...** Kyste alvéolaire suppuré du maxillaire inférieur. Excision, grattage. Pansements au sérum de cheval chauffé. — *Guérison en 6 jours.*

55. — **M...** Adéno-phlegmon de l'aine. Incision. Drainage. Pansements au sérum de cheval chauffé. — *Guérison en 13 jours.*

56. — **P...** Abcès de la partie externe du talon, ouvert spontanément et sans lésion osseuse. Incision. Drainage. Pansements au sérum de cheval chauffé. — *Guérison en 16 jours.*

	Cas.	Guérisons.	Décès.
Totaux	56	56	0

CHAPITRE XXXVI

PHLEGMONS GRAVES

1. — B... A la suite d'une piqûre de l'index droit, lymphangite, adénophlegmon du creux axillaire, insuffisamment incisé. Examiné le 26 mars 1907. Large débridement axillaire, contre-ouverture au-dessus du sein. Phlegmon sous-pectoral et rétro-mammaire. Drainage. Pansements au sérum de cheval chauffé. Légère raideur de l'épaule. — *Guérison en 62 jours.*

2. — H... A la suite d'une piqûre de la main droite, phlegmon des gaines tendineuses palmaires avec décollements dorsaux. État général très mauvais. Incision palmaire. Contre-incision dorsale. Drainage. Pansements au sérum de cheval chauffé. Suppuration abondante. Amélioration rapide. — *Guérison en 42 jours sans raideur.*

3. — C... Phlegmon de l'éminence thénar et des gaines du pouce, propagé à l'avant-bras. Incision. Drainage. Pansements au sérum de cheval chauffé. — *Guérison en 46 jours.*

4. — E... Large incision profonde d'un phlegmon de la cuisse gauche ouvert spontanément par trois trajets fistuleux. Drainage. Pansements au sérum de cheval chauffé. — *Guérison en 18 jours.*

5. — H... Phlegmon des gaines des fléchisseurs de la main. État grave. Lymphangite et adénite axillaire. Incision. Désarticulation de l'annulaire dont l'articulation métacarpo-phalangienne est ouverte et suppurée. Pansements au sérum de cheval chauffé. Résultat fonctionnel excellent. — *Guérison en 2 mois.*

6. — B... Phlegmon de la main droite consécutif à une coupure par copeau d'acier; gaine tendineuse des fléchisseurs intéressée. Incision. Drainage. Pansements au sérum de cheval chauffé. Bains dans la solution physiologique. — *Guérison en 16 jours.*

7. — C... Phlegmon étendu de la jambe. Incision et contre-incision. Grand décollement. Pansements au sérum de cheval chauffé. Élimination de lambeaux de tissu cellulaire sphacélé. — *Guérison en 23 jours.*

8. — B... A la suite d'une piqûre, phlegmon grave des gaines tendineuses à la paume de la main droite. Incision. Drainage. Pansements au sérum de cheval chauffé. Raideur des doigts. — *Guérison en 19 jours.*

9. — V... Phlegmon diffus de l'avant-bras à la suite d'une plaie infectée (coup de couteau). Incision. Hémorragie considérable. Drainage. Pansements au sérum de cheval chauffé, la plaie ayant été saupoudrée de sérum sec. — *Guérison en 44 jours.*

10. — S... A la suite d'une piqûre de l'auriculaire droit, phlegmon grave des gaines des fléchisseurs remontant à l'avant-bras. Incision. Contre-incision. Pansements au sérum de cheval chauffé. Très bon résultat fonctionnel. — *Guérison en 35 jours.*

11. — D... Consécutivement à une blessure, en dépeçant un mouton, phlegmon du membre supérieur et infection charbonneuse, bactériologiquement constatée. L'amputation du bras n'ayant pas été suffisante, il fallut recourir à la désarticulation de l'épaule sans suture. Drainage. Pansements au sérum de cheval chauffé. — *Guérison en 3 mois.*

12. — J..., quarante-deux ans. A la suite d'un traumatisme du genou, hématome suppuré. Six jours après, le 9 août 1910 frissons, état général grave; décollements étendus jusqu'aux tiers moyens de la jambe et de la cuisse. Incisions multiples, drainages. Pus sanieux d'une extrême virulence. Élimination de lambeaux de tissu cellulaire mortifié. Injection de sérum de cheval chauffé dans les drains. Pansements au sérum de cheval chauffé. L'urine contient 1 gr. d'albumine par litre; pansements quotidiens. La suppuration devient épaisse et abondante. Une incision trochantérienne et une à la partie inférieure de la jambe sont nécessaires. Mêmes pansements. Amélioration rapide. Cicatrisation progressive. Suppression des drains le 18 novembre. — *Guérison en 100 jours.*

13. — Mme X..., trente ans (Paul Delbet, Th. de Nazim, 1906). Déjà opérée pour un séquestre du maxillaire inférieur, consécutif à l'extraction d'une dent de sagesse, présente une névralgie du nerf dentaire inférieur pour laquelle on essaie, par la voie buccale, une résection de ce nerf qui ne put être réalisée. Phlegmon grave de la région parotidienne. Incision le 24 janvier 1906 au niveau du col du condyle. Résection du nerf dentaire, ouverture et drainage du foyer suppuré; mèche et pansements imbibés de sérum de cheval chauffé, amélioration immédiate. — *Guérison régulière.*

14. — X..., vingt ans. Isch-Wall, Th. de Nazim, 1906). Phlegmon diffus de la cuisse ouvert et drainé. Apparition de fausses membranes rappelant la pourriture d'hôpital. Température élevée. Insuccès des antiseptiques et de l'iode. La plaie est saupoudrée de sérum de cheval chauffé sec et pansée avec des mèches et des compresses imbibées de sérum de cheval chauffé. Chute de la température. La plaie se déterge et bourgeonne. — *Guérison régulière.*

15. — **X...** (Dreyfus, Th. de Nazim, 1906). Malade présentant un phlegmon grave sous-maxillaire étendu au plancher de la bouche. Incision vers l'angle de la mâchoire le 28 février. Tissu lardacé. Il s'écoule quelques gouttes de pus sanieux avec bulles gazeuses. Pansements humides. État général grave, haute températrure. Pansements au sérum de cheval chauffé. Chute immédiate de la température. Amélioration de l'état général. Cicatrice excellente et peu visible. — *Guérison très rapide après 4 pansements au sérum de cheval chauffé.*

16. — **J. C...** (R. Petit, Th. de Nazim, 1906). Se blesse à la face dorsale de l'avant-bras près du poignet. Section du long abducteur du pouce. Examinée deux jours après, la plaie est infectée. Recherche difficile et suture du tendon. Pansement humide. Élévation de la température à 39°,2. Pansement au sérum de cheval chauffé. Soulagement immédiat. Chute de la température à 38°. Le lendemain, suppuration bien liée; le bourgeonnement commence le 1er février; le tendon dénudé se recouvre de bourgeons. Même pansement. Bonne cicatrice; intégrité des mouvements. — *Guérison en 16 jours.*

17. — **T. R..., vingt-six ans.** (R. Petit, Th. de Nazim, 1906). Plaie de la face antérieure de l'avant-bras par couteau malpropre. Lavage à l'eau courante. Pansement non aseptique. Le 3 décembre 1905, les tendons du grand et du petit palmaires et du fléchisseur du pouce sont coupés. Désinfection minutieuse de la plaie. Suture des tendons. Le lendemain, élévation de la température. Écoulement de sérosité mal liée, fétide avec bulles gazeuses; bains et pansements antiseptiques. La plaie prend un aspect sphacélique. Pansement au sérum de cheval chauffé. Le 5 décembre, disparition de la douleur. Chute de la température, le gonflement disparaît. Le 7 décembre, le bourgeonnement commence, les tendons se recouvrent. Intégrité des mouvements. — *Guérison en 20 jours.*

18. — **O..., vingt-deux ans.** A la suite d'un coup sur le coude droit, le 23 mars 1912, présente le 30 mars un gonglement diffus de tout l'avant-bras avec fluctuation profonde. Température élevée, état général mauvais. Incision et contre-incision. Écoulement de pus fétide; lambeaux de tissu cellulaire sphacélé. Contre-incision le 3 avril. Injection de sérum de cheval chauffé par les drains. Pansement au sérum de cheval chauffé. Amélioration rapide, disparition de la douleur, suppuration bien liée, bourgeonnement des plaies. Cicatrisation avec intégrité de tous les mouvements. — *Guérison en 23 jours.*

19. — **J..., cinquante ans.** Le 1er septembre, tension douloureuse du périnée et augmentation de volume du testicule gauche, avec empâtement du scrotum comme s'il y avait hémorragie dans les bourses. Application de sangsues. Pansements humides chauds. Le 4 septembre, le Dr Coulomb est frappé par une odeur gangréneuse qui a commencé la veille au soir. Suppuration au niveau de pertuis sphacélés du scrotum. Gangrène gazeuse avec phlegmon total des bourses. Débridements et pansement humide au sérum de cheval chauffé. Disparition de l'infiltration gazeuse le lendemain, limitation de la gangrène. Les 3/5 du scrotum ont été détruits. Pansements quotidiens au sérum de cheval chauffé. Bourgeonnement rapide à partir du 6. Suppuration bien liée. Contracture des masséters. Injection de sérum antitétanique renouvelée les jours suivants. La plaie scrotale se rétrécit et bourgeonne; elle est complètement fermée le 20 octobre. — *Guérison en 46 jours.*

20. — P. M..., **trente-cinq ans.** Le 2 novembre 1907 phlegmon de la face dorsale de la main avec lymphangite et adénite axillaire. État général grave. Incision, pansements au sérum de cheval chauffé; suppuration franche bien liée. Cicatrisation complète le 10 novembre. — *Guérison en 8 jours.*

21. — P..., trente-cinq ans (R. Petit, Th. de Nazim, 1906). Le 2 avril 1905, phlegmon grave sous-maxillaire gauche consécutif à une affection dentaire. Incision au milieu d'un œdème énorme; tissu lardacé, infiltré de pus sans collection. Pansements humides antiseptiques. Le soir, grande élévation de température; les lèvres de l'incision sont brunâtres. Le 3 avril température 39°,4, mauvais état général, pas de suppuration franche. La plaie est saupoudrée de sérum de cheval sec et pansée avec des compresses imbibées de sérum de cheval chauffé. Chute de la température, disparition de la douleur, suppuration épaisse et bien liée; la plaie se déterge et bourgeonne. Mêmes pansements. Cicatrisation souple et peu visible. — *Guérison en 14 jours.*

22. — P..., vingt-six ans. Phlegmon diffus sous-maxillaire envahissant le plancher buccal; température au-dessus de 40°. État général grave, syncope. Incision sous-angulo-maxillaire des tissus lardacés, écoulement de sanie putride. Drainage, pansement au sérum de cheval chauffé. Chute de la température. Diminution rapide du gonflement, suppuration franche. Sept jours après, la bouche pouvant être ouverte, on incise un prolongement buccal du foyer. Même pansement. Élimination d'un petit séquestre, persistance d'un trajet fistuleux buccal qui conduit d'abord sur l'os puis sur une dent de sagesse incluse. Ablation difficile de cette dent. — *Guérison en 38 jours.*

23. — Mme G... A la suite d'une chute dans un escalier, fait un épanchement de sang et de sérosité sous les fessiers. Infection, fièvre, phlegmon diffus profond, mauvais état général. Impotence absolue. 2 incisions très profondes ouvrent la collection le 24 janvier et le 14 février 1913. Drainage. Injections de sérum de cheval chauffé dans les drains chaque jour. Chute de la température. Amélioration progressive. — *Guérison en 55 jours.*

24. — P. S... A la suite d'une plaie de la face externe de la cuisse gauche fait un phlegmon diffus grave étendu à toute la cuisse en juin 1907. 1 gr. 20 d'albumine par litre. Incision; vaste décollement, contre-incision à la partie inférieure de la cuisse. Drainage. Injection de sérum de cheval.

chauffé dans les drains. Pansements humides au sérum de cheval chauffé. — *Guérison en 20 jours.*

25. — **N...**, **trente-sept ans.** Phlegmon sous-maxillaire étendu au plancher de la bouche. État général sérieux, teint plombé, température 40°. Incision; tissus infiltrés. En mars 1911 la plaie est saupoudrée de sérum de cheval desséché. Pansements au sérum de cheval chauffé. — *Guérison en 14 jours.*

26. — **P...** Piqûre septique du dos de la main; phlegmon rapidement diffusé de la main à l'avant-bras. 3 incisions donnent issue à de la sérosité roussâtre. Drainage, pansements au sérum de cheval chauffé. Disparition très rapide du gonflement. — *Guérison en 16 jours.*

27. — **J...**, **trente-deux ans.** Phlegmon sous-maxillaire grave, œdème du plancher buccal, consécutif à une carie dentaire. La dent a été enlevée. Incision, débridement profond. Écoulement de sérosité infecte, mêlée de gaz. Drainage. Pansement au sérum de cheval chauffé chaque jour. — *Guérison en 18 jours.*

28. — **H...**, **quarante ans**, opérée en juillet 1906 d'un phlegmon diffus de la paume de la main intéressant la gaine des fléchisseurs. 3 incisions. Drainage. Injection de sérum de cheval chauffé dans les drains. Pansement au sérum de cheval chauffé. Revu six mois plus tard, il reste à peine un peu de raideur; la flexion est presque complète. — *Guérison en 29 jours.*

29. — **B...**, **trente et un ans**, opérée d'un phlegmon diffus de la paume de la main gauche en novembre 1910. 4 incisions. Drainage. Les gaines des fléchisseurs sont ouvertes. Pansement au sérum de cheval chauffé. Après cicatrisation, retour des mouvements. — *Guérison en 31 jours.*

30. — **M...**, opéré en mai 1909 pour phlegmon diffus de la gaine des fléchisseurs de la main gauche. Incision palmaire. Contre-incision au-dessus du poignet. Drainage. Pansements au sérum de cheval chauffé. Reste un peu de raideur limitant la flexion des deux derniers doigts. — *Guérison en 35 jours.*

31. — **A. R..**, **trente-six ans.** Phlegmon diffus de la main droite envahissant la paume et le dos de la main. Incision palmaire, contre-incision dorsale. Drainage. Pansements au sérum de cheval chauffé. Cicatrisation. Les mouvements de flexion sont légèrement réduits. — *Guérison en 38 jours.*

32. — **L...** Synovite suppurée de la gaine des péroniers latéraux ouverte spontanément par sphacèle des tissus; tendons dénudés. Ouverture large le 13 février 1910. Pansements au sérum de cheval chauffé. — *Guérison en 1 mois.*

33. — **S...** Plaie de l'auriculaire droit, phlegmon de la gaine des fléchisseurs, y compris celle du pouce et de l'auriculaire. Incisions multiples le

13 novembre 1906. Drainage. Pansements au sérum de cheval chauffé. Mouvements presque entièrement recouvrés. — *Guérison en 45 jours.*

34. — P... Piqûre à la face palmaire du pouce; le 11 août 1907, panaris profond avec phlegmon diffus de la main et de l'avant-bras. État général très grave; température 40°. Incision du panaris. Incision palmaire et à l'avant-bras. Tissus infiltrés de sérosité putride; phénomènes cérébraux, délire, agitation, albuminurie, ictère grave. Pansements au sérum de cheval chauffé et injection de sérum dans les drains. Le 18 août, le pus est bien lié, l'état général s'améliore, l'albumine disparaît, l'ictère rétrocède. Cicatrisation le 16 octobre. Massage jusqu'au mois de janvier 1908. Un peu de raideur du poignet et des doigts. — *Guérison en 63 jours.*

35. — B... A la suite d'une plaie infectée de la main droite, présente le 12 juin 1908 un phlegmon diffus de la paume de la main. Incision. Drainage. Pansement au sérum de cheval chauffé. État général mauvais. Apparition deux jours plus tard d'un phlegmon de la paume de la main gauche. Incision. Drainage. Pansements au sérum de cheval chauffé. — *Guérison en 9 jours.*

36. — S..., opéré le 2 avril 1910 d'un panaris de l'index avec phlegmon de la paume. Incision, drainage. Les tendons fléchisseurs de l'index sont en voie d'exfoliation complète. Pansements au sérum de cheval chauffé. Élimination des tendons fléchisseurs de l'index. Perte de la flexion de l'index. — *Guérison en 46 jours.*

37. — Mme B... Piqûre de l'index droit le 18 février 1907; lymphangite et adéno-phlegmon axillaire suppuré qui fut ouvert et drainé. Nous la voyons le 26 mars. État général mauvais, induration et empâtement du creux de l'aisselle et de la région pectorale. Large débridement d'un phlegmon diffus axillaire à prolongement rétro-mammaire et sous-pectoral. Contre-incision au-dessous du sein. Injection de sérum de cheval chauffé dans les drains. Pansements au sérum de cheval chauffé. — *Guérison en 2 mois.*

38. — Mme X... A la suite d'une piqûre par un os, fait un panaris suivi de gangrène, conduisant à l'amputation de la main, puis de l'avant-bras. Lymphangite gangréneuse avec phlyctène obligeant à une amputation du bras au col chirurgical. Quelques jours après, gangrène du moignon avec érysipèle bronzé envahissant le dos, l'épaule et le côté correspondant de la poitrine : broncho-pneumonie gauche. Je la vois le 5 novembre 1905 et commence des pansements humides au sérum de cheval chauffé, après avoir saupoudré la plaie de sérum sec. Amélioration. Apparition d'une suppuration bien liée; l'infiltration de la peau disparaît ainsi que la coloration rouge. La plaie commence à bourgeonner. Au bout de quelques jours les lésions sont bien limitées à la plaie d'amputation qui est en bonne voie; l'extrémité de l'humérus reste dénudée. Nous n'avons pu suivre cette malade jusqu'à la fin de l'évolution, mais nous savons qu'elle a fini par succomber à une broncho-pneumonie suppurée. — *Décès.*

39. — **X...** (Jayle, *Congrès de Chir.*, 1905). Le 17 novembre 1904, hystérectomie abdominale totale pour affection pelvienne suppurée. Du pus fétide fit irruption à deux ou trois reprises dans le ventre au cours de l'opération. Le quatrième jour, frissons, élévation thermique à 39°,7. Le 21 novembre apparition de liquide noirâtre par le vagin et la partie inférieure de la plaie abdominale. État général mauvais. La température monte rapidement. Pansement au sérum de cheval chauffé. Dès le soir, le pus est plus épais, mieux lié; en plusieurs points, la tranche grisâtre et atone commence à se déterger. Le 24, issue de matières fécales par le vagin. Incision d'un abcès au voisinage de l'épine iliaque; les parois de l'abcès sont noirâtres. Pansement au sérum de cheval chauffé. Chute de la température qui remonte bientôt. Symptômes d'insuffisance hépatique. Symptômes pleuro-pulmonaires droits. Une ponction pleurale ramène du pus. — *Mort le 29 au matin.*

	Cas.	Guérisons.	Décès.
Totaux	39	37 (durée de 8 à 100 jours)	2

CHAPITRE XXXVII

FURONCLES

1. — M. M..., **cinquante ans.** Furoncle de la narine droite datant de quatre jours; abcès du lobule du nez. Ouverture interne. Pansements au sérum de cheval chauffé. — *Guérison en 6 jours.*

2. — M. G..., **cinquante ans.** Gros furoncle de la nuque. Diabétique (61 gr. par litre). Incision cruciale. Pansements au sérum de cheval chauffé. — *Guérison en 6 jours.*

3. — S. G..., **douze ans.** Furoncles du genou droit, récents. Ouverture. Pansements au sérum de cheval chauffé. — *Guérison en 5 jours.*

4. — Mlle D..., **vingt-quatre ans.** Furoncle de la joue gauche. Débridement. Pansements au sérum de cheval chauffé. — *Guérison en 6 jours.*

5. — P. M..., **trente-cinq ans.** Furoncle de l'avant-bras après piqûre d'insecte. Incision le troisième jour. Pansements au sérum de cheval chauffé. — *Guérison en 7 jours.*

6. — Mlle R..., **dix-huit ans.** Volumineux furoncle de la cuisse droite. Ganglions inguinaux. Incision le troisième jour. Pansements au sérum de cheval chauffé. — *Guérison en 6 jours.*

7. — M. S..., **vingt ans.** Furoncle du conduit auditif externe gauche. Ouverture. Pansements au sérum de cheval chauffé. Sédation des douleurs. — *Guérison en 5 jours.*

8. — Mlle V..., **douze ans.** Furoncle du conduit auditif externe. Petit débridement. Pansements au sérum de cheval chauffé. — *Guérison en 6 jours.*

9. — M. J..., **cinquante-quatre ans.** Furoncle de la lèvre supérieure. Incisé le deuxième jour. Pansements au sérum de cheval chauffé. — *Guérison en 8 jours.*

10. — J. C..., **cinquante-deux ans.** Série de furoncles ouverts dès le début. Pansements au sérum de cheval chauffé. — *Guérison en 4 à 5 jours.*

11. — M. R..., trente ans. Furoncle de la fesse droite. Ouvert le troisième jour. Pansements au sérum de cheval chauffé. — *Guérison en 5 jours.*

12. — M. M..., quarante ans. Furoncles de l'avant-bras gauche. Ouverts le quatrième jour. Pansements au sérum de cheval chauffé. — *Guérison en 6 jours.*

13. — M. C..., vingt-trois ans. Furoncles de la cuisse et de la fesse gauches. Ouverts le troisième jour. Pansements au sérum de cheval chauffé. — *Guérison en 6 jours.*

14. — M. P..., quarante ans. Furoncles de l'avant-bras droit. Lymphangite trajective et adénite axillaire. Ouverts le deuxième jour. Pansements au sérum de cheval chauffé. — *Guérison en 5 jours.*

15. — M. K..., vingt-huit ans. Furoncle de la lèvre supérieure. Ouvert le deuxième jour. Pansements au sérum de cheval chauffé. — *Guérison en 5 jours.*

16. — M. F..., cinquante-deux ans. Furoncles multiples des fesses et de la cuisse. Ouverture précoce. Pansements au sérum de cheval chauffé. — *Guérison en 8 jours.*

17. — M. N..., quarante-huit ans. Furoncle du nez avec œdème de la lèvre supérieure. Ouvert le troisième jour. Pansements au sérum de cheval chauffé. — *Guérison en 4 jours.*

18. — J. P..., vingt-quatre ans. Furoncles de la nuque. Incisions au troisième et quatrième jour. Pansements au sérum de cheval chauffé. — *Guérison en 6 jours.*

19. — Mme D..., quarante ans. Furoncle de la lèvre supérieure au cinquième jour, énorme œdème facial. Incision. Pansements au sérum de cheval chauffé. — *Guérison en 6 jours.*

20. — Mme A... Furoncle du nez, ouvert le troisième jour. Pansements au sérum de cheval chauffé. — *Guérison en 5 jours.*

21. — J. C... Furoncle du conduit auditif externe. Légère ouverture le deuxième jour. Pansements au sérum de cheval chauffé. — *Guérison en 7 jours.*

22. — P. R... Furoncles de la nuque chez un sujet débilité. Incisions. Pansements au sérum de cheval chauffé. — *Guérison en 8 jours.*

23. — L. S..., trente-neuf ans. Furoncle de l'avant-bras avec phlegmon circonscrit et lymphangite trajective. Adénite axillaire. Incision le quatrième jour. Pansements au sérum de cheval chauffé. — *Guérison en 10 jours.*

24. — **A. R...**, vingt ans. Furoncles de la fesse; abcès. Incision le cinquième jour. Pansements au sérum de cheval chauffé. — *Guérison en 7 jours.*

25. — **M. L...**, vingt-neuf ans. Furoncle de l'avant-bras, ouvert le troisième jour. Pansements au sérum de cheval chauffé. — *Guérison en 5 jours.*

26. — **G...**, trente-deux ans. Furoncle de la lèvre supérieure. Incision. Pansements au sérum de cheval chauffé. — *Guérison en 8 jours.*

27. — **K...** Furoncle de la nuque le 5 janvier 1914. Ouverture à la lancette de la petite phlyctène acuminée. Un peu de sérum sec est introduit dans le petit orifice. Pansement humide au sérum de cheval chauffé. Le lendemain on peut introduire une minuscule mèche et un peu de sérum sec. Le 6 janvier, le bourbillon entier vient avec la mèche; la plaie est saignante. Pansements humides au sérum de cheval chauffé. — *Guérison en 8 jours.*

28. — **P...** Le 26 janvier, furoncle insuffisamment ouvert au niveau de l'éminence thénar gauche; petit abcès dans les muscles de l'éminence. Introduction d'une mèche avec du sérum sec. Pansements humides au sérum de cheval chauffé. Élimination de trois masses bourbillonneuses. Même pansement renouvelé chaque jour. — *Guérison en 9 jours.*

	Cas.	Durée.	Guérisons.
Totaux	28	4 à 10 jours.	28

CHAPITRE XXXVIII

ANTHRAX

1. — **L. G...**, vingt-huit ans (th. de Nazim, 1906). Anthrax de la face dorsale de l'avant-bras, ganglions axillaires. Incisé le quatrième jour. Traité au sérum de cheval chauffé. — *Guérison en 4 jours.*

2. — **J. C...**. cinquante-deux ans (th. de Nazim, 1906). Anthrax de la nuque. Incisé le 19 septembre. Traité au sérum de cheval chauffé. — *Guérison en 5 jours 1/2.*

3. — **M. S...**, vingt-huit ans (th. de Nazim, 1906). Anthrax de la nuque, insuffisamment incisé au quatrième jour. Opéré le sixième jour. Traitement au sérum de cheval chauffé. — *Guérison en 6 jours.*

4. — **M. X...** (th. de Nazim, 1906). Anthrax de la nuque traité sans succès par l'incision et les pansements antiseptiques. Traitement au sérum de cheval chauffé. — *Guérison en 14 jours.*

5. — **M. A...**, cinquante-huit ans, diabétique (th. de Nazim, 1906). Gros anthrax de la nuque et phlegmon diffusé. Incisions. Pansements au sérum de cheval chauffé. État général très mauvais. Amélioration locale rapide. — *Mort le 16e jour de coma diabétique.*

6. — **M. O...**, cinquante-trois ans. Anthrax de la nuque datant de quatre jours. Contracture des muscles de la nuque. Incision cruciale. Pansements au sérum de cheval chauffé. Élimination des bourbillons en quatre jours. — *Guérison en 8 jours.*

7. — **P. M...** Anthrax de la nuque datant de huit jours. Incision cruciale. Traitement au sérum de cheval chauffé. — *Guérison en 12 jours.*

8. — **Mme H...**, quarante-neuf ans (Dr P. Dugué). Anthrax volumineux de la nuque, incisé et traité à l'eau physiologique quatre jours, sans succès. Pansements au sérum de cheval chauffé. — *Guérison en 8 jours.*

9. — **Mme T...**, quarante-sept ans (Dr P. Dugué). Énorme anthrax du cou, incisé insuffisamment et pansé à l'eau physiologique pendant quatre

jours sans amélioration. Incision cruciale large. Traitement au sérum de cheval chauffé. — *Guérison en 24 jours.*

10. — M. M..., quarante ans. Anthrax de la face externe de l'avant-bras. Sujet surmené, mauvais état général. Incision cruciale. Pansements au sérum de cheval chauffé. — *Guérison en 8 jours.*

11. — M. F... Anthrax du dos avec œdème considérable. Mauvais état général. Incisé le troisième jour. Traité au sérum de cheval chauffé. — *Guérison en 8 jours.*

12. — M. X..., trente-quatre ans. Gros anthrax de la nuque. Incision précoce, pansements au sérum de cheval chauffé. — *Guérison en 9 jours.*

13. — Mme V..., cinquante ans, diabétique. Volumineux anthrax de la fesse. État général médiocre. Incision cruciale. Pansements au sérum de cheval chauffé. — *Guérison en 11 jours.*

14. — P. D..., trente-huit ans. Anthrax de l'avant-bras. Incision cruciale. Pansements au sérum de cheval chauffé. — *Guérison en 10 jours.*

15. — H. R..., quarante-cinq ans, diabétique. Anthrax de la nuque, abcès diffusé. Incision cruciale. Pansements au sérum de cheval chauffé. — *Guérison en 14 jours.*

16. — J. R..., vingt-sept ans. Anthrax de la nuque au quatrième jour. Incision cruciale. Pansements au sérum de cheval chauffé. — *Guérison en 7 jours.*

17. — Mlle V..., cinquante-sept ans. Gros anthrax de la partie supérieure gauche du dos. Incision cruciale le cinquième jour; pansements au sérum de cheval chauffé (albuminurie). — *Guérison en 12 jours.*

18. — M. K..., quarante et un ans. Gros anthrax de la nuque. Ni sucre ni albumine. Pansements au sérum de cheval chauffé. — *Guérison en 15 jours.*

19. — M. L..., cinquante ans. Énorme anthrax occupant toute la nuque. Collection purulente profonde. État général très grave. Ni sucre ni albumine. Larges incisions, pansements au sérum de cheval chauffé. Élimination d'une centaine de bourbillons. Perte de substance énorme. — *Guérison en 22 jours.*

	Cas.	Guérisons.	Décès.
Totaux	19	18	1 (par coma diabétique)

CHAPITRE XXXIX

ÉRYSIPÈLES

1. — **S...** Érysipèles menstruels de la face à répétition. Sérum de cheval chauffé. — *Guérison.*

2. — **D. G...** Érysipèle menstruel de la jambe. Sérum de cheval chauffé. — *Guérison.*

3. — **D...** Érysipèle facial. Sérum de cheval chauffé. — *Guérison.*

4. — **H...** Érysipèle facial. Sérum de cheval chauffé. — *Guérison.*

	Cas.	Guérisons.	Décès.
Totaux	4	4	0

CHAPITRE XL

PLAIES CONTUSES

1. — M... Chute de bicyclette. Plaie contuse du genou droit, décollement étendu. Nettoyage antiseptique; quatre points de suture. Douleur. Les bords de la plaie sont mortifiés. Ablation des points de suture. Pansements au sérum de cheval chauffé. Deux jours après, les escharres s'éliminent. Pansement sec antiseptique; le bourgeonnement de la plaie s'arrête. Pansements humides au sérum de cheval chauffé. La plaie bourgeonne et s'épidermise. Cicatrisation complète le 6 mai. — *Guérison.*

2. — V... Plaie contuse de la main droite avec petite plaie dorsale. Phlegmon de la gaine du fléchisseur du médius. Incision. Drainage. Pansements au sérum de cheval chauffé. — *Guérison en 18 jours.*

3. — R... Plaie contuse du pied droit par pièce de fonte. Trajet fistuleux conduisant sur le premier métatarsien dénudé. Incision. Drainage. Pansements au sérum de cheval chauffé. — *Guérison en 1 mois 1/2.*

4. — L... Écrasement du cinquième métacarpien droit et de l'auriculaire qui ne tient que par des parties molles; l'annulaire est également atteint. Le 20 octobre, plaques de sphacèle. Gonflement énorme. Pansement humide au sérum de cheval chauffé. En cinq jours les plaques de sphacèle sont éliminées. Désarticulation du cinquième métacarpien et des deux derniers doigts. — *Guérison en 78 jours.*

5. — L... Plaie contuse de l'arcade sourcilière et des deux paupières droites. Ablation de corps étrangers : paille, grains de sable. Lavage à l'eau physiologique. Suture. Pansement au sérum de cheval chauffé. Injection préventive de sérum antitétanique. — *Guérison en 8 jours.*

6. — C..., quarante ans. Reçoit une lourde pierre sur le devant de la jambe gauche en août 1907. Décollement des tissus, épanchement huileux. Plaies superficielles. A la fin de septembre, inflammation, suppuration et ouverture du foyer d'épanchement. Plaie atone malgré les pansements antiseptiques; aucune tendance au bourgeonnement. Je fais au milieu d'octobre des pansements au sérum de cheval chauffé, après avoir saupoudré la plaie de sérum sec. Bourgeonnement très marqué dès le troisième pansement. — *Guérison en 21 jours.*

7. — **M..., dix-neuf ans.** Présente en février 1909 une plaie contuse du dos du pied, datant de trois semaines. Tissus atones sans bourgeonnement; suppuration séreuse peu abondante. Pansements au sérum de cheval chauffé. Le bourgeonnement commence; suppuration plus épaisse et plus abondante, dès le second pansement. — *Guérison en 14 jours.*

8. — **A..., trente-cinq ans.** Plaie contuse de l'avant-bras gauche par morsure de cheval. Perte de substance cutanée (5 cm. de long sur 4 de large). Huit jours après, le 20 octobre 1909, je commence des pansements au sérum de cheval chauffé. La plaie est saupoudrée de sérum sec chaque jour. — *Guérison en 17 jours.*

9. — **P...** Plaie contuse avec perte de substance à la partie postérieure du bord externe du pied. La plaie a été traitée par bains et pansements antiseptiques. Le 26 octobre 1905, la plaie a 5 cm. de long sur 2 1/2 de large, elle est atone, grisâtre et ne bourgeonne pas. Pansements quotidiens au sérum de cheval chauffé, la plaie étant saupoudrée de sérum sec. Au troisième pansement la plaie bourgeonne. — *Guérison en 50 jours.*

10. — **E...** Abcès phlébitiques, à la cuisse droite, sur le trajet de la saphène interne, incisés en décembre 1906. Le 14 août 1907, il présente trois trajets fistuleux, dont l'un a plus de 10 cm. de long. Incision, grattage des trajets. Pansements au sérum de cheval chauffé. — *Guérison en 56 jours.*

11. — **C...** Plaie contuse de la partie antérieure de la jambe gauche. Le 9 octobre, le stylet introduit dans la plaie arrive sur l'os dénudé. Grattage. La plaie est saupoudrée de sérum sec et pansée quotidiennement au sérum de cheval chauffé. — *Guérison en 30 jours.*

12. — **F...** A eu les quatre doigts de la main droite serrés et brûlés dans une machine à repasser. La désarticulation est nécessaire, le 15 août 1906, avec lambeaux irréguliers et imparfaits. Sutures sommaires; pansements au sérum de cheval chauffé. — *Guérison en 39 jours.*

13. — **J...** Se présente le 15 décembre 1906 après un accident survenu le 10. Écrasement du pouce, plaies contuses multiples; l'articulation est ouverte et suppure. Désarticulation. Drainage. Pansements au sérum de cheval chauffé. — *Guérison en 38 jours.*

14. — **V...** Écrasement du pouce le 27 décembre 1906. Plaies multiples, contuses, infectées, phalanges écrasées, articulation ouverte. Opéré en pleine infection le 29. Lambeau très contus. Pansements au sérum de cheval chauffé. Un fragment de lambeau se sphacèle. Mêmes pansements. Bonne cicatrice. — *Guérison en 40 jours.*

15. — **K...** Le 20 avril 1907, désarticulation de la phalangette de l'annulaire gauche, fracturée, avec plaie contuse ouvrant l'articulation. Résection de la tête de la phalangine, à cause de l'insuffisance du lambeau. Pas de

sutures, pansements au sérum de cheval chauffé. Le 25 mai, on enlève un petit séquestre. — *Guérison en 45 jours.*

16. — **C...** Présente le 3 avril 1907 les lésions suivantes produites par un engrenage : plaies contuses du pouce et de l'index, plaies contuses de l'annulaire, arrachement de l'ongle; fracture en biseau de la phalangine du médius, écrasement de la phalangette avec plaies. Désarticulation phalango-phalanginienne du médius. Pansements au sérum de cheval chauffé. Grattage d'un petit point osseux dénudé, le 5 mai. — *Guérison en 40 jours.*

17. — **L...** Écrasement de la main gauche; plaies contuses souillées de terre. Injection préventive de sérum antitétanique le 13 avril 1909 et désarticulation métacarpo-phalangienne de l'index gangréné. Il existe une fracture ouverte de la phalange de l'annulaire. Pansements au sérum de cheval chauffé. Attelle palmaire. — *Guérison en 42 jours.*

18. — **Z...** Amputation dans la continuité de la deuxième phalange du pouce gauche, pour plaie contuse avec écrasement. Le lambeau, de vitalité très douteuse, n'est fixé que par deux points de suture. Pansements au sérum de cheval chauffé. — *Guérison en 20 jours.*

19. — **C...** Le 18 juillet 1909, plaie contuse avec écrasement des deuxième et troisième phalanges de l'index droit. Amputation dans la continuité de la phalangine. Lambeau très contus. Un seul point de suture le rapproche. La plaie est saupoudrée de sérum sec et pansée au sérum de cheval chauffé. — *Guérison en 12 jours.*

20. — **L...** Amputé le 4 septembre 1909 dans la continuité de la première phalange de l'index droit, à la suite de plaies contuses avec arrachement des deuxième et troisième phalanges. Lambeau très suspect, maintenu par un seul point de suture. Application de sérum sec, pansement au sérum de cheval chauffé. Moignon excellent. — *Guérison en 25 jours.*

21. — **Z...** Écrasement du médius avec fracture de la phalange et sphacèle de l'extrémité du doigt. Désarticulation, le 6 septembre 1909. Lambeau atypique et imparfait. Pansement au sérum de cheval chauffé après suture sommaire. — *Guérison en 11 jours.*

22. — **M...** Plaie par écrasement de l'auriculaire gauche le 11 janvier 1910. Sphacèle de l'extrémité du doigt. Désarticulation atypique; lambeau douteux. Pansement au sérum de cheval chauffé. — *Guérison en 17 jours.*

23. — **C...** En mai 1906, plaie contuse avec perte de substance au niveau de la partie moyenne de la face antérieure du bras. Cette plaie produite par des engrenages d'une minoterie, mesure 7 cm. de large sur 6 cm. de haut et 4 de profondeur. Les fibres musculaires du biceps sont hachées et souillées de cambouis. A la partie interne de la plaie, on voit la gaine des gros vaisseaux intacte. Immobilisation du membre en flexion à angle droit. Nettoyage de la plaie à l'eau bouillie salée. La cavité est saupoudrée de sérum sec et tamponnée avec des mèches imbibées de sérum de cheval chauffé. Pansements humides au sérum de cheval, renouvelés quotidiennement. Dès le second jour la plaie apparait détergée, rouge et saignante; le bourgeonnement commence à partir du quatrième jour, la plaie se comble progressivement et au 15 juin elle est au niveau de la peau. Le membre est mobilisé tous les jours. Résultat fonctionnel excellent; cicatrice régulière. — *Guérison en 40 jours.*

	Cas.	Durée.	Guérisons.
Totaux	23	8 à 78 jours.	23

CHAPITRE XLI

ULCÈRES

1. — **X**... Thèse de Nazim, 1906. Ulcère des pays chauds. — *Guérison.*

2. — **M**... Ulcérations ouvrant l'articulation phalangino-phalangettienne du quatrième orteil aux deux pieds chez un syphilitique. Pansements au sérum de cheval chauffé. — *Guérison en 8 jours.*

3. — **A**... Ulcère variqueux ancien et atone de la jambe gauche. Pansements au sérum de cheval chauffé. — *Guérison en 20 jours.*

4. — **C**... Ulcère variqueux étendu, ancien et rebelle de la jambe gauche : plaie creusée et atone. Pansements au sérum de cheval chauffé. La plaie se comble en quinze jours : on fait à ce moment des greffes. — *Guérison.*

5. — **M**... Ulcère variqueux de la jambe droite, ancien. Pansements au sérum de cheval chauffé. — *Guérison en 14 jours.*

6. — **S**... Ulcère variqueux ancien ; plaie profonde et atone. Pansements au sérum de cheval chauffé. — *Guérison en 27 jours.*

7. — **H**... Ulcère calleux et atone de la jambe, datant de treize mois, consécutif à une plaie contuse infectée. Pansements au sérum de cheval chauffé. — *Guérison en 31 jours.*

8. — **A**... Ulcère de la jambe gauche, chez une variqueuse, traité sans succès pendant cinq mois. Pansements au sérum de cheval chauffé. — *Guérison en 16 jours.*

9. — **P**... Ulcère atone datant de trois mois, consécutif à une plaie infectée par éclat de verre : perte de substance au côté externe du talon. — *Guérison en 37 jours.*

	Cas.	Guérisons.	Décès.
Totaux	9	9	0

CHAPITRE XLII

ESCHARRES

1. — **C...** Escharre du pli du coude, produite par injection de cyanure de mercure. Sérum de cheval chauffé. — *Guérison.*

2. — **J...** Escharre sacrée énorme. — Deux escharres sur les apophyses épineuses. Sérum de cheval chauffé. — *Guérison.*

3. — **G...** Escharre par compression du pied, par appareil plâtré trop serré. Sérum de cheval chauffé. — *Guérison.*

4. — **K...** Escharre par décubitus, chez un cachectique. Sérum de cheval chauffé. — *Guérison.* (Mort ultérieure par ramollissement.)

5. — **X...** Escharre du cou-de-pied par appareil plâtré. Sérum de cheval chauffé. — *Guérison.*

6. — **C...** Escharre par décubitus. Sérum de cheval chauffé. — *Guérison.* (Mort ultérieure par urémie albuminurique.)

	Cas.	Guérisons.	Décès
Totaux	6	6	0

CHAPITRE XLIII

BRULURES ET FROIDURES

A. — BRULURES

1. — Mme N..., cinquante-huit ans. Brûlure au troisième degré à la face externe de la jambe gauche (tiers inférieur) le 10 novembre 1912. Escharre brunâtre. Chaque jour la brûlure est saupoudrée de sérum de cheval chauffé sec et recouverte d'un pansement humide au sérum de cheval. Le 18 novembre l'escharre s'élimine laissant une surface rose et bourgeonnante. Le 23 novembre, la perte de substance est nivelée et l'épidermisation très avancée. — *Guérison en 18 jours.*

2. — H. J..., sept ans. Brûlure très étendue, du deuxième degré, au thorax, par de l'eau bouillante. Le Dr Quellien évacue les phlyctènes et fait des pansements humides au sérum de cheval chauffé. — *Guérison en 10 jours.*

3. — Mme M..., quarante ans (Dr Paul Dugué). Présente, à la face interne du médius, une plaie contuse avec escharre, comme dans une brûlure, produite par le frottement de la corde d'un monte-charges. La malade a fait quarante-huit heures de pansements humides au sublimé. Douleurs intolérables. Pansement au sérum de cheval chauffé, disparition de la douleur en quelques heures. — *Guérison en 6 jours.*

4. — Mme M..., quarante-huit ans. Brûlure de l'avant-bras gauche, par la vapeur d'eau. Pansement à l'acide picrique. Douleurs extrêmement vives et violente poussée d'eczéma, jusqu'au-dessus du coude. Le dixième jour, le Dr P. Dugué fait un pansement à l'eau bouillie salée. Amélioration. La malade va consulter à l'hôpital Saint-Louis : pansement avec une pommade à l'ichtyol; énorme poussée d'eczéma, phlyctènes, infiltration des téguments jusqu'au milieu du bras. Pansements au sérum de cheval chauffé, matin et soir : la douleur cède au premier pansement; l'inflammation disparait le deuxième jour, la peau est souple; le troisième jour desquamation furfuracée. — *Guérison en 5 jours.*

5. — Mlle N... dix-huit mois (Dr Planchon). Présente le 4 mai 1908 une brûlure au deuxième et au troisième degrés de la région dorso-lombaire gauche de 12 cm. de long sur 10 de large, produite par un cataplasme sinapisé. Jusqu'au 5 mai, pansements humides à l'eau bouillie. Du 5 au 7 mai, pansements humides au sérum de cheval chauffé deux fois par jour; du 7 au 14, une fois par jour seulement. On voit apparaître, dans l'escharre blanche, des houppes vasculaires qui, de la profondeur, s'étalent par îlots voisins vers la surface. Il ne reste comme trace qu'un aspect très légèrement gaufré au bord inférieur de la brûlure. — *Guérison en 16 jours.*

6. — **Mlle S..., vingt-deux mois** (Dr P. Dugué). Brûlure du deuxième degré, des fesses et de la partie interne et postérieure de la cuisse, par chute dans un baquet d'eau bouillante, le 15 novembre 1907. L'épiderme est arraché sur toute l'étendue. Pansements au sérum de cheval chauffé toutes les douze heures. Dès le premier pansement, la douleur se calma et l'enfant put dormir. Le cinquième jour l'épidermisation commençait; le dixième jour, la région fessière était cicatrisée et le douzième jour, la guérison était complète. L'enfant revue le 14 juin 1911, ne présente aucune trace cicatricielle. — *Guérison en 12 jours.*

7. — **Mme G...** Le 8 mars 1910 brûlure au quatrième degré, de 12 cm. de long sur 5 de large, à la face postérieure de la cuisse droite. Cette brûlure a été produite par une brique chaude qui était dans le lit lors de l'anesthésie. Le 9, escharre brune très déprimée et très profonde. Pansement au sérum de cheval chauffé. Élimination de l'escharre en masse le septième jour. La plaie bourgeonne. — *Guérison en 49 jours.*

8. — **H..., quarante-cinq ans.** Se présente à l'hôpital des accidents du travail avec des brûlures de la cuisse par explosion d'une lampe à essence il y a quarante-huit heures. Brûlure au quatrième degré, escharre de 15 cm. sur 8. Pansements au sérum de cheval chauffé. L'escharre se détache le troisième jour. — *Guérison en 50 jours.*

9. — **Mlle L. V..., vingt-deux ans.** Brûlée le 20 juin 1906 par du liquide bouillant renversé sur la face, le cou, le thorax et les seins. Les brûlures sont du deuxième et troisième degrés. Pansements au sérum de cheval chauffé. Le troisième jour élimination d'une escharre présternale. Le huitième jour, guérison des brûlures du deuxième degré. — *Guérison en 11 jours.*

10. — **M. B..., deux ans et demi.** Le 17 décembre 1905, deux énormes brûlures du deuxième et du troisième degrés en avant et en arrière du thorax, par des cataplasmes sinapisés, prescrits pour une broncho-pneumonie. État général très grave. Pansements au sérum de cheval chauffé. Élimination des escharres les cinquième et septième jours. — *Guérison en 88 jours.*

11. — **D...** Brûlure au deuxième et au troisième degrés sur la face antérieure de la cuisse en mars 1906. Après avoir ouvert et vidé une dizaine de phlyctènes, on fait des pansements humides au sérum de cheval

chauffé. Les brûlures du second degré étaient guéries à la fin du troisième jour. — *Guérison 3 à 10 jours.*

12. — **Mlle A..., vingt-huit ans.** Brûlure de l'index et du médius par l'acide azotique. Les doigts ont été tenus immergés dans ce liquide, pris pour du sublimé. Pansements à l'eau boriquée et à l'acide picrique pendant quatre jours. Escharres jaunes et sèches. Pansements humides au sérum de cheval chauffé. Les escharres se détachent le troisième jour. Cicatrices à peine visibles. — *Guérison en 17 jours.*

13. — **J..., quatre ans.** Brûlures étendues du troisième et du quatrième degrés aux deux jambes, au tiers de la paroi abdominale, aux deux tiers de la face antérieure du thorax, à l'aisselle et au bras gauche. Du 25 décembre 1905 au 10 janvier 1906, pansements à l'acide picrique. A ce moment, état très grave. Congestion pulmonaire très étendue. Pansements à l'acide picrique à la jambe gauche. Pansement sur le thorax à l'eau boriquée. Pansement du bras gauche à l'eau stérilisée, pansement de la jambe droite et de l'abdomen au sérum de cheval chauffé. Les escharres (troisième et quatrième degrés) se détachent à la jambe droite et à l'abdomen au bout de cinq jours, découvrant une surface bourgeonnante; les escharres du thorax et du bras se détachent huit jours plus tard par lambeaux; les escharres de la jambe gauche, pansée à l'acide picrique ne s'éliminent que huit jours après. L'action du sérum parut tellement nette qu'on en fit des pansements sur le bras; le bourgeonnement devint très actif et l'épidermisation commença à se faire par ilots. La malade succomba au cours du troisième mois en cachexie avec une broncho-pneumonie suppurée. — *Décès.*

14. — **Louis B..., deux ans et demi** (Dr P. Mathieu). Brûlure de la paroi thoracique gauche et de la paroi abdominale, jusqu'à l'ombilic, au deuxième et au troisième degrés. On fait, à l'hôpital des Enfants-Malades, des pansements à l'acide picrique. Nous le voyons trois mois après : cicatrices blanches et rétractiles. Au-dessous du creux axillaire et à l'extrémité antérieure de la dernière fausse-côte, il reste deux ulcérations non épidermisées à bourgeons grisâtres et exubérants par places, déprimées à d'autres endroits. Cautérisations à la teinture d'iode et au nitrate d'argent pendant trois semaines sans résultat. Pansements humides au sérum de cheval chauffé; les bourgeons charnus deviennent roses et saignants; à partir du cinquième jour, l'épidermisation se fait. — *Guérison en 20 jours.*

15. — **Alice P..., huit ans** (Dr P. Mathieu). Brûlure au troisième degré de la main et du poignet droits. Pansements au liniment oléo-calcaire pendant cinq jours, plaie très enflammée. Pansement au sérum de cheval chauffé, disparition de l'inflammation, bourgeonnement actif. L'épidermisation commence le troisième jour. Cicatrice à peine visible et non rétractile. — *Guérison en 21 jours.*

16. — **Mlle F...** Écrasement de la main droite et brûlure étendue par

une machine à repasser, le 25 août 1906. Désarticulation des quatre derniers doigts qui ne tiennent que par des lambeaux de chair brûlée. Brûlures aux troisième et quatrième degrés à la face palmaire et à la face dorsale de la main et sur le pouce. Pas de suture; pansement au sérum de cheval chauffé, renouvelés quotidiennement; élimination des escharres le cinquième jour; toutes les surfaces brûlées bourgeonnent; cicatrice sans rétraction. — *Guérison en 29 jours.*

17. — Mme F..., vingt-quatre ans. Brûlure du deuxième degré, aux deux seins, par de la graisse bouillante. Après avoir vidé les phlyctènes, on fait des pansements au sérum de cheval chauffé. Il a été fait trois pansements. — *Guérison en 7 jours.*

18. — Mlle L..., vingt-sept ans. Entre à l'hôpital des accidents du travail le 21 juin 1906 avec des brûlures étendues de la face, du cou, du thorax, du sein droit et de la main droite. Ces brûlures du deuxième degré ont été produites par du café bouillant. Les phlyctènes sont vidées et les brûlures pansées au sérum de cheval chauffé. Disparition de la douleur dès les premières heures. Les pansements sont refaits tous les trois jours. Cicatrice à peine visible. — *Guérison en 9 jours.*

19. — Mlle B..., six ans. Au mois d'août 1909, brûlure étendue du thorax, au troisième degré. Pansement au sérum de cheval chauffé. L'escharre se détache, d'une seule pièce, le sixième jour, découvrant une plaie bourgeonnante. Aucune rétraction de la cicatrice, peu visible. — *Guérison en 22 jours.*

20. — R... Brûlure de l'avant-bras gauche, au troisième degré, le 6 octobre 1907. Pansements humides au sérum de cheval chauffé. Le troisième jour, l'escharre commence à se détacher, le pourtour est saupoudré de sérum sec. Chute de l'escharre le cinquième jour. — *Guérison en 17 jours.*

21. — M.... En février 1910, brûlure au quatrième degré de la face antérieure de la cuisse gauche, de 6 cm. de long sur 5 de large. Pansements humides au sérum de cheval chauffé. L'escharre est éliminée en masse le septième jour. La plaie déprimée commence à bourgeonner. Le douzième jour, elle est au niveau de la peau environnante et l'épidermisation commence. — *Guérison en 25 jours.*

22. — L... Le 29 mars 1910, brûlure étendue de la face externe du bras droit, au troisième degré. Pansements au sérum de cheval chauffé. Élimination de l'escharre le troisième jour, sauf à la partie inférieure où un petit fragment ne disparait que deux jours plus tard, bourgeonnement rapide. Épidermisation avec une cicatrice peu visible. — *Guérison en 14 jours.*

23. — Mme G... Le 10 décembre 1908, brûlure du troisième degré à la face externe de la jambe gauche. Pansements humides au sérum de cheval chauffé. Chute de l'escharre le quatrième jour. La plaie bourgeonne activement, sans exubérance. Cicatrice excellente. — *Guérison en 15 jours*.

24. — **Mlle S...** Le 22 août 1909, brûlure étendue du thorax au second degré, produite par de l'eau bouillante. Les phlyctènes sont vidées avec soin. Quatre pansements au sérum de cheval chauffé. — *Guérison en 12 jours.*

25. — **Mme M...** Le 30 mars 1908, brûlure au troisième degré à la face antéro-interne de la jambe droite. Pansements humides au sérum de cheval chauffé. Chute de l'escharre le quatrième jour, bourgeonnement actif. — *Guérison en 14 jours.*

26. — **Mlle M..., vingt-huit ans.** Brûlures du second degré à la main et à l'avant-bras droits. Après avoir vidé les phlyctènes et nettoyé la peau, on fait des pansements au sérum de cheval chauffé tous les trois jours. Quatre pansements. — *Guérison en 12 jours.*

27. — **Mlle N..., vingt-cinq ans.** Brûlure du deuxième degré au poignet et à l'avant-bras gauches en juin 1911. Nettoyage de la peau, évacuation des phlyctènes, pansement au sérum de cheval chauffé. Quatre pansements; cicatrice peu apparente. — *Guérison en 5 jours.*

28. — **Mlle B.., six ans.** Brûlure du deuxième degré, des deux fesses et de la face postérieure des cuisses, par immersion dans un bain de siège trop chaud, le 8 mars 1911. Ouverture des phlyctènes, après nettoyage des téguments; pansement au sérum de cheval chauffé. Cessation très rapide de la douleur. Le pansement est renouvelé le quatrième et le sixième jours. — *Guérison en 10 jours.*

29. — **F..., sept ans.** Brûlure étendue de la jambe et du pied gauches, aux deuxième et troisième degrés. Le malade a été traité pendant quinze jours à l'acide picrique. Il présente une lésion atone, n'ayant aucune tendance à la cicatrisation, au niveau du cou-de-pied, et vers la malléole interne, on voit une escharre qui n'est pas encore détachée; celle-ci est saupoudrée de sérum sec; le pied et la jambe sont enveloppés de compresses imbibées de sérum de cheval chauffé. Mêmes pansements les jours suivants. L'escharre se détache au bout de trois jours. Toute la plaie est en plein bourgeonnement et l'épidermisation commence. Cicatrice très légèrement gaufrée au niveau du cou-de-pied. — *Guérison en 18 jours.*

30. — **Mme D...** Le 20 janvier 1912, brûlure du pouce droit et du dos de la main, au deuxième degré. Évacuation des phlyctènes, après nettoyage des téguments. Pansements au sérum de cheval chauffé renouvelé le troisième jour. Pas de cicatrice apparente. — *Guérison en 6 jours.*

31. — **M..., cinq ans.** Brûlure au deuxième degré, étendue à la moitié de la paroi abdominale, causée par un cataplasme trop chaud, le 16 avril 1911.

Après avoir nettoyé les téguments, on ouvre et vide une énorme phlyctène et plusieurs autres plus petites. Pansements au sérum de cheval chauffé, renouvelés tous les trois jours. Cicatrice peu visible. — *Guérison en 11 jours.*

32. — Mme G..., quarante ans. Brûlure au troisième degré à la face dorsale du médius gauche, causée par un fer rouge. Escharre, qui occupe en largeur toute la face dorsale du doigt, sur une longueur de 4 cm. Pansements quotidiens au sérum de cheval chauffé, après avoir saupoudré l'escharre de sérum sec. Le troisième jour, l'escharre se détache en entier. — *Guérison en 14 jours.*

33. — M. C.... Le 24 mars 1909, brûlure au troisième degré à la partie supéro-externe de la jambe gauche. Escharre large de trois doigts, sur une hauteur de 6 cm. L'echarre est saupoudrée de sérum sec et pansée chaque jour avec des compresses imbibées de sérum de cheval chauffé. Dès le second jour, on voit un sillon d'élimination se former. Le quatrième jour l'escharre se détache d'une seule pièce; la plaie bourgeonne et a bon aspect, l'épidermisation commence le septième jour. — *Guérison en 16 jours.*

	Cas.	Durée.	Guérisons.	Décès.
Totaux. . . .	33	3 à 88 jours.	32	1

B. — FROIDURES

1. — N.... Se présente en février 1908 à la consultation du Dr Paul Dugué avec une engelure ulcérée et suppurante du troisième orteil droit. Lymphangite trajective remontant au pli de l'aine. Engorgement ganglionnaire douloureux. Pansement de l'engelure avec des compresses imbibées de sérum de cheval chauffé. Le lendemain, amélioration. Le pansement est renouvelé toutes les vingt-quatre heures. Le ganglion a évolué et on a ouvert un adéno-phlegmon. *Guérison en 3 jours.*

2. — Mlle S..., dix-sept ans. En juin 1907, plaie atone du cinquième orteil, suite d'une engelure enflammée et suppurée qui date de février, sans tendance à la guérison. Pansements quotidiens au sérum de cheval chauffé, après avoir saupoudré la plaie de sérum sec et pulvérisé. Amélioration dès le lendemain. — *Guérison en 9 jours.*

3. — H... (Dr Paul Dugué). En mars 1907, engelure ulcérée et infectée du gros orteil droit qu'aucun traitement n'améliorait depuis quinze jours. Pansements humides au sérum de cheval chauffé. — *Guérison en 8 jours.*

4. — Mme G..., soixante ans. En juin 1911, sur le trajet du cinquième nerf intercostal droit, froidure, avec escharre allongée longue de 5 cm. sur 2 cm. et demi de haut, produite la veille par un siphonage de chlorure de méthyle. Pansements humides au sérum de cheval chauffé deux fois par jour. — *Guérison en 12 jours.*

5. — **Mme T...,** **trente-quatre ans.** Le 12 juin 1911, froidure de la paroi abdominale, produite par des applications de vessie de glace pilée avec du gros sel. Escharre sous-ombilicale d'une grande paume de main. Pansements au sérum de cheval chauffé. — *Guérison en 19 jours.*

	Cas.	Durée.	Guérisons.
Totaux	5	3 à 19 jours.	5

CHAPITRE XLIV

PANARIS

1. — **Mlle L..., vingt-ans** (th. de Nazim, 1906). Panaris anthracoïde de la face dorsale de la deuxième phalange de l'annulaire gauche depuis six jours. Incisé il y a deux jours. Bourbillons non éliminés. Œdème de la main, du poignet et de l'avant-bras. Température 39°. Pansements au sérum de cheval chauffé. Cessation de la douleur. Élimination des bourbillons en deux jours. — *Guérison en 8 jours.*

2. — **Mlle D...** Panaris anthracoïde du pouce, propagé à la gaine du fléchisseur. Incisé et pansé au sérum de cheval chauffé. — *Guérison en 10 jours.*

3. — **Mme M...** (th. de Nazim, 1906). Écorchure à la face dorsale du petit doigt, en soignant son mari atteint d'anthrax. Fièvre. Point gris acuminé, rougeur et gonflement. Bains antiseptiques. Aggravation. 39°. Gonflement énorme. Débridement; sans amélioration; plaie sphacélée, fongueuse, atone. Le 2 octobre pansement au sérum de cheval chauffé. Nuit bonne. Température 37°,6. Le lendemain plaie détergée et bourgeonnante. Cicatrisation le 8 octobre. — *Guérison en 6 jours.*

4. — **Mlle M..., quatorze ans.** A la suite d'une piqûre d'aiguille, panaris sous-dermique en bouton de chemise, de l'index gauche. Incision le troisième jour et pansements au sérum de cheval chauffé. — *Guérison en 3 jours.*

5 — **M. G..., trente-cinq ans.** Panaris de la gaine du fléchisseur de l'annulaire droit, suite d'une piqûre. Incisé et traité par les antiseptiques. Aspect gangréneux, suppuration sanieuse. Pansements au sérum de cheval chauffé. — *Guérison en 10 jours.*

6. — **M. N..., seize ans..** A la suite d'une piqûre d'aiguille fait un panaris sous-épidermique de l'index gauche. Le quatrième jour, excision de l'épiderme soulevé dépouillant toute la face dorsale de la dernière phalange et un peu de la pulpe. Pansement au sérum de cheval chauffé, laissé quarante-huit heures. — *Guérison en 2 jours.*

7. Mlle G..., vingt-ans. Panaris profond de la face palmaire du pouce, provoqué par l'introduction d'une écharde de bois. Incision le deuxième jour. Ablation du corps étranger. Pansements au sérum de cheval chauffé. — *Guérison en 7 jours.*

8. — M. D... Panaris profond, ouvert, de l'auriculaire droit. Le stylet tombe sur la phalangette dénudée. Pansements au sérum de cheval chauffé. L'os se recouvre et la cicatrisation se fait sans élimination d'os. — *Guérison en 12 jours.*

9. — M. H... Panaris profond de l'index droit, insuffisamment incisé. Plaie large et sphacélée au côté interne des deux dernières phalanges; décollement palmaire étendu; deux ouvertures spontanées dans l'espace interdigital. Débridements, drainage. Points osseux dénudés. Pansements au sérum de cheval chauffé. Roideur légère qui cède au massage. — *Guérison sans roideur en 14 jours.*

10. — Mlle G..., dix-huit ans. Panaris profond de l'annulaire gauche; large dénudation de la dernière phalange. Incision. Pansements au sérum de cheval chauffé. L'os se recouvre. — *Guérison sans élimination osseuse en 9 jours.*

11. — M. H... vingt-six ans. Panaris du médius avec dénudation de la deuxième phalange. Plaie fongueuse, atone après incision. Mauvais état général. Pansements au sérum de cheval chauffé. — *Guérison en 10 jours.*

12. — M. M..., dix-neuf ans. Panaris sous-dermique avec décollement, dénudant la gaine du fléchisseur de l'index. Incision. Pansements au sérum de cheval chauffé. — *Guérison en 7 jours.*

13. — H..., panaris gangréneux du médius droit, datant de trois semaines. Incisé deux fois et traité par bains antiseptiques. Dénudation étendue de la première phalange. Ouverture des articulations métacarpo-phalangienne et phalango-phalanginienne. Tendons fléchisseurs exfoliés. Désarticulation métacarpo-phalangienne. Tissus sanieux. Pas de suture, pansements au sérum de cheval chauffé. Très bonne cicatrice. — *Guérison en 14 jours.*

14. — P... Piqûre anatomique du poignet gauche, au cours du pansement d'un phlegmon diffus du membre inférieur. Forte température, mauvais état général, œdème énorme, ganglions axillaires. Plaie gangréneuse. Incision cruciale, pansements au sérum de cheval chauffé. Cessation immédiate de la douleur, amélioration rapide. — *Guérison en 11 jours.*

15. — M. X..., interne d'une maison de santé (novembre 1907). Piqûre anatomique du médius droit dans une autopsie de fièvre typhoïde, il y a quatre mois. Incisions multiples larges et étendues. La phalangette a été désarticulée au bout de trois mois et demi. L'infection continue et s'aggrave. Grands frissons, très mauvais état. Plaie atone, pus sanieux peu

abondant. Œdème considérable gagnant la main et l'avant-bras. Deux incisions, à la première phalange et à la paume de la main, montrent des tissus sphacélés avec écoulement de sérosité roussâtre. Pansements au sérum de cheval chauffé. Le docteur Podevin qui suivit le malade nous écrit : « Au bout de vingt-quatre heures, suppuration abondante bien liée. Disparition des symptômes généraux. » — *Guérison en 15 jours environ.*

16. — **P...** Piqûre anatomique à l'annulaire en opérant un phlegmon ischio-rectal. Œdème de la main, de l'avant-bras. Lymphangite trajective, ganglions axillaires. Température 40°. Mauvais état général. Incision cruciale. Tissus gangrénés, sans pus ; prolongements serpigineux sur la gaine de l'extenseur. Pansements au sérum de cheval chauffé. Cessation immédiate de la douleur, suppuration franche. Plaie détergée en cinq jours. — *Guérison en 20 jours.*

17. — **C...** (janvier 1906). Désarticulation métacarpo-phalangienne de l'annulaire gauche pour ostéite consécutive à un panaris incisé il y a un mois. Pas de suture. Pansements au sérum de cheval chauffé. — *Guérison avec cicatrice excellente en 17 jours.*

18. — **N...** (janvier 1906). Désarticulation de la première phalange du pouce droit quarante jours avant pour panaris. Plaie non réunie, gangréneuse. Régularisation du moignon, pas de suture. Pansements au sérum de cheval chauffé. — *Guérison en 12 jours.*

19. — **G...** A la suite d'une piqûre articulaire septique datant de février et incisée trois fois, subit en juin 1906 la désarticulation métacarpo-phalangienne de l'index droit. Deux points de suture. Pansements au sérum de cheval chauffé. — *Guérison en 14 jours.*

20. — **D...** Plaie gangréneuse de l'auriculaire gauche, par un câble en fer. Articulation ouverte. Désarticulation phalango-phalanginienne. Suture. Pansements au sérum de cheval chauffé. — *Guérison en 9 jours.*

21. — **L...** Plaies infectées de l'index et du médius droits. Articulations phalango-phalanginiennes ouvertes et suppurées. Amputation dans la continuité de la phalange de l'index et du médius. Mauvais tissus, pas de suture. Pansements au sérum de cheval chauffé. — *Guérison en 16 jours.*

22. — **L...** Corps étrangers de la main droite (fragments d'épingle). Incisions et recherches vaines à l'hôpital. Infection de l'éminence thénar et panaris de la gaine du pouce. Incision. Extraction du corps étranger. Pansements au sérum de cheval chauffé. — *Guérison en 34 jours.*

23. — **J...** Panaris du pouce droit, consécutif à un écrasement avec plaie. Désarticulation du pouce treize jours après. Drainage. Pansements au sérum de cheval chauffé. — *Guérison en 32 jours.*

24. — **V. C...** Désarticulation du pouce pour panaris consécutif à une plaie infectée et sphacélée avec lymphangite trajective et ganglions axillaires. Pas de suture. Drainage. Pansements au sérum de cheval chauffé. — *Guérison en 30 jours.*

25. — D... Panaris du pouce gauche incisé depuis un mois et demi. Dénudation complète et nécrose de la phalange. Désarticulation du pouce. Tissus douteux. Suture partielle. Pansements au sérum de cheval chauffé. — *Guérison en 8 jours.*

26. — T... Plaie de l'annulaire droit par un morceau de fer-blanc ; seize jours après, gangrène et phlegmon de la gaine de l'annulaire. Désarticulation. Incision de la gaine de l'extenseur. Pas de suture. Pansements au sérum de cheval chauffé. — *Guérison en 45 jours.*

27. — F... Écrasement de la phalangette de l'auriculaire gauche par un cylindre. Plaie sphacélée. Infection de la gaine du fléchisseur. Vu le 20 octobre. Amputation au-dessus de la tête de la phalangine. Deux points de suture. Pansements au sérum de cheval chauffé. — *Guérison en 15 jours.*

28. — D... Panaris de l'index gauche par piqûre septique, remontant à un mois. Incision insuffisante. Plaie sphacélée. Articulation phalango-phalanginienne ouverte. Lymphangite du membre supérieur et ganglions axillaires. Gaine du fléchisseur envahie. Désarticulation métacarpo-phalangienne le 1er mars. Pas de suture. Pansements au sérum de cheval chauffé. — *Guérison en 25 jours.*

29. — R... Opéré pour écrasement du médius droit par chaîne de monte-charges le 2 mars 1907. Vu le 25 mars. Suppuration. Sphacèle et élimination du tendon fléchisseur. Désarticulation de la phalangine. Pansements au sérum de cheval chauffé. — *Guérison avec raideur de l'annulaire en 10 jours.*

30. — C... Le 16 mars, écrasement de la phalangine de l'index gauche, suivi de désarticulation phalango-phalanginienne. Examiné le 21 avril, suppuration, mauvais état des tissus. Dénudation de la phalange. Incision. Pansements au sérum de cheval chauffé. — *Guérison avec conservation de la phalange en 35 jours.*

31. — K... Écrasement de la phalangette de l'annulaire et de la tête de la phalangine. Une amputation a été faite. Suppuration consécutive. Examiné le 25 mai, plaie atone. Trajet fistuleux conduisant sur un séquestre. Lymphangite. Ablation du séquestre. Pansements au sérum de cheval chauffé. — *Guérison en 15 jours.*

32. — L... Écrasement de l'index gauche. Désarticulation à l'hôpital Saint-Louis. Examiné le 27 juin. Trajet fistuleux du moignon. Dénudation de la tête du deuxième métacarpien. Incision. Grattage. Pansements au sérum de cheval chauffé. — *Guérison en 23 jours.*

33. — P... Piqûre septique de la face palmaire du pouce gauche. Panaris profond. Phlegmon de la main et de l'avant-bras. Température 40°. État général très mauvais. Opéré le 13 août. Incisions au pouce, à la paume de la main, à l'avant-bras. Tissus sphacéliques, sérosité sanieuse sans pus. Délire. Ictère grave avec albuminurie. Pansements au sérum de cheval chauffé le 15 août, le 18 la suppuration s'établit abondante. Amélioration de l'état général. Disparition de l'ictère et de l'albuminurie. — *Guérison avec raideur persistante des doigts en 43 jours.*

34. — T... Panaris osseux du pouce droit après piqûre par un morceau de fer. Examiné neuf jours après. Incision. Les tendons fléchisseurs sont en voie d'exfoliation. Pansements au sérum de cheval chauffé. — *Guérison avec raideur du pouce en 25 jours.*

35. — T... Piqûre septique du médius gauche. Panaris. Suppuration de l'articulation phalangino-phalangettienne. Vu un mois après l'accident. Désarticulation de la phalangette. Pansements au sérum de cheval chauffé. — *Guérison en 22 jours.*

36. — G... Panaris profond du médius droit, incisé en deux endroits, à la suite d'une piqûre datant du 18 avril. Examiné le 4 mai, phalangine dénudée, tendon fléchisseur exfolié. Désarticulation phalango-phalanginienne. Tissu défectueux. Pas de suture. Pansements au sérum de cheval chauffé. — *Guérison en 34 jours.*

37. — B... Panaris de la gaine du fléchisseur du pouce droit, datant de huit jours. Incision large. Drainage. Pansements au sérum de cheval chauffé. — *Guérison en 20 jours.*

38. — M. C .. Panaris de l'auriculaire droit intéressant la gaine du fléchisseur. Abcès superficiel en bouton de chemise. Incision. Pansements au sérum de cheval chauffé. — *Guérison sans raideur en 17 jours.*

39. — R... Panaris de la phalangette de l'index droit datant de huit jours. Nécrose de la phalangette, suppuration de l'articulation. Dénudation de la tête de la phalangine. Amputation dans la continuité de la phalangine. Pansements au sérum de cheval chauffé. — *Guérison en 18 jours.*

40. — D... Panaris de la gaine des fléchisseurs du médius droit, consécutif à une piqûre qui remonte à cinq jours. Incision profonde. Drainage. Pansements au sérum de cheval chauffé. — *Guérison avec flexion incomplète en 28 jours.*

41. — Z... A la suite d'un écrasement de l'index et du médius, a subi à Tenon la désarticulation des deux doigts. Le moignon de l'index présente un trajet fistuleux et suppure. Incision. Je trouve dans la profondeur un fragment d'aiguille de Reverdin. Pansements au sérum de cheval chauffé. — *Guérison en 11 jours.*

42. — C... Panaris profond du médius avec phlegmon de la main droite, datant de douze jours. Exfoliation des fléchisseurs du médius. Phalange dénudée. Désarticulation du médius le 10 novembre. Contre-incision palmaire. Drainage. Pansements au sérum de cheval chauffé. — *Guérison en 14 jours.*

43. — **M...** Sphacèle de l'auriculaire gauche consécutif à un écrasement. Désarticulation du doigt le 19 janvier. Lambeau douteux. Un seul point de suture. Pansements au sérum de cheval chauffé. — *Guérison en 9 jours.*

44. — **H...** Le 18 janvier, piqûre de l'index droit. Panaris de la gaine des fléchisseurs. Phlegmon de la main. Le 24 janvier, incision sur l'index. Contre-incision palmaire. Les tendons fléchisseurs sont détruits. Drainage. Pansements au sérum de cheval chauffé. — *Guérison avec perte de la flexion de l'index en 28 jours.*

45. — **M...** Panaris de l'annulaire gauche datant de quinze jours. Phalangette nécrosée. Articulation phalanginienne suppurée. Désarticulation de la phalangette sans suture. Pansements au sérum de cheval chauffé. — *Guérison en 18 jours.*

46. — **S...** Panaris profond de l'index gauche et phlegmon de la main, consécutifs à une piqûre. Incision sur le doigt. Contre-incision palmaire. Tendon fléchisseur exfolié. Drainage. Pansements au sérum de cheval chauffé. — *Guérison avec perte de la flexion de l'index en 32 jours.*

47. — **D...** Piqûre à la phalangine de l'index droit. Panaris. Incisé quatre jours après. Pansements au sérum de cheval chauffé. — *Guérison en 13 jours.*

48. — **C...** Piqûre sous l'ongle par un fragment de verre de bouteille qui reste dans la plaie. Suppuration. Panaris sous-unguéal. Ablation de l'ongle. Pansements au sérum de cheval chauffé. — *Guérison en 10 jours.*

49. — **A...** Panaris de l'index gauche consécutif à une piqûre par une écharde. Incision et pansement au sérum de cheval chauffé le 22 janvier 1914. La plaie bourgeonne rapidement, mais il reste un minuscule trajet. Même pansement les jours suivants. Élimination d'une minime fibre de bois, implantée dans le tendon extenseur. — *Guérison en 11 jours.*

50. — **D...** Panaris sous-cutané de l'index gauche près du bord externe de l'ongle et de la matrice unguéale. Incision le 31 janvier 1914. Drainage avec une mèche imbibée de sérum de cheval chauffé. Pansement humide au sérum. — *Guérison en 7 jours.*

	Cas.	Durée.	Guérisons.
Totaux	50	2 à 45 jours.	50

CHAPITRE XLV

SUTURES TENDINEUSES

1. — **T...** Le 1er décembre 1905, plaie par instrument tranchant à l'extrémité inférieure de l'avant-bras droit. Section des tendons du grand et du petit palmaire et du fléchisseur du pouce. Sutures tendineuses le 2 décembre. Le bout central des tendons est fortement rétracté. La plaie étant suspecte d'infection, on draine et on fait des pansements au sérum de cheval chauffé. Cicatrisation par bourgeonnement. Conservation des mouvements. — *Guérison en 70 jours.*

2. — **C...**, opéré le 28 janvier 1906. Suture tendineuse pour section du tendon du long abducteur du pouce gauche datant de huit jours. La plaie, infectée, suppure. Drainage sans suture. Pansements au sérum de cheval chauffé. Bon résultat fonctionnel. — *Guérison en 32 jours.*

3. — **L...** Le 24 mars 1906, suture pour section du long extenseur du pouce datant du 2 mars. La plaie cutanée était cicatrisée. Pansements au sérum de cheval chauffé. Réunion par première intention. Très bon résultat fonctionnel. — *Guérison en 8 jours.*

4. — **V...** Le 24 juin 1906, suture pour section du tendon long extenseur du pouce droit avec ouverture de l'articulation métacarpo-phalangienne datant du 15 juin. Pansements au sérum de cheval chauffé. Réunion par première intention. Résultat fonctionnel excellent. — *Guérison en 8 jours.*

5. — **G...** Le 5 juillet 1906, plaie par instrument tranchant de la face dorsale de l'articulation métacarpo-phalangienne de l'index droit. Section tendineuse. Suture. Plaie septique. Pansements au sérum de cheval chauffé. Légère limitation de l'extension. — *Guérison en 30 jours.*

6. — **O...** Section de l'extenseur commun des doigts et de l'extenseur propre de l'index par un fragment d'assiette. Ouverture de l'articulation. Suture tendineuse. Pansements au sérum de cheval chauffé. Réunion par première intention. Résultat fonctionnel excellent. — *Guérison en 12 jours.*

7. — **H...** Plaie de la main gauche par instrument tranchant, section de

l'extenseur propre de l'index le 19 juin 1908. Suture et pansements au sérum de cheval chauffé. Très bon résultat fonctionnel. — *Guérison en 40 jours.*

8. — P... Plaie par instrument tranchant du bord cubital de l'avant-bras droit. Section d'une partie du fléchisseur superficiel et du cubital antérieur. Suture le 28 mai 1908. Pansements au sérum de cheval chauffé. Réunion par première intention. Résultat fonctionnel parfait. — *Guérison en 10 jours.*

9. — C... Accident du 1er juin 1908. La main est atteinte au bord cubital par une machine à fraiser. Les téguments de la face dorsale sont arrachés. Fracture par écrasement des quatrième et cinquième métacarpiens. Le 2 juin, désarticulation des deux derniers doigts, de leurs métacarpiens et de l'os crochu. Suture du tendon extenseur du médius. Anastomose des tendons extenseurs des quatrième et cinquième doigts avec celui du médius. Suture, avec lambeau palmaire. Pansements au sérum de cheval chauffé. — *Guérison en 33 jours.*

10. — S... Suture du tendon du long extenseur du pouce, sectionné par un instrument qui a ouvert l'articulation métacarpo-phalangienne. Opération le 2 juillet, deux jours après l'accident. Pansements au sérum de cheval chauffé. Résultat fonctionnel parfait. — *Guérison en 39 jours.*

11. — Y..., opéré le 23 novembre 1908 pour une section ancienne des fléchisseurs de l'index et du médius avec plaie suppurante. Suture des deux tendons, après incisions latérales, pour récupérer la longueur. Drainage. Pansements au sérum de cheval chauffé. La flexion des deux doigts est presque complètement récupérée. — *Guérison en 44 jours.*

12. — R..., opéré le 25 février 1909 pour un accident du 16. Suture du fléchisseur de l'index avec forte rétraction du bout central. Plaie infectée. Élimination des catguts. Échec de la suture. Nouvelle intervention le 17 avril. Incisions latérales sur les tendons pour récupérer leur longueur. Suture. Pansements au sérum de cheval chauffé. Les mouvements de flexion se font presque complètement. — *Guérison en 38 jours.*

13. — P... Plaie du médius avec section des deux fléchisseurs le 22 avril. Opéré le 26. Plaie infectée. Suture. Pansements au sérum de cheval chauffé. Élimination d'un petit fragment latéral du fléchisseur profond. Résultat fonctionnel satisfaisant. — *Guérison en 29 jours.*

14. — B... Section des tendons fléchisseurs superficiels du médius et de l'annulaire par une vitre le 10 juin 1909. Opéré le 11. Débridement palmaire pour retrouver les bouts très rétractés. Sutures tendineuses. Pansements au sérum de cheval chauffé. Réunion par première intention. Flexion parfaite, extension incomplète. — *Guérison en 31 jours.*

15. — W... Suture du tendon du long extenseur du pouce, sectionné le 4 décembre 1909. Pansements au sérum de cheval chauffé. Réunion par première intention. Résultat fonctionnel parfait. — *Guérison en 8 jours.*

16. — **De L..., quarante ans.** En décembre 1913, section complète du tendon de l'extenseur propre du pouce droit au niveau de l'articulation métacarpo-phalangienne, par un éclat de silex qui n'avait fait qu'une plaie cutanée de 3 mm. Forte rétraction du bout central. Suture du tendon, pansement au sérum de cheval chauffé. Réunion par première intention. Mobilisation le onzième jour. Massages. Mouvements intégraux. — *Guérison en 14 jours.*

	Cas.	Durée.	Guérisons.
Totaux	16	8 à 70 jours.	16

CHAPITRE XLVI

CORPS ÉTRANGERS

1. — R..., forgeron. Reçoit le 11 septembre 1906 un coup de marteau sur le poignet droit. Tuméfaction, ecchymoses; deux petites plaies contuses qui semblent superficielles. Vive douleur vers l'apophyse styloïde du radius. Le 6 octobre une radiographie décèle la présence d'un corps étranger de 10 mm. de diamètre sur 1 mm. d'épaisseur. Ablation du corps étranger constitué par une plaque métallique. Pansement au sérum de cheval chauffé. — *Guérison en 8 jours.*

2. — J... Le 20 octobre 1906, extraction d'une aiguille qui, entrée à l'éminence thénar, s'était arrêtée profondément à la base du premier espace interosseux. Incision de 1 cm. fermée par un point de suture. Pansement humide au sérum de cheval chauffé, sans taffetas. — *Guérison en 8 jours.*

3. — L... Le 6 octobre 1906, extraction d'un morceau d'épingle d'acier, de 1/2 cm., qui avait pénétré dans l'éminence thénar six jours avant. Il y a deux jours, une recherche d'une heure, dans un hôpital, est restée sans résultat. Incision très enflammée. Je trouve le corps étranger caché dans les fibres du court abducteur du pouce. Pas de sutures. Pansements au sérum de cheval chauffé. — *Guérison en 25 jours.*

4. — M..., forgeron. 21 juillet 1909, plaie de l'avant-bras droit, face antérieure : hémorragie en nappe. Pansement compressif. Une demi-heure après, l'hémorragie reprend. J'explore la plaie après anesthésie générale. Extraction d'une plaque d'acier mince, des dimensions d'une pièce de 2 fr. Ligature des deux bouts de l'artère et des veines radiales sectionnées par le corps étranger; suture du long supinateur et des radiaux entamés. Pansement au sérum de cheval chauffé. — *Guérison en 14 jours.*

5. — R..., verrier. S'est blessé à la paume de la main gauche avec une bouteille. Il a, le 9 juillet 1909, la main en griffe et présente une cicatrice palmaire atrocement douloureuse depuis trois mois. En tentant d'enlever la cicatrice, j'y trouve et enlève une petite pyramide de verre à trois pans coupants et à angles acérés, fixée dans l'aponévrose palmaire. Pansements au sérum de cheval chauffé. — *Guérison en 14 jours.*

6. — **Mme D..., trente ans** (novembre 1912). Morceau de crochet d'acier

de 3 cm., cassé dans l'éminence thénar gauche. Recherche et extraction par une petite incision. Pansement au sérum de cheval chauffé. — *Guérison en 6 jours.*

7. — **F**... Le 27 novembre 1913, fragment d'aiguille dans l'éminence hypothénar gauche. Extirpation. Pansement au sérum de cheval chauffé sans taffetas, — *Guérison en 7 jours.*

8. — **M...**, **vingt ans.** En mars 1911, grosse écharde de bois dans le pouce droit. Le corps étranger est long de 2 cm. 1/2 et profondément situé, traversant obliquement sous le tendon extenseur près de l'articulation métacarpo-phalangienne. Incision et extirpation. Lavage du trajet au sérum de cheval chauffé. Pansement humide au sérum. — *Guérison en 9 jours.*

9. — **S**... Reçoit accidentellement une balle de pistolet Flobert, ronde, à la face palmaire de la première phalange du pouce gauche. Extraction difficile, trois semaines après. La balle s'était creusé dans la phalange une loge où elle rentrait exactement, sans laisser de prise pour l'extraction. Pansements au sérum de cheval chauffé. — *Guérison en 12 jours.*

10. — **G**..., **dix-huit ans.** Extraction d'un morceau de verre de l'éminence thénar; blessure faite avec un flacon de lait; plaie enflammée et suppurante. Pansements au sérum de cheval chauffé. — *Guérison en 17 jours.*

11. — **L**... Recherche et extraction, en février 1911, d'une aiguille située profondément sur la face interne du fémur gauche. Incision de 1 cm. Pansement au sérum de cheval chauffé, sans suture. — *Guérison en 8 jours.*

12. — **H**..., **trente-deux ans.** Le 20 octobre 1905, ablation d'une agrafe d'acier, enfoncée dans la face antéro-interne du tibia, pour fracture, en mars et qui détermine des douleurs, en menaçant la peau enflammée. Pansement au sérum de cheval chauffé, réunion par première intention. — *Guérison en 8 jours.*

13. — **S**... (juin 1905). Il avait eu une fracture de la clavicule, suturée quelques mois auparavant. Nous le voyons avec un abcès insuffisamment ouvert, au niveau du foyer de fracture. L'exploration, permet d'enlever le fil d'argent. Pansements au sérum de cheval chauffé. — *Guérison en 12 jours.*

14. — **L**... Fracture ouverte de la jambe gauche, traitée par la suture en 1907, présente en 1909 de la douleur et une petite collection purulente. Incision. Extirpation du fil d'argent. Pansements au sérum de cheval chauffé. — *Guérison en 14 jours.*

15. — **S**... Le 20 octobre 1913, ablation d'un fil d'argent, pour suture de l'olécrâne, placé au mois de juin et qui depuis quinze jours détermine de vives douleurs. Pansement au sérum de cheval chauffé. — *Guérison en 7 jours.*

16. — **N...**, sept ans. Recherche et extraction en juin 1911, d'une aiguille de seringue de Pravaz cassée à la face postérieure de la cuisse droite et arrêtée profondément près de l'os. Incision minime, pas de suture. Pansement au sérum de cheval chauffé. — *Guérison en 8 jours.*

17. — **Z...**, désarticulation de l'index à l'hôpital Tenon en août 1900. Il reste un trajet fistuleux et douloureux, rebelle. Le 14 septembre, bien qu'il n'y ait pas de point osseux dénudé, je fais un débridement, et extrais du moignon, l'extrémité d'une aiguille de Reverdin brisée, formant corps étranger. Pansement au sérum de cheval chauffé. — *Guérison en 10 jours.*

18. — **L...** Extraction le 14 juin 1909 d'un fragment d'aiguille formant corps étranger dans la paume de la main droite et profondément situé. Recherche laborieuse. Pansement au sérum de cheval chauffé. — *Guérison en 6 jours.*

19. — **L...** Recherche difficile et extraction d'un fragment d'aiguille situé à la paume de la main, dans le deuxième espace interosseux, le 26 juin 1909. Lavage et pansement au sérum de cheval chauffé. — *Guérison en 7 jours.*

	Cas.	Durée.	Guérisons.
Totaux	19	6 à 25 jours.	19

CHAPITRE XLVII

OS ET ARTICULATIONS

A. — FRACTURES DE LA CLAVICULE

1. — **L...** Fracture comminutive à trois fragments de la clavicule droite. L'un des fragments menace la peau. Suture de la clavicule le 22 janvier 1906. La plaie est irriguée de sérum de cheval chauffé. Pas de drainage. Immobilisation avec un appareil de Le Dentu. — *Guérison en 37 jours.*

2. — **S...** Fracture de la clavicule le 10 juin 1908. Le fragment interne menace de perforer les téguments; rougeur. Incision et suture de la clavicule. Lavage de la plaie avec du sérum de cheval chauffé. Suture des téguments. Les deux chefs du fil d'argent sont conservés longs, pour sortir de la plaie. Immobilisation dans un appareil de Le Dentu. Ablation du fil d'argent le vingt-quatrième jour. — *Guérison en 35 jours.*

	Cas.	Durée.	Guérisons.
Totaux	2	35 à 37 jours.	2

B. — FRACTURES DE L'OLÉCRANE

1. — **S...**, trente-deux ans. Chute sur le coude le 16 août 1913. Fracture de l'olécrâne droit, à peu près transversale. Gonflement, épanchement sanguin articulaire; plaie contuse de la face postérieure du coude. Opération le 18. Nettoyage de l'articulation qui contient un caillot formant le moule exact de la jointure. Lavage de l'articulation au sérum de cheval chauffé. Suture de l'olécrâne, pansement au sérum. Immobilisation en extension. Réunion par première intention. Cicatrisation de la plaie contuse le dixième jour. Mobilisation et massages commencés le quinzième jour. Arthrite du coude avec douleur et roideur, sans fièvre. Massages et air chaud, après ablation du fil d'argent. Retour intégral des mouvements en novembre 1913. — *Guérison en 90 jours.*

2. — **Ch...** Chute sur le coude droit, fracture de l'olécrâne à sa base. Le 12 mai 1910, suture de l'olécrâne. L'articulation est lavée au sérum de cheval chauffé. Pansement au sérum. Réunion par première intention. Le membre immobilisé en extension pendant douze jours est mobilisé et massé à partir du quatorzième jour. Intégrité des mouvements. — *Guérison en 30 jours.*

3. — **L...**, quarante ans. Chute sur le coude gauche en mai 1908. Fracture de l'olécrâne avec plaie infectée de la face postérieure du coude. Lavages de la plaie à l'eau bouillie salée, pansements au sérum de cheval chauffé : membre immobilisé en extension. Cicatrisation le douzième jour. Le quatorzième jour, opération, suture de l'olécrâne au fil d'argent. Ablation du fil d'argent au bout de dix-huit jours. La mobilisation a été commencée quinze jours après l'opération. Massages. Conservation de tous les mouvements sauf l'extension un peu limitée. — *Guérison en 38 jours.*

	Cas.	Durée.	Guérisons.
Totaux.	3	30 à 90 jours.	3

C. — FRACTURES DE LA ROTULE

1. — **H...** Au premier pas, après guérison d'une plaie contuse de la jambe droite, tombe à la fin de juillet 1907 sur le genou droit; fracture de la rotule. Opération le 1er août. Évacuation d'une hémarthrose, lavage de l'articulation au sérum de cheval chauffé. Cerclage de la rotule : le nombre des fragments et le petit volume de deux d'entre eux, écartent l'idée d'une suture. Pansements au sérum de cheval chauffé. Le 28 août la flexion à angle droit est facile. Le 19 septembre le malade marche. En octobre tous les mouvements sont possibles. — *Guérison en 49 jours.*

2. — **B...** Se fracture la rotule le 26 juin 1907. Le 29 octobre, troubles considérables de la marche, flexion très limitée, extension impossible. Il y a trois fragments dont deux petits inférieurs. Cerclage de la rotule le 7 novembre 1907. Lavage de l'articulation et pansement au sérum de cheval chauffé. Mobilisation le 21 novembre. Le malade revu en janvier 1908 marche bien. — *Guérison en 14 jours.*

3. — **B...** Chute suivie de fracture de la rotule à deux fragments le 10 avril. Évacuation d'une grosse hémarthrose. Lavage de l'articulation au sérum de cheval chauffé. Suture de la rotule. Mobilisation précoce. Excellent résultat fonctionnel. — *Guérison en 48 jours.*

4. — **M...** Coup de pied de cheval fracturant la rotule droite le 23 juin 1909. Je le vois le 17 juillet 1909. Écartement énorme. Lavage de

l'articulation au sérum de cheval chauffé. Suture de la rotule. Les massages sont commencés le huitième jour. Extension complète; flexion à l'angle droit. — *Guérison en 43 jours.*

	Cas.	Durée.	Guérisons.
Totaux	4	14 à 49 jours.	4

D. — FRACTURES DE JAMBE

1. — **K...** Le 7 janvier 1910, fracture du tibia datant de trois mois, non consolidée. Opération le 8. Interposition musculaire : trait de fracture très oblique. Adaptation des surfaces fracturées; suture osseuse au fil d'argent. Appareil plâtré. Ablation du fil d'argent dont les extrémités ont été gardées hors la plaie. Résultat parfait. — *Guérison en 60 jours.*

2. — **M..., vingt-cinq ans.** Fracture compliquée du tibia droit au tiers moyen. Opération le 9 novembre 1905. La fracture est comminutive. Ablation d'un fragment triangulaire de la face externe du tibia, sans connexion avec les parties molles, et pénétrant dans le canal médullaire. Deux longues fissures verticales sur la face postérieure du tibia. Fracture du péroné à sa partie moyenne. Lavage au sérum de cheval chauffé. Suture du tibia au fil d'argent. Injection préventive de sérum antitétanique. Drainage. Appareil plâtré. Pansements au sérum de cheval chauffé. Ablation du fil d'argent vingt jours après. — *Guérison en 48 jours.*

3. — **De L..., vingt-cinq ans.** Fracture non consolidée du tibia droit, au bout de cinq mois. Interposition musculo-périostée. Opération en février 1907. Adaptation des fragments tibiaux pour empêcher le glissement. Suture perdue au fil d'argent. — *Guérison en 35 jours.*

4. — **L..., vingt-sept ans.** Fracture oblique du tibia à la partie moyenne en 1909. Pas de consolidation au bout de trois mois. Interposition musculo-périostée. Adaptation des fragments, suture osseuse au fil d'argent. Les chefs du fil sortent de la plaie suturée, en vue d'une ablation ultérieure. La plaie est arrosée de sérum de cheval chauffé. Appareil plâtré. Au bout d'un mois, ablation du fil d'argent. Actuellement la marche est tout à fait normale. — *Guérison en 48 jours.*

	Cas.	Durée.	Guérisons.
Totaux	4	35 à 60 jours.	4

E. — OSTÉOMYÉLITES

1. — **L..., vingt-trois ans.** Ostéomyélite de l'extrémité inférieure de l'humérus dont le début remonte à un an. Opération le 8 mai 1909 avec le Dr Quellien. Trépanation de l'humérus dans son tiers inférieur, rempli de pus : séquestre en grelot. Tamponnement avec des mèches imbibées de sérum de cheval chauffé. Drainage. Bourgeonnement actif; le drain est supprimé le quinzième jour. Intégrité des mouvements du coude. — *Guérison en 2 mois.*

2. — **M..., douze ans.** Opéré le 18 juillet 1913 pour ostéomyélite à forme typhique de la moitié supérieure du tibia droit. Collection purulente de la partie supérieure du canal médullaire et du tissu spongieux de l'épiphyse, jusqu'au cartilage diarthrodial. Tamponnement avec des mèches imbibées de sérum de cheval chauffé, après application de sérum sec. Drainage. Menace de formation d'un foyer, à la partie supérieure du fémur droit. Le 15 août, le malade en très bon état et suppurant à peine, est envoyé au bord de la mer. Rentré le 22 octobre, ablation de séquestres étendus et lamellaires. Pansements au sérum de cheval chauffé. — *Guérison en 5 mois.* Élimination ultérieure de petits séquestres parcellaires.

3. — **T..., onze ans.** Ostéomyélite grave des deux tibias et du péroné gauche en avril 1913. Évidement des deux tibias et du péroné (parties moyennes et inférieures). Les plaies sont saupoudrées de sérum sec et tamponnées de mèches imbibées de sérum de cheval chauffé. Amélioration rapide, malgré un foyer de broncho-pneumonie. Nouvelle intervention, fin juillet, pour enlever un séquestre du tibia gauche; les deux plaies de la jambe droite sont entièrement cicatrisées. Pansements au sérum de cheval chauffé. Drainage. — *Guérison en 8 mois.*

4. — **L..., dix-sept ans.** Opéré le 20 juillet 1906 pour une ostéomyélite du tiers inférieur du tibia gauche. Suppuration abondante. Évidement de l'os. La plaie est saupoudrée de sérum et tamponnée avec des mèches au sérum de cheval chauffé. Drainage. Même pansement les jours suivants. Bourgeonnement rapide de la plaie. Pas d'élimination de séquestre. — *Guérison en 40 jours.*

5. — **G..., trente-cinq ans,** suppuration avec ostéite de la partie supérieure du fémur droit et trois trajets fistuleux. Ni tuberculose, ni syphilis. Il a déjà subi plusieurs interventions. Évidement et grattage de l'os; ouverture des trajets fistuleux en juin 1911. Pansements au sérum de cheval chauffé. Drainage. La plaie bourgeonne, mais n'arrive pas à se combler : la partie supérieure du fémur est creusée d'une excavation profonde, sans qu'il y ait d'os dénudé. A la fin de 1911, élimination de plusieurs petites esquilles. En mars 1912, le bourgeonnement semble s'arrêter et le fond de l'excavation n'arrive pas à s'épidermiser. Après avoir gratté

les bourgeons charnus, j'abats à travers une incision antérieure des téguments, tout un fragment de fémur limitant l'excavation en avant et je m'en sers pour combler par glissement la cavité osseuse. — *Guérison en 1 an.*

6. — M... A la suite d'une fièvre typhoïde grave, présente deux foyers d'ostéomyélite typhique à la partie supérieure du tibia gauche et à la partie moyenne du tibia droit. Incision, grattage et évidement des os. Pansements avec du sérum de cheval chauffé. Élimination de petits séquestres parcellaires. — *Guérison en 2 mois.*

	Cas.	Guérisons.
Ostéomyélite.	6	6

F. — OSTÉITES NON BACILLAIRES

1. — Ch..., dix-sept ans. En mai 1911, écrasement de la phalangette de l'index gauche, par une porte fermée à la volée. Plaies contuses, crépitation osseuse et grincements articulaires. Pansements au sérum de cheval chauffé; petite attelle palmaire. Le quatrième jour, après semblables pansements quotidiens, le gonflement a disparu. Au bout de huit jours toutes les plaies sont cicatrisées. Revu en décembre 1913, sans déformation; intégrité fonctionnelle. — *Guérison en 8 jours.*

2. — G..., vingt-huit ans. Le 7 octobre 1906, fracture compliquée de la jambe droite à l'union des tiers moyen et inférieur. Le fragment inférieur a perforé la peau. Ouverture du foyer, lavage à l'eau bouillie salée, ablation d'une petite esquille libre dans les parties molles, réduction de la fracture. La plaie et l'os sont saupoudrés de sérum sec. Pansement au sérum de cheval chauffé. Appareil plâtré. — *Guérison en 47 jours.*

3. — G... Au mois de décembre 1909, reçoit sur la jambe droite un corps pesant qui produit une plaie contuse « dénudant l'os ». Le 23 mars 1910, je trouve un trajet fistuleux conduisant sur l'os et le pénétrant. Incision, trépanation de l'os. Véritable abcès, bien circonscrit, du volume d'une noix. La plaie est saupoudrée de sérum sec et pansée au sérum de cheval chauffé. — *Guérison en 2 mois.*

4. — C... Plaie de la jambe gauche au niveau de la crête du tibia, datant du 2 septembre 1909. Le 9 octobre, les tissus violacés, et tuméfiés recouvrent une collection purulente, à la place où était la plaie. Incision, évacuation du pus. L'os est dénudé; grattage enlevant une assez grande épaisseur du tissu compact. La plaie est saupoudrée de sérum sec et pansée au sérum de cheval chauffé. *Guérison en 30 jours.*

5. — **L...** Écrasement de la main gauche le 9 octobre 1907. Désarticulation de l'index. Plaies contuses du médius et fracture ouverte de la première phalange de l'annulaire. Lavage à l'eau bouillie salée. Les plaies sont saupoudrées de sérum sec et pansées au sérum de cheval chauffé. Immobilisation sur une planchette. — *Guérison en 30 jours.*

6. — **Mme G...** Le 9 décembre 1908, ostéite du maxillaire supérieur au niveau du rebord alvéolaire. L'os est dénudé dans une étendue répondant à une alvéole inhabitée et très augmentée de profondeur. Ablation de l'os dénudé. Pansement avec du sérum sec et des mèches imbibées de sérum de cheval chauffé. — *Guérison en 9 jours.*

7. — **D...** Ostéite du maxillaire inférieur avec séquestre. Incision le 7 août 1907. Libération et extirpation d'un séquestre lamellaire très découpé et mesurant 1 cm. 1/2 de haut sur 5 cm. de long. La plaie est saupoudrée de sérum sec. Tamponnement avec de la gaze imbibée de sérum de cheval chauffé. — *Guérison en 34 jours.*

8. — **H...** A la suite d'une chute, le 18 mai 1907, le 1er juin trajet fistuleux de 10 à 12 cm. conduisant sur le tibia dénudé. Opération le 2 juin. Incision et grattage du trajet. Grattage du tibia atteint d'ostéite. Pansement à plat avec du sérum sec et des compresses imbibées de sérum de cheval chauffé. — *Guérison en 34 jours.*

9. — **R...** A la suite d'un traumatisme du pied, par une pièce de fonte, présente le 14 octobre 1906 un trajet fistuleux, conduisant sur le premier métatarsien dénudé. Incision, grattage. Pansements au sérum de cheval chauffé. — *Guérison en 25 jours.*

10. — **C...** Plaie contuse sur la crête du tibia gauche. Le stylet arrive sur l'os dénudé. Débridement, grattage du tibia. Pansements au sérum de cheval chauffé. — *Guérison en 40 jours.*

11. — **G...** A la suite d'un traumatisme sur l'extrémité inférieure de la jambe droite, plaie suppurante qui date de quatre mois. Le stylet arrive sur l'os dénudé. Intervention le 23 mars 1910. Trépanation spontanée du tibia, par où s'écoule du pus. Évidement et grattage descendant jusqu'à la malléole interne. Pansements au sérum de cheval chauffé. — *Guérison en 37 jours.*

12. — **T...** Après contusion du coude le 8 septembre 1906, phlegmon ouvert et drainé. Le 18 février 1907, toute la région est tuméfiée. Deux trajets fistuleux vident mal la collection purulente. Le stylet arrive sur l'olécrâne dénudé. Incision, grattage de l'olécrâne. Pansements au sérum de cheval chauffé. Un peu de raideur du coude. — *Guérison en 34 jours.*

13. — **B...** Le 25 avril 1907, à la suite d'une chute sur le coude survenue quinze jours avant, trajet fistuleux conduisant sur l'olécrâne dénudé. Incision, grattage de l'olécrâne. Ablation d'esquilles d'une fracture parcel-

laire. Pansements au sérum de cheval chauffé. Le 8 juin, élimination d'une petite esquille. Très légère raideur du coude. — *Guérison en 102 jours.*

14. — **L...** Consécutivement à un écrasement de l'index gauche qui a nécessité la désarticulation il y a deux mois et demi, le 19 avril 1907, trajet fistuleux du moignon conduisant sur un point dénudé de la tête du deuxième métacarpien. Grattage le 27 avril; du sérum sec remplit la plaie. Pansements au sérum de cheval chauffé. — *Guérison en 23 jours.*

15. — **B. R...**, opéré le 31 janvier 1906 pour hygroma suppuré de la bourse séreuse rétro-olécrânienne droite survenu à la suite d'une chute sur le coude. Après évacuation du pus, on trouve l'olécrâne dénudé. Grattage de l'os. Pansements au sérum de cheval chauffé. — *Guérison en 38 jours.*

	Cas.	Durée.	Guérisons.
Totaux	15	8 à 102 jours.	15

G. — ARTICULATIONS

1. — **H...** Entorse du genou droit le 8 avril 1905, sans plaie. Arthrite suppurée consécutive. Opéré le 7 décembre 1905, arthrotomie du genou; évacuation d'une grande quantité de pus. Les culs-de-sac synoviaux, surtout le sous-tricipital sont très enflammés. Drainage après irrigation de l'articulalion avec du sérum de cheval chauffé. Tous les jours, puis tous les deux jours, lavage de la jointure au sérum. Récupération de tous les mouvements. — *Guérison.*

2. — **L...** Tombe sur des bouteilles et se blesse au coude gauche le 12 août 1909. Je le vois le 19 : plaie anfractueuse enflammée de la face postéro-externe du coude; rougeur et gonflement : écoulement de pus. Débridement de la plaie. On voit au fond l'articulation radio-humérale ouverte et il s'écoule de la synovie. Pansements à plat avec des mèches imbibées de sérum de cheval chauffé. Immobilisation pendant six jours. *Pas de raideur articulaire. Guérison complète sans arthrite le 20 septembre.*

3. — **R...** Entre à l'hôpital le 1er février 1910, portant deux fragments d'aiguille dans le genou droit, avec hydarthrose consécutive. Arthrotomie; extirpation d'un fragment implanté dans le tendon rotulien et d'un second fixé entre les ligaments croisés. Drainage. Lavages au sérum de cheval chauffé. — *Guérison le 28 février avec intégrité des mouvements à peu près complète.*

	Cas.	Guérisons.
Totaux	3	3

CHAPITRE XLVIII

COU ET THORAX

A. — TUMEURS

1. — **H**... Sarcome ganglionnaire du côté gauche du cou. Extirpation. Hémorragie en nappe. Sérum de cheval chauffé. — *Guérison.*

2. — **D**... Sarcome ganglionnaire cervical droit. Ablation. Hémorragie en nappe. Sérum de cheval chauffé. — *Guérison.*

3. — **M**... Énorme sarcome ganglionnaire cervical droit. Extirpation. Sérum de cheval chauffé. — *Guérison.* (Décès seize mois plus tard d'une affection pulmonaire.)

4. — **F**... Adéno-sarcome du cou. Extirpation. Sérum de cheval chauffé. — *Guérison.*

5. — **R**... Lipome de la nuque. Extirpation. Sérum de cheval chauffé. — *Guérison.*

6. — **L**... Lipome de la nuque, volumineux, non pédiculé. Hémorragie en nappe. Sérum de cheval chauffé. — *Guérison.*

7. — **P**... Lipome de la nuque, très vasculaire, sans pédicule. Hémorragie. Sérum de cheval chauffé. — *Guérison.*

B. — GANGLIONS

1. — **B**... Ganglions tuberculeux carotidiens gauches. Une fistule. Extirpation. Sérum de cheval chauffé. — *Guérison en 9 jours.*

2. — **N**... Ganglions tuberculeux du cou (côté gauche) suppurés. Extirpation. Sérum de cheval chauffé. — *Guérison en 12 jours.*

3. — **D**... Adénites cervicales suppurées bacillaires fistuleuses du côté droit. Extirpation. Sérum de cheval chauffé. — *Guérison en 15 jours.*

4. — **L**... Ganglions tuberculeux fistuleux de la région carotidienne gauche. Extirpation. Sérum de cheval chauffé. — *Guérison en 9 jours.*

5. — **D**... Ganglions bacillaires fistuleux du côté droit du cou. Extirpation. Sérum de cheval chauffé. — *Guérison en 9 jours.*

6. — **S**... Ganglions tuberculeux et fistuleux, du côté droit du cou. Extirpation. Sérum de cheval chauffé. — *Guérison en 11 jours.*

7. — **A**... Ganglions tuberculeux suppurés et fistuleux du cou. Extirpation. Sérum de cheval chauffé. — *Guérison en 12 jours.*

8. — **G**... Ganglions tuberculeux du cou, masse volumineuse suppurée, fistuleuse. Extirpation. Sérum de cheval chauffé. — *Guérison en 10 jours.*

	Cas.	Guérisons.	Décès.
Totaux	15	15	0

C. — SEIN

	Cas.	Guérisons.	Récidives.
Gerçures	4	4	»
Abcès.	6	6	»
Cancer	16	16	7
Totaux	26	26	7

CHAPITRE XLVIX

CRANE ET FACE

1. — *Polype muqueux et déviation de la cloison.* — **M..., onze ans,** opérée en mars 1906 d'un polype muqueux de la fosse nasale gauche et d'une déviation de la cloison formant éperon. Ablation du polype, résection sous-muqueuse de l'éperon. Lavage et tamponnement avec des mèches imbibées de sérum de cheval chauffé et renouvelées au bout de quarante-huit heures. — *Guérison.*

2. — *Hypertrophie du cornet inférieur; résection d'un éperon.* — **M..., dix-sept ans,** opéré en avril 1911 d'un éperon de la cloison et d'une hypertrophie du cornet inférieur gauche. Lavages et insufflation de sérum sec. Pansement au sérum de cheval chauffé. — *Guérison.*

3. — *Polype muqueux des fosses nasales. Végétations adénoïdes.* — **Mme G.., trente ans,** opérée en juin 1912 pour des végétations adénoïdes énormes, de grosses amygdales et un polype de la fosse nasale droite. Insufflation de sérum sec, tamponnement à la gaze imbibée de sérum de cheval chauffé. — *Guérison en 8 jours.*

4. — *Hypertrophie de la queue du cornet droit.* — **G...,** opéré en 1908 : ablation de la queue du cornet inférieur. Arrêt de l'écoulement sanguin par insufflation de sérum sec. Tamponnement avec des mèches trempées dans le sérum de cheval chauffé. — *Guérison le 9e jour.*

5. — *Résection du cornet inférieur.* — **R...,** opéré en 1908 : résection du cornet inférieur gauche. L'hémorragie est arrêtée par insufflation de sérum sec. Tamponnement au sérum de cheval chauffé. *Guérison.*

6. — *Correction de l'aile du nez.* — **H..., trente-sept ans,** rétrécissement cicatriciel marqué de l'aile du nez, consécutif à une gomme ancienne. Correction du nez par une autoplastie, comme celle décrite pour l'atrésie des narines. Lavage au sérum de cheval chauffé. Tamponnement avec des mèches imbibées de ce même liquide. — *Guérison avec un résultat esthétique excellent.*

7. — *Polype muqueux des fosses nasales.* — **P..., quarante-sept ans,** opéré en 1906 d'un volumineux polype muqueux oblitérant complètement

la fosse nasale gauche. Insufflation de sérum sec et tamponnement avec des lanières stérilisées imbibées de sérum de cheval chauffé. — *Guérison en 10 jours.*

8. — *Polypes muqueux des fosses nasales.* — **A...**, onze ans, opérée en 1908. Ablation de végétations adénoïdes et de gros polypes muqueux des deux fosses nasales. Arrêt de l'hémorragie par insufflation de sérum de cheval desséché. Lavages au sérum de cheval chauffé. — *Guérison après 12 jours de pansements.*

9. — *Polype muqueux des fosses nasales.* — **V...**, opérée en 1904 d'un polype muqueux de la fosse nasale gauche. Hémorragie assez forte, arrêtée par insufflation de sérum sec. Tamponnement au sérum de cheval chauffé pendant quarante-huit heures. — *Guérison le 8e jour.*

10. — *Polype nasopharyngien.* — **L..., quatorze ans**, opérée en 1907 d'un polype nasopharyngien présentant un petit prolongement nasal. Extirpation par voie buccale. Insufflation de poudre de sérum de cheval. Tamponnement pendant quarante-huit heures avec des lanières de gaze stérilisée trempée dans du sérum de cheval chauffé. Pas d'hémorragie. Chaque jour on a versé dans les narines 5 cm³ de sérum de cheval chauffé. — *Guérison en 10 jours.*

11. — *Plaie de la face.* — **L...** Coup de pied de cheval le 21 février 1910, produisant deux plaies des paupières droites et une plaie de la région du sourcil, dénudant l'os; le tout est souillé de terre et de crottin. Injection préventive de sérum antitétanique. Lavages à l'eau bouillie salée. Les plaies sont saupoudrées de sérum sec et pansées avec des compresses imbibées de sérum de cheval chauffé, après quatre points de sutures sommaires, rapprochant à peu près les bords des plaies. — *Guérison avec cicatrices excellentes, à peu près invisibles trois mois après.*

12. — *Perforation de la lèvre inférieure.* — **A..., quatre ans.** Chute sur le sol en 1913; plaie contuse transversale et hachée de la lèvre inférieure, communiquant largement avec la bouche. Lavage au sérum de cheval. Réunion par première intention à l'extérieur, par seconde intention du côté buccal. — *Durée 12 jours.*

13. — *Fracture du nez.* — **Marie S..., vingt-sept ans.** Baissée pour ramasser une clef dans la cage d'un monte-charges, a la tête prise, entre le sol et l'appareil, le 11 février 1910. Fracture du nez, sans autres lésions. Réduction à l'aide d'une spatule; immobilisation avec un appareil de stent's. Lavage des fosses nasales à l'eau physiologique; insufflation de sérum de cheval desséché. Tamponnement des fosses nasales avec des mèches imbibées de sérum de cheval chauffé. Suppression des mèches, deux fois renouvelées, le sixième jour. Suppression de l'appareil le quinzième jour. — *Guérison sans déformation.*

14. — *Fracture du nez.* — **D. P..., soixante-huit ans.** Dans un accident d'automobile en 1913, est projetée la face contre le montant qui sépare les deux glaces de devant. Contusions multiples. Épistaxis abondante, fracture du nez avec déviation à droite. Lavage des fosses nasales à l'eau bouillie salée. Redressement à l'aide d'une spatule. Immobilisation avec un appareil de stent's. Insufflation de sérum de cheval sec et pulvérisé, dans les fosses nasales. Tamponnement peu serré, avec des mèches imbibées de sérum de cheval chauffé. — *Guérison sans déformation.*

15. — *Fracture du nez.* — **B...**, **quinze ans**. Reçoit en 1913 un coup de bâton sur le côté gauche du nez. Épistaxis abondante: érosions cutanées, pas de déplacement des fragments. Insufflation de sérum sec dans la narine gauche, tamponnement un peu serré avec une mèche de gaze trempée dans le sérum de cheval chauffé. Renouvellement quotidien de la mèche dans les mêmes conditions. — *Guérison, avec une très légère déviation de la cloison à gauche.*

16. — *Kyste dermoïde de la racine du nez.* — **B...**, **douze ans**, est opérée en 1911 d'un kyste dermoïde de la racine du nez. Extirpation; lavage au sérum de cheval chauffé. Sutures. Réunion par première intention. Cicatrice minuscule à peine visible.

17. — *Épithélioma cutané de la face.* — **D...**, opérée en 1909 pour épithélioma cutané du sillon nasogénien. Ablation large. Lavage au sérum de cheval chauffé; autoplastie analogue à celle pratiquée pour l'atrésie des narines. Tamponnement de la fosse nasale avec une mèche imbibée de sérum de cheval chauffé. — *Guérison, sans récidive à l'heure actuelle.*

18. — *Épithélioma du front.* — **D...**, épithélioma cutané ulcéré, de la région frontale. Extirpation large. Lavage au sérum de cheval, sutures. La cicatrice est presque invisible en 1910, trois mois après. Aucune récidive locale. — *Guérison.*

19. — *Extirpation d'une balle de revolver.* — **J...**, **trente ans**, neurasthénique, tente de se suicider en se tirant un coup de revolver dans la région temporale droite. Trépanation. Extirpation de la balle, arrêtée dans la couche corticale. Drainage et tamponnement avec des mèches imbibées de sérum de cheval chauffé. Pansements humides au sérum. — *Guérison en 10 jours.*

20. — *Fracture du crâne par enfoncement.* — **G...**, **dix ans**, fait une chute de bicyclette sur la tête; choc contre une pierre anguleuse. Plaie et enfoncement du frontal. Trépanation, ablation d'un fragment. Plaie souillée de brins d'herbe que l'on retrouve même sous l'enfoncement. Foyer hémorragique décollant la dure-mère. Drainage et tamponnement avec des mèches imbibées de sérum de cheval chauffé tous les deux jours. — *Guérison en 18 jours.*

21. — *Fracture par enfoncement de la région temporo-pariétale.* — **E...**, **huit ans**, reçoit sur la région temporo-pariétale gauche un gros piquet de bois. Plaie contuse; fracture par enfoncement. Ablation d'esquilles et d'un fragment irrégulier de 3 cm. de diamètre, sous lequel on retrouve des cheveux dans un foyer hémorragique. Lavage au sérum de cheval chauffé. Tamponnements et pansements avec de la gaze imbibée du même liquide tous les deux jours. — *Guérison sans incidents en 22 jours. Cicatrice un peu déprimée.*

22. — *Fracture du crâne avec enfoncement; suppuration.* — **W...** A la suite d'une fracture du crâne avec enfoncement datant du 24 avril 1908, présente le 3 août, un trajet fistuleux conduisant sur des séquestres et accuse des symptômes de compression. Trépanation le 4 août 1908. Ablation étendue, comprenant une partie de l'écaille du temporal et une importante portion de l'apophyse mastoïde. Le pariétal a été enfoncé au moment de l'accident. Je parviens à le redresser. La dure-mère est épaissie, et on trouve du pus entre elle et les séquestres du temporal. Elle n'est pas ouverte. Tamponnement avec des mèches imbibées de sérum de cheval chauffé, après que la plaie a été saupoudrée de sérum sec. Drainage. Le même pansement est renouvelé tous les deux jours. Le malade rentre chez lui dix jours après, en voie de guérison avancée. Nous l'avons revu en excellent état et sans troubles en novembre 1908.

23. — *Mastoïdite aiguë.* — **L..., quarante-quatre ans.** A la suite d'un cathétérisme septique de la trompe d'Eustache, fait une otite moyenne aiguë avec ouverture du tympan, puis une mastoïdite, avec 40° de température. Trépanation de la mastoïde, d'urgence le 5 juin 1905. Les cellules et l'antre mastoïde sont remplis de pus fétide. Lavage au sérum de cheval chauffé. Tamponnement à la gaze imprégnée du même sérum. — *Guérison en 17 jours.*

24. — *Mastoïdite.* — **A..., six ans.** Vieille otite suppurée gauche. Poussée aiguë avec mastoïdite le 12 juin 1914. Trépanation de la mastoïde le 13; ouverture de l'aditus et de l'attique. Lavage au sérum de cheval chauffé. Tamponnement avec des mèches imbibées de sérum et changées tous les deux jours. Chute de la température; bourgeonnement. — *Guérison le 30 juin 1904.*

25. — *Mastoïdite aiguë.* — **H..., douze ans.** Mastoïdite aiguë droite, consécutive à une poussée aiguë, chez une malade qui a depuis deux ans de l'otite chronique suppurée. Opération d'urgence en mai 1907. Trépanation de la mastoïde sur laquelle il y a un petit orifice de trépanation spontanée donnant issue à un peu de pus. Ouverture de l'aditus et de l'attique, évidement pétro-mastoïdien complet. La plaie est tamponnée de mèches imbibées de sérum de cheval chauffé, renouvelées tous les deux jours. — *Guérison en 3 semaines.*

26. — *Mastoïdite.* — **B..., trente et un ans.** Atteint d'une otite ancienne, fait une poussée aiguë, suivie de mastoïdite en novembre 1909. Lorsque je l'examine il existe une collection mastoïdienne sous-cutanée. Évidement

pétro-mastoïdien complet. Ablation d'un séquestre qui met à nu le sinus latéral droit. La plaie est saupoudrée de sérum sec et tamponnée de gaze imbibée de sérum de cheval chauffé. Drainage. Même pansement tous les deux jours. Chute rapide de la température, bourgeonnement de la plaie. — *Guérison complète en 4 semaines.*

27. — *Sinusite fronto-maxillaire.* — **S...** Sinusites frontale et maxillaire droite. Le 30 novembre 1907, trépanation du sinus frontal par une incision dans le sourcil. Trépanation du sinus maxillaire par une incision buccale. Curettage des deux sinus, remplis de pus et de fongosités. Lavage de ces cavités au sérum de cheval chauffé. Deux mèches, imprégnées de ce sérum sont placées dans les deux sinus et chacune sort avec un drain par le nez. Ablation des mèches le deuxième jour. Lavage au sérum tous les jours. Ablation des drains le sixième jour. — *Guérison.*

28. — *Sinusite maxillaire.* — **R...,** **trente-deux ans**, opérée en mai 1908 d'une sinusite maxillaire gauche suppurée. Incision buccale, pour trépaner le sinus. Curettage de la cavité. Lavage au sérum de cheval chauffé. Une mèche imbibée de sérum et un drain sortent par la narine correspondante. — *Guérison très rapide, résultat excellent.*

29. — *Sinusite maxillaire.* — **D...,** **vingt-neuf ans**, opérée d'une sinusite maxillaire suppurée en octobre 1908. Trépanation et curettage du sinus plein de fongosités, par une incision buccale. Lavages et pansements au sérum de cheval chauffé. Mèches et drain sortant par la narine. — *Guérison en moins de 2 semaines.*

30. — *Sinusite maxillaire.* — **A...,** **quarante-neuf ans.** Sinusite maxillaire gauche suppurée en novembre 1905. Trépanation par incision buccale. Curettage. Lavages et pansements au sérum de cheval chauffé. Drainage nasal. — *Guérison.*

31. — *Sinusite maxillaire double.* — **B...,** **vingt-quatre ans**, opéré en juin 1909 de sinusites maxillaires droite et gauche. Incisions buccales, trépanation, curettage ramenant du pus et des fongosités anciennes. Drainage nasal. Lavages au sérum de cheval chauffé. — *Guérison en 2 semaines.*

32. — *Sinusite frontale.* — **O...** Sinusite frontale droite, consécutive à un traumatisme. Trépanation par une incision dans le sourcil. Curettage; ablation d'une esquille libre dans la cavité. Lavages et pansements au sérum de cheval chauffé. Drainage nasal. — *Guérison.*

	Cas.	Guérisons.
Totaux	32	32

CHAPITRE L

ORGANES GÉNITO-URINAIRES

A. — PHLEGMONS PÉRINÉPHRÉTIQUES

1. — **B...** Chute sur le côté gauche le 28 décembre 1906. Le 22 janvier 1907, énorme tuméfaction lombaire gauche. État général grave; température 40°; frissons. Le 23 janvier, j'ouvre un abondant hématome suppuré contenant plus d'un litre de liquide. Drainage, injections de sérum de cheval chauffé dans le drain. — *Guérison en 57 jours.*

2. — **Mlle G..., vingt-deux ans,** opérée le 20 juin 1907 pour phlegmon périnéphrétique droit; évacuation d'une collection purulente de près d'un litre. On voit le rein dénudé. État général grave. Drainage. Injections de sérum de cheval chauffé dans les drains tous les jours. — *Guérison en 39 jours.*

B. — CALCULS DU REIN

1. — **Mme M...** A souffert, depuis son enfance, du côté droit. Depuis sa dernière grossesse, en 1908, elle a présenté de violentes douleurs dans la région lombaire droite avec frissons et élévation de température au-dessus de 39°. Ces crises, parfois accompagnées de réaction péritonéale, étaient suivies d'émission d'urine purulente. Durant 1912, les urines sont restées constamment purulentes. Le cathétérisme de l'uretère, fait par le Dr Luys, indique une dilatation assez considérable du bassinet avec urine très trouble. Une radiographie permet de diagnostiquer un calcul du bassinet. Opération en juin 1912. Incision lombaire conduisant sur un bassinet dilaté dans lequel l'uretère s'abouche au milieu de la hauteur. Incision du bassinet, évacuation du liquide louche urineux et d'une masse calculeuse, formée d'un véritable mastic de sable phosphatique, remplissant le bassinet. Catéthérisme de l'uretère par le bassinet; capitonnage du bas-fond du bassinet, suture de l'incision faite sur lui. Suture de la paroi. Drainage et injections de sérum de cheval chauffé par le drain. Ablation du drain le cinquième jour. Réunion par première intention. Aucun accident depuis. — *Guérison en 10 jours.*

2. — **Mme R...**, opérée en 1908 pour calculs du rein droit avec hématurie et fièvre. Incision du rein sur son bord convexe; on enlève une série de calculs formant le moule du bassinet et des calices; plusieurs concrétions sont infiltrées dans le parenchyme rénal suppuré. Drainage, pansements au sérum de cheval chauffé. Le cinquième jour, la malade fait une broncho-pneumonie double à laquelle elle succombe en quarante-huit heures, malgré des injections de sérum antistreptococcique; le pus qui s'écoulait du rein contenait du streptocoque. — *Décès.*

C. — TUBERCULOSE DU REIN

1. — **M. G..., vingt ans.** Hématurie rénale en mars 1912. Il avait déjà eu à plusieurs reprises un peu de douleur du côté droit et des troubles vésicaux. Malgré tous les traitements employés jusqu'en 1913, le malade continue d'uriner du sang, en assez grande abondance et maigrit un peu. Nous l'examinons pour la première fois en novembre 1913. L'examen endovésical, pratiqué par le Dr Luys, montre une vessie à peu près normale, il y a seulement un peu d'inflammation à l'embouchure de l'uretère droit; son orifice est tuméfié, violacé, saillant, en cul de poule. La sonde uretérale laisse sourdre une goutte de pus dans la vessie, puis elle est arrêtée définitivement au quatrième centimètre. Grâce au cathétérisme de l'uretère gauche, on recueille séparément l'urine des deux reins. A gauche, l'urine est claire, ne contient pas de bacilles de Koch et fournit la presque totalité de l'excrétion d'urée; à droite l'urine est trouble, sanglante et contient des bacilles de Koch. Cependant le palper ne permet pas de sentir le rein droit. Opération le 20 décembre 1913. Incision lombaire; découverte difficile d'un rein volumineux et fluctuant, caché sous les côtes et très adhérent par son pôle supérieur. Le rein put être extériorisé sans rupture, mais le pédicule échappa au moment de la ligature. Recherche très difficile du pédicule, rétracté au fond de la plaie, et ligature sur des pinces, sans certitude absolue. Dissection de l'uretère dans plus des deux tiers de son étendue, ligature et enfouissement. Tamponnement avec des mèches imbibées de sérum de cheval chauffé. Drainage et suture de la paroi. Suppression du drain le septième jour. Apparition d'une courte fistulette vers la partie inférieure de l'incision. — *Guérison en 10 jours.*

D. — RUPTURES DE L'URÈTHRE ET PHLEGMONS URINEUX

1. — G... Blennorragie à dix-huit ans. Orchite tuberculeuse fistulisée; cystite à plusieurs reprises. Au début de mai 1906, apparition d'abcès périnéaux. Canal cordiforme, rétréci. Prostate tuberculeuse; tuberculose de la vésicule séminale droite. Incision et curage des abcès dont l'un communique largement avec la cavité urèthrale. Sonde à demeure; pansements au sérum de cheval chauffé. Bourgeonnement actif des plaies. — *Guérison en 50 jours.*

2. — Z... Est serré le 12 décembre 1908 entre une masse de terre et un tampon de wagon. Contusion du bassin et rupture de l'urèthre presque totale. Urèthrotomie externe. Incision périnéale, sonde à demeure. Pansements au sérum de cheval chauffé. — *Guérison en 17 jours.*

3. — C..., vingt-quatre ans. Rupture de l'urètre par chute à califourchon. Phlegmon urineux opéré. Nouvelle collection avec fièvre et infiltration d'urine. Je l'opère en août 1913. Excision de l'abcès et de ses parois; dissection de l'urèthre qui présente, dans la portion membraneuse, une déchirure de 2 cm., avec lambeau, à la partie supéro-latérale droite. Suture de l'urèthre; pas de suture cutanée. Pansements au sérum de cheval chauffé. Résultat parfait. — *Guérison en 29 jours.*

D. — ORGANES GÉNITAUX DE L'HOMME

1. — D..., quarante ans. Tuberculose de l'épididyme gauche, fistuleuse depuis deux ans. Gros noyau épididymo-testiculaire, suppurant par un trajet fistuleux, ouvert à la partie inférieure des bourses et par un second ouvert à la partie antérieure. Un troisième trajet existe à la racine de la bourse gauche près du pli génito-crural. En mars 1911, incisions, grattage des noyaux, cautérisation large au thermocautère. Drainage, tamponnement des plaies saupoudrées de sérum sec, avec des mèches imbibées de sérum de cheval chauffé. Le pansement est renouvelé tous les jours d'abord puis tous les deux jours. Cicatrisation par bourgeonnement. — *Guérison en 64 jours.*

2. — B..., trente-neuf ans. Tuberculose du testicule et de l'épididyme gauches, ouverte à l'extérieur par une fistule, située à la partie antéro-externe de la bourse, depuis dix-huit mois. Incision en juin 1908, abrasion du foyer caséeux à la curette, destruction profonde des tissus voisins au thermocautère. Drainage. La plaie est saupoudrée de sérum sec et tamponnée avec des mèches imbibées de sérum de cheval chauffé. Le pansement est renouvelé quotidiennement. Bourgeonnement. Pas de récidive. — *Guérison en 2 mois.*

A ces observations nous ajouterons : 4 cas de varicocèle gauche, traités par la ligature et la résection du paquet variqueux et résection des téguments des bourses; 7 cas d'hydrocèle vaginale, opérés avec résection et retournement de la vaginale; 2 cas d'hydrohématocèle traités de la même façon; 5 cas d'ectopie testiculaire, 2 à droite, 3 à gauche, opérés avec abaissement et fixation du cordon, sans fixation du testicule. Un cas curieux d'ectopie testiculaire acquise : le testicule, au cours d'une chute de voiture, fut contusionné par la roue, contre la branche horizontale du pubis. Ponction évacuant 200 gr. de liquide huileux, sanguinolent. Depuis l'accident le malade a un timbre de voix aigu, infantile, qui disparaît quelques jours plus tard. Le 13 janvier 1907, le testicule restant douloureux à l'anneau inguinal, j'interviens. Il est enveloppé de sa séreuse. Les adhérences libérées, il est facilement réintégré dans la bourse où un point de catgut le fixe. Sutures des enveloppes du cordon aux parties molles voisines pour empêcher l'ascension. La plaie est arrosée de sérum de cheval chauffé et suturée. Guérison.

Enfin nous devons à un docteur de Cayenne l'intéressante observation suivante, d'un cas d'éléphantiasis des bourses :

Observation. — Éléphantiasis du scrotum et de la verge avec hernie inguinale gauche. La tumeur du scrotum par son poids et les réactions inflammatoires occasionnées par les excoriations, immobilisait souvent le malade, l'empêchant de faire son service de porte-clefs à la prison civile. Une opération s'imposait, mais en l'état où se trouvaient les tissus, il importait avant de rien entreprendre de laisser refroidir tout ce foyer.

J'injectai tout autour de la zone enflammée du sérum de cheval chauffé et fis une couronne de 10 piqûres de 1 cm^3; deux jours après, nouvelle série de 10 piqûres. Une semaine après, scrotum souple dans la zone des piqûres. Les testicules qui étaient coiffés d'une gangue de tissus scléreux, se trouvaient libérés, mobiles et faciles à sentir. Je laissai le malade en observation : le mieux s'accentua; marche plus aisée, la pachydermite rétrocède aux points traités et l'état général s'améliora si bien que le malade put reprendre son service.

Un mois après, je fis une nouvelle couronne d'injections avec un nouveau résultat remarquable; comme les fois précédentes ces injections furent faites dans la peau de la verge : alors que le pénis n'était plus perceptible sous le fourreau épaissi, on le sent maintenant de façon très nette sous des téguments souples et le malade est dans des conditions excellentes pour subir la cure radicale de sa hernie.

	Cas.	Guérisons.
Totaux	30	30

CHAPITRE LI

ANUS ET RECTUM

A. — FISTULES

1. — M. T..., quarante ans. Fistule tuberculeuse borgne externe. Dissection du trajet fistuleux et extirpation. Réunion partielle. Pansements au sérum de cheval chauffé. — *Guérison en 17 jours.*

2. — M. R... Fistule anale complète, extrasphinctérienne, ancienne. Incision, extirpation du trajet. Pansements au sérum de cheval chauffé. — *Guérison en 15 jours.*

3. — M. L..., trente-deux ans. Fistule bacillaire étendue avec trois longs prolongements. Incision. Destruction des trajets au thermocautère. Pansements au sérum de cheval chauffé. — *Guérison en 31 jours.*

4. — P... vingt-huit ans. Fistule bacillaire complète. Incision, destruction du trajet au thermocautère. Pansements au sérum de cheval chauffé. — *Guérison en 30 jours.*

5. — M. A..., trente-sept ans. Fistule anale, borgne externe, consécutive à un abcès péri-anal. Incision. Extirpation du trajet. Pansements au sérum de cheval chauffé. — *Guérison en 18 jours.*

6. — Mme L..., vingt-neuf ans. Fistule tuberculeuse étendue, à trois prolongements. Incision. Destruction des trajets au thermocautère. Pansements au sérum de cheval chauffé. — *Guérison en 36 jours.*

7. — M. M..., trente-quatre ans. Fistule avec abcès périrectal profond. Incision du trajet, ouvrant l'abcès. Excision du trajet. Drainage et pansements au sérum de cheval chauffé. — *Guérison en 30 jours.*

8. — B..., trente-trois ans. Fistule borgne externe extra-sphinctérienne. consécutive à un abcès de la marge. Abcès au voisinage de la fistule, Excision du trajet et incision de l'abcès. Drainage, pansements au sérum de cheval chauffé. — *Guérison en 12 jours.*

B. — HÉMORROÏDES

1. — **D..., femme de trente-sept ans.** En mars 1902, gros bourrelet hémorroïdaire thrombosé, circulaire, complètement sphacélé. État général sérieux. Opération de Whitehead. Pansements au sérum de cheval chauffé. — *Guérison en 12 jours.*

2. — **L..., cinquante ans**, vieil hémorroïdaire. En mai 1910, poussée très accusée. Je le vois avec une masse procidente, empiétant sur la moitié gauche de l'anus, turgescente, avec des plaques sphacélées et extrêmement douloureuses. Après lavage à l'eau bouillie salée, la masse est saupoudrée de sérum sec et couverte d'une compresse imbibée de sérum de cheval chauffé. Dès le premier pansement, sédation de la douleur. Même pansement chaque jour, pas d'intervention. — *Guérison en 10 jours.*

3. — **G..., cinquante ans**, hémorroïdaire. Tenu au lit par une fracture, fait en juillet 1913 une poussée congestive hémorroïdaire extrêmement douloureuse : gros bourrelet procident, suintant et ulcéré. La masse est saupoudrée de sérum sec et couverte de compresses imbibées de sérum de cheval chauffé. Soulagement immédiat. Le malade dort toute la nuit. — *Guérison en 5 jours.*

4. — **Q...** Après un accouchement laborieux, présente une poussée hémorroïdaire, avec gros bourrelet ulcéré et fissure excessivement douloureuse, vers la partie postérieure. Pansements au sérum sec, et compresses imbibées de sérum de cheval chauffé. Sédation de la douleur, pas d'intervention. — *Guérison en 7 jours.*

5. — **M...**, présente en juin 1911 un paquet d'hémorroïdes thrombosées, ulcérées, avec fissure très douloureuse et profonde. La tumeur est saupoudrée de sérum de cheval sec et pansée avec des compresses imbibées de sérum de cheval chauffé. Amélioration immédiate. Pas d'intervention. — *Guérison en 9 jours.*

6. — **M..., quarante ans.** Le 10 mai 1908, grosse tumeur hémorroïdaire, enflammée et ulcérée, sans thrombose. Fissure à gauche, très douloureuse. Dilatation digitale de l'anus. La tumeur saupoudrée de sérum sec est recouverte d'un pansement humide au sérum de cheval chauffé, renouvelé chaque jour. Soulagement très rapide. — *Guérison en 11 jours.*

7. — **G..., vingt-neuf ans.** Souffre d'hémorroïdes depuis deux ans, et d'une fissure depuis cinq mois. Poussée hémorroïdaire en juin 1906. Dilatation digitale. Pansements au sérum sec et avec des compresses imbibées de sérum de cheval chauffé. — *Guérison en 10 jours.*

8. — **S...** Le 17 juillet 1907, tumeur hémorroïdaire enflammée et sphacélée par places, compliquée d'un abcès de la marge de l'anus.

Résection du paquet hémorroïdaire, avec ligature des troncs veineux, ouverture de l'abcès. Pansements humides au sérum de cheval chauffé. — *Guérison en 12 jours.*

9. — **R...**, **trente-quatre ans.** Bourrelet d'hémorroïdes thrombosées en voie de sphacèle, extrêmement douloureux. Après lavage à l'eau bouillie salée, je saupoudre de sérum sec et recouvre de compresses imprégnées de sérum de cheval chauffé. Les douleurs cèdent le lendemain. Même pansement quotidien. Élimination de tissu sphacélé. — *Guérison en 14 jours.*

10. — **C...**, **trente-quatre ans.** Poussées hémorroïdaires successives aboutissant à la formation d'un paquet nettement pédiculé, sur le côté gauche de l'anus. La surface de la tumeur est ulcérée et infectée. Une fissure profonde et très douloureuse existe à la base. Ligature du pédicule veineux. Extirpation de la tumeur et excision de la fissure, dilatation de l'anus le 27 février 1907. Pansements au sérum de cheval chauffé, après insufflation de poudre de sérum. — *Guérison en 10 jours.*

11. — **S...** (Observation du Dr Paul Delbet, th. de Nazim, 1906). Malade de trente ans, présente, le 13 février 1905, un paquet hémorroïdaire enflammé avec ténesmes et épreintes. La réduction est impossible. Perte de sang assez abondante. Le 18 février, un médecin constate de la rougeur et de la tension du côté de la fesse gauche. État général grave. Le Dr Paul Delbet constatant du sphacèle, opère le malade le 19. Procédé de Whitehead. La température s'élève, agitation, état grave. On enlève les sutures et on touche au perchlorure de fer au 1/10. Le pouls et la température augmentent. Le 21, l'état est très grave. Température 39°,6, pouls 170. On introduit dans l'anus une mèche imprégnée de sérum de cheval chauffé et on injecte dans la fesse gauche 4 cm³ du même sérum. La température tombe à 38° le soir. Le 22, amélioration notable; le 23, incision du côté gauche d'une collection purulente et gazeuse vers la cuisse. Injection de 10 cm³ de sérum de cheval chauffé. Le lendemain, 24, température 37°,8, pouls 122. L'amélioration continue le 25 et le 26. Le 27, au soir, l'état s'aggrave; le 28 au matin, délire, agitation et mort. — *Décès.*

A ces observations, nous devons ajouter 8 cas de dilatation anale pour hémorroïdes enflammées et 5 cas d'extirpation d'hémorroïdes pédiculées avec ligature veineuse.

Dans ces 13 cas, une mèche imbibée de sérum de cheval chauffé et contenant du sérum sec, a été placée dans l'anus. Le pansement a consisté en compresses imbibées de sérum de cheval chauffé. Le tout était renouvelé tous les jours ou tous les deux jours.

Ces 13 malades ont guéri en 6 à 10 jours.

C. — FISSURES ANALES

Dans 8 cas, nous avons pratiqué la dilatation de l'anus pour des fissures plus ou moins anciennes, très douloureuses, rebelles à tout traitement; nous avons toujours pratiqué la dilatation digitale. Dans chacun de ces cas, le pansement a consisté en une mèche imbibée de sérum de cheval chauffé et contenant du sérum sec, introduite dans l'anus. Extérieurement, nous avons appliqué des compresses imprégnées du même sérum.

Dans tous les cas, la guérison est survenue dans un laps de temps variant de six à dix jours.

D. — ABCÈS DE LA MARGE DE L'ANUS

Nous avons eu à inciser 9 abcès de la marge de l'anus. Une fois la collection purulente évacuée, la cavité de l'abcès a été saupoudrée de sérum sec et tamponnée avec une petite mèche imbibée de sérum de cheval chauffé entourant un petit drain dans 4 cas.

Le pansement a été renouvelé quotidiennement pendant les cinq premiers jours. La guérison a été obtenue en huit à douze jours.

E. — POLYPES DU RECTUM

Dans deux opérations de polypes du rectum nous avons de même employé le sérum de cheval chauffé en pansements avec très bon résultat.

F. — RECTOCOLITE PROLIFÉRANTE ET STÉNOSANTE

Le sérum de cheval chauffé nous a permis d'obtenir une guérison complète, après création d'un anus contre nature temporaire dans un cas dont nous avons rapporté plus haut l'observation détaillée.

ANUS ET RECTUM	Cas.	Guérisons.	Décès.
A. — Fistules.	8	8	0
B. — Hémorroïdes.	24	23	1
C. — Fissures.	8	8	0
D. — Abcès de la marge de l'anus. .	9	9	0
E. — Polypes du rectum.	2	2	0
F. — Rectocolite proliférante et sténosante	1	1	0

CHAPITRE LII

GREFFES ET AUTOPLASTIES

1. *Greffes épidermiques.* — **O...** A la suite d'une plaie de la face externe de la jambe avec perte de substance, datant du 29 octobre 1904, présente en juin 1905 une plaie atone, déprimée, sans bourgeonnement, de 3 cm. de large sur 5 de long, entourée d'une large zone de tissu cicatriciel. Des applications de sous-carbonate de fer, d'emplâtre de Vigo, etc., n'amènent aucune amélioration jusqu'à la fin de septembre 1905. Pansements humides au sérum de cheval chauffé sur la plaie, saupoudrée de sérum sec. Au bout de neuf jours, la plaie est rose, bourgeonnante, vivace. Greffes épidermiques, autoplastiques, à la partie supérieure, hétéroplastiques (lapin) à la partie inférieure, qui sont recouvertes d'un pansement humide au sérum de cheval chauffé. Les greffes autoplastiques réussissent bien, les autres sont détruites. La plaie est réduite de moitié. Le 1er décembre, nouvelles greffes épidermiques autoplastiques avec le même pansement. *Guérison complète.*

2. *Greffes épidermiques.* — **A...** Plaie ancienne de la face externe de la jambe au tiers inférieur, dimensions d'une pièce de 5 francs ; aspect atone, résistant à tout traitement. Pansements au sérum de cheval chauffé en mars 1906 ; au bout de dix jours, la plaie très vivace reçoit des greffes épidermiques autoplastiques ; pansement au sérum de cheval chauffé. *Guérison le 16 mars.*

3. *Greffe de Tiersch.* — **R... trois ans.** A la suite de brûlure datant de huit mois, garde une plaie atone et grisâtre, occupant toute l'éminence thénar de la main droite et la face externe du poignet, empiétant sur le dos de la main. Pansements au sérum sec et au sérum de cheval chauffé. Le huitième jour, la plaie, bien vivace, reçoit une greffe de Tiersch, empruntée à la face antérieure de la cuisse de la mère. Pansement au sérum de cheval chauffé. *Guérison avec un résultat excellent.*

4. *Greffe de Tiersch.* — **D... quarante ans.** Après une brûlure qui date d'un an, présente en mars 1907 une plaie atone, grisâtre et déprimée, au milieu d'une zone cicatricielle, à la partie supérieure de la jambe. Malgré tous les traitements essayés, la plaie garde une étendue de 4 cm. de large sur 5 de long environ. Pansements au sérum de cheval chauffé. Le 19 mars, la plaie reçoit une greffe de Tiersch, empruntée à la face antérieure de la cuisse du côté opposé. Pansement au sérum de cheval chauffé. La greffe a bien pris et la cicatrisation était complète le 5 avril.

5. *Greffe italienne.* — **K... dix-sept ans.** Présente sur la face antéro-interne de la jambe droite au tiers inférieur, une plaie profonde, pâle, atone et sans bourgeonnement, plus grande qu'une paume de main, entourée de tissus cicatriciels. Cette lésion est consécutive à une brûlure qui remonte à deux ans. Tous les traitements employés sont restés infructueux. Le 25 juillet 1906, je saupoudre la plaie de sérum sec et fais des pansements humides au sérum de cheval chauffé. Le 1er août, la plaie qui a vivement bourgeonné est apte à recevoir une greffe. J'emprunte un lambeau cutané pédiculé, à la face antérieure de la cuisse opposée et le suture aux bords avivés de la plaie, la jambe étant maintenue, croisée sur la cuisse, par des bandes plâtrées. Pansement au sérum de cheval chauffé. Le quatorzième jour, section du pédicule, ablation de l'appareil. Réparation par glissement de la plaie d'emprunt. — *Guérison parfaite le 9 octobre.*

6. *Rhinoplastie.* — **B... trente-quatre ans.** Destruction du nez remontant à sept années, due à des accidents syphilitiques tertiaires. Large perte de substance; la sous-cloison, la cloison, les ailes, la partie supérieure du nez et le lobule, sont détruits, jusqu'aux os propres du nez. Au fond, on voit le bord antérieur du vomer. La malade ne présente plus aucune lésion spécifique en activité. Elle a suivi un traitement prolongé. Dans une première intervention, je détache une partie des téguments et de l'os propre du côté gauche, et, faisant basculer ce lambeau ostéo-cutané autour d'un pédicule supérieur, je le fixe au bord antérieur du vomer, avivé. Tamponnement avec des mèches imbibées de sérum de cheval chauffé. La greffe a parfaitement pris. Trois semaines plus tard, je répète la même opération du côté opposé avec le même succès. Un mois plus tard, j'emprunte deux petits lambeaux osseux recouverts de muqueuse, au bord inférieur de l'orifice nasal, de chaque côté de la ligne médiane. Je conserve à chaque lambeau un petit pédicule médian. Les deux lambeaux sont adossés par leur face osseuse et fixés à l'épine nasale inférieure, de façon à former, avec les précédents, une sorte de cloison proéminente, pour soutenir ultérieurement une grande greffe. Le quatrième mois, j'emprunte au bras un vaste lambeau de peau doublée de tissu sous-cutané, de forme et de dimensions appropriées, pour reconstituer le nez et la sous cloison. Ce lambeau reste adhérent au bras par un pédicule inférieur; le membre supérieur est fixé en position convenable à l'aide d'une capeline Guillot; le lambeau est suturé à la face, supporté par les greffes ostéo-cutanées précédentes qui assurent la saillie du nez. Deux drains à parois résistantes, enveloppés de gaze imbibée de sérum de cheval chauffé, assurent la respiration nasale. Pansement au sérum, changé tous les deux jours. Le quinzième jour, section du pédicule, adaptation et sutures de la sous-cloison; même pansement. Cinq mois après la première intervention, la malade est encore une fois anesthésiée, pour permettre de façonner les ailes du nez. L'appendice nasal, d'abord trop

volumineux s'est réduit à des proportions normales et le résultat a été très satisfaisant.

7. — *Bec-de-lièvre.* — **M... vingt-six mios.** Opérée en mai 1910 pour un bec-de-lièvre simple ne comprenant que la lèvre. La plaie est saupoudrée de sérum de cheval chauffé pulvérisé, aussi bien à la face interne qu'à la face externe. La face postérieure de la lèvre est irriguée de 5 cm. de sérum, à l'aide d'une seringue, quatre fois par jour. Réunion par première intention.

8. *Bec-de-lièvre.* — **D... seize mois.** Opéré en avril 1911, pour bec-de-lièvre double, avec saillie exagérée du bourgeon médian. Refoulement de ce bourgeon. Sutures des lambeaux. La plaie est saupoudrée de sérum sec. La face postérieure de la lèvre est arrosée quatre fois par jour, de sérum de cheval chauffé, à l'aide d'une seringue. Réunion par première intention. Le pansement extérieur maintenu par une longue bandelette d'emplâtre Vigier a suffi à tenir suffisamment refoulé le bourgeon médian.

9. — *Correction d'un bec-de-lièvre.* — **K... vingt-quatre ans.** Opérée dans son enfance pour bec-de-lièvre avec fissure palatine. La correction est imparfaite; la lèvre supérieure présente une encoche profonde et ne vient pas au contact de l'inférieure. La muqueuse de la partie externe remonte, sous forme d'une languette incluse dans la peau, jusqu'à l'orifice de la narine. Ablation de ce lambeau mince et disgracieux. Réfection de la lèvre, inspirée du procédé de Miraut. Sutures. Pansements au sérum de cheval chauffé. Réunion par première intention. Résultat très satisfaisant.

10. — *Uranostaphylorrhaphie.* — **G... quatre ans.** Opérée il y a trois ans d'un bec-de-lièvre double par M. le Professeur A. Broca : réfection de la lèvre supérieure avec excellent résultat. Reste une saillie du bourgeon médian, complètement mobile et une fissure totale de la voûte et du voile du palais, très large. Uranostaphylorrhaphie le 14 mai 1911. Large libération des lambeaux, affrontement satisfaisant. Le lendemain, température de 40° et le jour suivant, forte éruption de scarlatine. Avec l'angine scarlatineuse toutes les sutures cèdent. Évolution normale de la scarlatine. Irrigation de la gorge avec du sérum de cheval chauffé. Guérison. Les lambeaux se cicatrisent régulièrement. En septembre 1911, nouvelle uranostaphylorrhaphie. Je n'ai rencontré de difficultés que pour l'avivement des bords internes, cicatriciels, qui avaient tendance à s'enrouler vers les fosses nasales. Refoulement et suture du bourgeon médian. Les fentes latérales résultant du glissement des deux lambeaux vers la ligne médiane sont tamponnées de petites mèches imbibées de sérum de cheval chauffé. Irrigation par les fosses nasales avec du sérum de cheval chauffé trois par jour. Insufflation de sérum sec sur le voile et la voûte. Réunion excellente; un seul fil a légèrement coupé à la partie moyenne. — *Guérison par bourgeonnement en ce point. Très bon résultat.*

11. *Autoplastie de l'oreille.* — **P... soixante-cinq ans.** Opérée en avril 1911 pour cancroïde du bord supérieur de l'ourlet de l'oreille, à son attache au

cuir chevelu. La petite tumeur envahit un peu le cuir chevelu. Ablation large, pulvérisation de sérum de cheval sur les surfaces cruentées; autoplastie réimplantant l'ourlet sur le cuir chevelu décollé, constituant une oreille adhérente au crâne, un peu plus haut que du côté opposé. Pansements au sérum de cheval chauffé. Réunion par première intention.

12. *Reimplantation de l'extrémité d'un doigt.* — **M... Enfant de six ans.** En décembre 1913, a un doigt de la main gauche pris dans une porte. Le bout du doigt laisse voir l'extrémité de la phalangette dépouillée des parties molles, qui restent violettes et froides pendues comme un doigt de gant, à un mince pédicule d'un millimètre de téguments palmaires. Lavage au sérum de cheval chauffé. Ablation de l'ongle qui restait dans le lambeau. Réimplantation du doigt, qui redevient rose et chaud le lendemain, sous un pansement au sérum de cheval. Quelques jours plus tard, un point de la phalangette restant dénudé, je le résèque à la pince coupante. — *Guérison avec conservation du doigt sans déformation.*

13. — *Cicatrice douloureuse avec névrite.* — **D..., vingt-huit ans.** A eu, à l'âge de quatre ans, une plaie contuse avec écrasement de la phalangette du médius; le doigt avait été pris dans une porte fermée à la volée. Quatre ans après, élancements très douloureux par période, augmentant de fréquence et d'intensité jusqu'à dix-huit ans. Vers vingt-trois ans, les douleurs deviennent continuelles et intolérables; la malade consulta plusieurs médecins en ville et dans les hôpitaux de Paris. Une radiographie ne montre aucune lésion osseuse. On essaie le massage, l'électricité, les analgésiques, des pommades et onguents divers, sans aucun résultat. La malade est obligée de tenir la main constamment enveloppée d'ouate et de flanelle; elle ne peut s'en servir. Perte de sommeil, perte de l'appétit, amaigrissement de 9 kgr. en un an. Le 18 janvier 1913, j'enlève la cicatrice ancienne située sur le côté de la pulpe du doigt, par excision cunéiforme profonde. Découverte du nerf collatéral, élongation. Injection de sérum de cheval chauffé dans la région. Sutures et pansements au sérum de cheval. — *Guérison complète avec reconstitution parfaite des formes du doigt.*

14. — *Hypospadias balanique.* — **G... Enfant de quatorze ans.** Opération d'un hypospadias balanique par le procédé de von Hacker. Pansements au sérum de cheval chauffé. — *Guérison.*

15. — *Hypospapias pénien.* — **N...,** seize ans. Hypospadias pénien, opéré par le procédé de von Hacker en 1911. Insuccès. En 1913, opération par le même procédé. Lavage et pansements au sérum de cheval chauffé; résultat excellent.

16. — *Epithélioma vulvo-vaginal.* — **K... soixante-quatre ans.** Opérée en 1909 pour un éphitélioma vulvo-vaginal ayant envahi la petite lèvre droite, le côté droit du vagin et la face antérieure, y compris l'orifice de l'urèthre, qui a disparu au milieu des végétations, au point de rendre impossible le cathétérisme même pendant l'anesthésie générale. Extirpation large de la

muqueuse atteinte. Autoplastie vulvo-vaginale par glissement. Utilisation de la partie de muqueuse recouvrant une cystocèle, pour remplacer la partie antérieure enlevée; ce lambeau est percé en son milieu d'un trou, auquel on suture la muqueuse de l'urèthre. Pansements et tamponnements avec de la gaze imbibée de sérum de cheval chauffé. *Guérison.* — La malade a succombé trois ans plus tard à une récidive.

17. — **D...** *Végétations vulvaires* simples, confluentes, nécessitant l'ablation de tout le côté gauche de la vulve et d'une partie de la face correspondante du vagin. Autoplastie par glissement. Tamponnements et pansements avec de la gaze imprégnée de sérum de cheval chauffé. — *Guérison.*

18. — **M...** *Végétations vulvaires* ulcérées, très étendues. Toute la face interne de la grande lèvre droite, la petite lèvre du même côté et une partie du capuchon clitoridien sont envahies. A gauche les parties inférieures du vagin et de la vulve sont également prises. Excisions larges de la muqueuse, autoplastie par glissement. Pansements au sérum de cheval chauffé. — *Guérison.*

	Cas.	Guérisons.
Greffes épidermiques.	2	2
Greffes de Tiersch	2	2
Greffe italienne	1	1
Rhinoplastie.	1	1
Becs-de-lièvre.	3	3
Uranostaphylorrhaphie.	1	1
Autoplasties.	8	8
Totaux.	18	18

CHAPITRE LIII

HÉMORRAGIES

A. — INJECTIONS INTRA-VEINEUSES

1. — M. M..., dix-sept ans. Le 13 juillet 1911, après du surmenage, en dehors de toute maladie infectieuse, éruption de purpura hémorragique aux deux jambes. Mauvais état général, pâleur, dépression. Repos. 4 gr. de chlorure de calcium. Le lendemain, poussée purpurique aux bras. Sensibilité et augmentation de volume du foie. Le troisième jour, hématurie abondante. Le quatrième jour douleur épigastrique, vomissements de sang. État général très mauvais. Pas de fièvre. Injection intra-veineuse de 20 cm³ de sérum de cheval chauffé dans la veine médiane céphalique. Le lendemain les hémorragies sont arrêtées. Augmentation de volume et sensibilité de la rate durant vingt-quatre heures. Persistance d'une trace albumineuse dans les urines. — *Guérison.*

2. — Mme R..., cinquante ans. Le 17 mai 1910 épistaxis qu'aucun des moyens usuels n'arrive à arrêter depuis cinq jours. C'est une hémorroïdaire, avec foie en très mauvais état, et qui a eu de nombreux accidents de ce côté. Le 17 mai, injection intra-veineuse de 20 cm³ de sérum de cheval chauffé. Arrêt immédiat de l'hémorragie. — *Guérison.*

3. — J. I... Cirrhose hépatique à une période très avancée, avec ascite, ponctionnée douze jours plus tôt, présente en mai 1913 un état comateux, avec hypothermie et hémorragies multiples : entérorragies abondantes, vomissements de sang, épistaxis. J'injecte immédiatement dans la médiane céphalique 20 cm³ de sérum de cheval chauffé. Le lendemain l'épistaxis et les vomissements de sang sont arrêtés. Le malade rejette encore des selles noirâtres, de sang digéré, mais sans caillots. Même dose de sérum, injecté progressivement dans la veine, les deux jours suivants. Le malade sort du coma et n'a plus d'hémorragies. Il a pu quitter Paris. Nous savons qu'il a succombé trois mois plus tard à la campagne, à son affection hépatique, sans avoir eu d'autres hémorragies. — *Guérison.*

4. — M. B..., vingt-six ans. Tuberculeux à la troisième période, avec caverne droite au sommet, ramollissement à gauche, est pris d'hémoptysies abondantes en mars 1908. Tous les traitements habituels restent inefficaces.

Injection intra-veineuse lente et progressive de 20 cm³ de sérum de cheval chauffé. Dès le soir l'hémoptysie est arrêtée. Il n'y a plus que des crachats teintés de sang altéré. Même dose de sérum le lendemain. 10 cm³ le surlendemain, 5 cm³ le quatrième jour. Les crachats ont repris leurs caractères habituels sans trace de sang. — *Guérison.*

5. — **M. B...** (même malade que ci-dessus). Est pris en novembre 1908 d'une nouvelle hémoptysie très abondante. J'injecte immédiatement 20 cm³ de sérum de cheval chauffé, d'une façon progressive, avec interruptions de quatre à cinq minutes. L'hémorragie s'arrête le jour même, comme la première fois. Le surlendemain, il reparaît un peu de sang rutilant dans les crachats. Nouvelle injection de 20 cm³ de sérum et le lendemain de 10 cm³. L'hémorragie est définitivement arrêtée. Le malade a succombé cinq mois plus tard dans un état de cachexie avancée. — *Guérison.*

6. — **G. D..., vingt-trois ans.** Atteinte d'une bacillose du sommet droit depuis deux ans, fait à l'occasion d'une grippe une poussée d'infiltration des deux tiers supérieurs du poumon droit avec température de 39°,4; le surlendemain 11 février 1909, hémoptysie assez abondante, qui augmente dans la journée et surtout le lendemain matin. J'injecte, par petites doses successives, 20 cm³ de sérum de cheval chauffé dans la veine médiane céphalique. Le soir l'hémoptysie est arrêtée, il reste seulement une expectoration teintée. Même dose les deux jours suivants. Depuis, la lésion du sommet qui s'est étendue notablement du fait de cette grippe, tend à se scléroser. — *Guérison.*

7. — **Mlle V..., trente et un ans.** A la suite d'une extraction de la première molaire gauche supérieure, hémorragie abondante qui a continué toute la journée et toute la nuit. Un de ses frères serait hémophile, elle-même a déjà eu une inquiétante hémorragie à vingt-quatre ans, à la suite d'une extraction dentaire; aussi avait-elle reculé le moment de faire enlever cette molaire. Je la vois le 9 mars 1910, très pâle et j'essaie le tamponnement de l'alvéole, puis la cautérisation, sans résultat jusqu'au 10 mars. Je me décide alors à injecter 20 cm³ de sérum de cheval chauffé dans la médiane céphalique. Dans l'heure suivante l'hémorragie est complètement arrêtée. — *Guérison.*

8. — **J. S..., vingt-deux ans.** Hémorragie consécutive à une extraction dentaire, qui date de trois jours. L'écoulement de sang n'a pu être arrêté. La malade aurait déjà eu des hémorragies en nappe à la suite de deux plaies, il y a quelques années; mais il ne semble pas y avoir d'hémophilie familiale. Injection intra-veineuse de 20 cm³ de sérum de cheval chauffé. L'alvéole est ensuite bien nettoyée et laissée sans pansement. Dans l'après-midi, l'hémorragie a cessé. — *Guérison.*

B. — APPLICATIONS LOCALES

1. — **M. N..., soixante-quatre ans.** Prostatique ayant eu déjà des hématuries graves, présente au mois de mai 1910 une hématurie légère d'abord,

qui va en augmentant et devient le troisième jour très abondante. Lavage vésical, suivi d'injection de 20 cm³ de sérum de cheval chauffé dans la vessie où on le laisse. Une injection semblable est faite le lendemain, bien que l'urine soit à peine teintée depuis la veille. — *Guérison.*

2. — **M. N...** Le même malade présente en août 1913 une hématurie vésicale. On lui injecte aussitôt dans la vessie nettoyée, 20 cm³ de sérum de cheval chauffé, trois jours de suite. Dès le premier jour, l'écoulement de sang est arrêté. — *Guérison.*

3. — **M. V..., vingt-six ans.** Atteint d'hémophilie familiale nette, se blesse le 4 mai 1908 au poignet gauche. Hémorragie en nappe traversant le pansement. Forte compression le lendemain, sans résultat. Les pansements sont renouvelés les jours suivants, mais l'hémorragie ne cesse pas jusqu'au 12 mai, époque de notre examen. Pâleur extrême, pouls rapide et petit. Anxiété. La plaie est infectée; une collection purulente oblige à deux incisions. Hémorragie abondante le 21 mai. A partir de ce moment la plaie est pansée à plat avec des compresses largement imbibées de sérum de cheval chauffé, après avoir été saupoudrée de sérum sec. Arrêt de l'hémorragie qui ne se reproduit plus. Continuation des mêmes pansements. — *Guérison.*

4. — **M. V...** (même malade que ci-dessus). Se fait arracher la première grosse molaire supérieure droite le 12 mars 1909. Hémorragie dans la nuit. Tamponnement de l'alvéole et compression avec un bandage en fronde. L'hémorragie continue dans la journée et dans la nuit. Je le vois le 14 au matin saignant toujours, la bouche remplie par un gros caillot; nettoyage de l'alvéole, lavage à l'eau très chaude, pansement à l'amadou stérilisé. L'hémorragie continue. J'essaie sans succès le thermocautère. Après avoir minutieusement débarrassé l'alvéole de tous les caillots, je la remplis de sérum de cheval chauffé, desséché, et je la tamponne avec de l'amadou largement imbibé de sérum de cheval qui est renouvelé plusieurs fois. L'hémorragie est arrêtée dans les heures qui suivent et ne se reproduit plus. — *Guérison.*

5. — **M. K..., vingt-sept ans.** Sujet aux hémorragies, sans avoir de cas d'hémophilie dans sa famille, se fait extraire une dent en juillet 1909. Hémorragie consécutive, qu'aucun moyen ne parvient à arrêter pendant quatre jours. Quand je le vois, il sort de l'alvéole un gros caillot en champignon, le sang coule en nappe le long de ce caillot. Nettoyage minutieux de l'alvéole qui est remplie de sérum de cheval chauffé desséché; tamponnement avec de l'amadou imprégné de sérum de cheval. L'hémorragie s'est arrêtée en moins de deux heures. — *Guérison.*

	Cas.	Injections intra-veineuses.	Applications locales.	Guérisons.
Totaux . . .	13	8	5	13

CHAPITRE LIV

VÉGÉTATIONS ADÉNOÏDES ET ANGINES

A. — VÉGÉTATIONS ADÉNOÏDES

	Cas.	Guérisons.
Adénoïdectomie simple	12	12
— avec amygdalectomie . . .	28	28
— avec résection de cornet. .	8	8
— avec ablation de polype. .	4	4
Totaux.	52	52

B. — ANGINES

FORMES	Cas.	Guérisons.
Angines gangréneuses	3	3
Angines phlegmoneuses.	5	5
Angines avec rougeur	6	6
Angines à points blancs ou à fausses membranes.	21	21
Totaux	35	35

CHAPITRE LV

LE SÉRUM DE CHEVAL CHAUFFÉ EN CHIRURGIE DE GUERRE

Lorsque nous avons écrit cet ouvrage, nous n'avons pas envisagé la question des plaies de guerre, auxquelles les événements qui se sont déroulés depuis les premiers jours du mois d'août 1914 ont malheureusement donné un grand intérêt d'actualité.

A priori, les résultats que le sérum de cheval chauffé nous avait permis d'obtenir dans la pratique civile devaient se retrouver identiques dans la chirurgie de guerre.

Dans la majorité des cas la gravité des blessures de guerre est fonction des complications septiques parmi lesquelles la gangrène gazeuse et le tétanos tiennent sans conteste les premières places.

Contre le tétanos, nous sommes puissamment armés, le sérum antitétanique employé à titre préventif a fait ses preuves. C'est donc contre l'infection qu'il faut lutter.

A côté des complications septiques, se placent les hémorragies secondaires, trop fréquentes dans les plaies contuses infectées.

Enfin, il faut songer à la lenteur et aux difficultés de la réparation des plaies contuses étendues et des grands délabrements avec perte de substance et eschares.

Or, les propriétés du sérum de cheval chauffé employé en pansements, répondent admirablement à ces trois grandes complications. Le sérum provoque une leucocytose générale et un appel puissant de globules blancs au point d'application; il fournit ainsi les éléments d'une phagocytose très active, par laquelle l'organisme réalise lui-même et physiologiquement l'asepsie de ses plaies. Plus l'application du pansement au sérum sera précoce, moins la pullulation microbienne sera importante et plus l'effort curateur de l'organisme sera efficace.

Les plaies de guerre par armes à feu, d'après les théories modernes étaient considérées, avant la campagne de 1914, à son début, comme devant être généralement aseptiques. Les faits ont malheureusement démenti cette opinion. Sans doute une balle peut traverser un ballon rempli de milieu de culture sans l'ensemencer; mais les téguments du blessé sont loin d'être aseptiques, surtout pendant les guerres de tranchées où les hommes sont littéralement couverts de boue; bien des balles ricochent avant d'atteindre les combattants et de ce fait même sont souillées ; enfin les balles de shrapnels et les éclats d'obus ne réalisent pas les mêmes conditions de blessures que les balles de fusil frappant de plein fouet. Le plus souvent ces projectiles sont souillés par le sol; leur force vive est moins grande et ils restent fréquemment dans les tissus; ils entraînent presque toujours avec eux des débris vestimentaires, nouvelle source d'infection pour les blessures dans lesquelles ils séjournent même lorsque le projectile a fait un séton, et à plus forte raison quand il n'y a pas de plaie de sortie.

D'autre part lorsque la blessure, fût-elle produite par une balle de plein fouet, entraîne la chute du malade sur le sol, il est bien à craindre que la plaie soit contaminée, surtout quand les conditions du combat ne permettent de relever que tardivement le blessé.

En fait, on ne doit donc pas considérer les plaies par armes à feu comme fatalement aseptiques; particulièrement celles que produisent les balles de shrapnels et les éclats d'obus doivent toujours être tenues pour septiques, surtout lorsqu'en l'absence de plaie de sortie on a lieu de penser que le projectile et des débris vestimentaires sont restés dans les tissus.

C'est donc le plus tôt possible que ces plaies doivent être nettoyées et débridées au besoin, pour permettre l'extraction des projectiles lorsqu'elle est réalisable et l'ablation des débris de vêtements que l'on retrouve toujours même dans les trajets en séton. C'est aussi dans le plus court délai possible que ces plaies doivent recevoir un pansement excitant la leucocytose, pour qu'une phagocytose active puisse prévenir une trop grande pullulation microbienne. Ainsi pourraient être évitées bien des complications septiques graves et la gangrène gazeuse en particulier.

Lorsque le blessé est examiné plus tard, alors que, par la force des circonstances, les accidents septiques graves ont déjà éclaté, le sérum de cheval chauffé donnera encore d'excellents résultats. Bien entendu, le traitement chirurgical des complications septiques gardera la première place; il faut avant tout débarrasser la plaie des corps étrangers infectants, projectiles ou débris de vêtements; les débridements nécessaires pour éviter tout clapier, et assurer l'écoulement des liquides septiques par un bon drainage seront faits : ils porteront, en cas de gangrène gazeuse, non seulement sur les parties molles superficielles, mais aussi sur les loges aponévrotiques profondes, de façon à diminuer les accidents de compression par l'infiltration et les gaz et à fournir de larges et multiples surfaces de contact au sérum de cheval employé en pansements. Dans les très intéressantes observations qu'a bien voulu me communiquer mon collègue et ami le Dr Pochon, il insiste sur la nécessité de panser à plat avec de la gaze imbibée de sérum, appliquée très exactement, pour ne laisser aucun espace mort, aucun clapier. Sa remarque est fort juste, et comme nous l'avons déjà indiqué dans ce travail, il doit y avoir un contact exact, partout, entre le pansement et la plaie.

On peut avoir une action encore plus intense, en saupoudrant d'abord la plaie avec du sérum sec, avant d'appliquer les compresses imbibées de sérum liquide; si on ne disposait que de sérum sec, un pansement humide à l'eau bouillie salée au titre isotonique pourrait suffire à recouvrir la plaie saupoudrée de sérum sec.

A côté des plaies septiques de petites dimensions il faut attirer aussi l'attention sur les vastes plaies contuses produites en particulier par les gros éclats d'obus. Ici encore l'infection est d'autant plus à craindre que les tissus contusionnés, avec incorporation véritable de débris vestimentaires, ont une vitalité moindre et que des parties sont mortifiées, ou brûlées, formant de véritables eschares. Ces plaies sont irrégulières et anfractueuses; elles réclament un nettoyage minutieux et souvent difficile.

Dans ces cas, les pansements au sérum de cheval chauffé donnent de très beaux résultats, comparables à ceux que nous avons obtenus, en pratique civile, dans les brûlures, les plaies contuses, les eschares et les gangrènes. L'afflux leucocytaire assure la désinfection de la plaie par phagocytose et crée en quelque sorte un courant allant de la profondeur des tissus à la surface de la plaie qui se déterge; les eschares s'éliminent rapidement; beaucoup de tissus dont la vitalité était compromise, reprennent vie dans le bain physiologique que réalise le pansement au sérum; un bourgeonnement très actif apparaît, comble les pertes de substance, et hâte la cicatrisation dans des conditions essentiellement favorables.

C'est dans ces vastes plaies contuses qu'on observe souvent des hémorragies en nappe, ou plus tard des hémorragies secondaires graves. Or, le sérum de cheval chauffé, grâce à ses propriétés hémostatiques remarquables, dont le mécanisme reste encore inconnu, arrêtera les hémorragies en nappe et préviendra les hémorragies secondaires. Son emploi est d'ailleurs un traitement de choix des hémorragies secondaires qui sont presque toujours fonction de septicité. Il faudrait alors l'utiliser non seulement en pansements, mais concomitamment, en injections intra-veineuses, comme nous l'avons indiqué dans un précédent chapitre.

Enfin, dans les interventions nécessitées par les plaies pénétrantes de la poitrine ou de l'abdomen l'emploi du sérum de cheval chauffé reste indiqué de la même façon et pour les mêmes raisons que dans la pratique civile. Nous y avons suffisamment insisté à propos des péritonites et des pleurésies purulentes pour n'avoir pas besoin d'y revenir.

D'une façon générale, nous n'avons rien à ajouter à ce que

nous avons déjà dit dans les précédents chapitres au sujet du mode d'emploi du sérum de cheval chauffé ; nous nous contenterons de le rappeler succinctement. Le sérum se présente sous deux formes, sérum liquide et sérum sec; ce dernier ne doit pas être trop finement pulvérisé, sous peine de perdre son efficacité.

Le sérum sec sert à saupoudrer la surface des plaies comme on le faisait jadis avec les poudres antiseptiques : un pansement humide au sérum liquide ou à son défaut à l'eau bouillie salée au titre isotonique est ensuite appliqué très exactement sur la plaie.

Avec le sérum liquide, on imbibe des compresses pour faire des pansements humides, en ayant toujours soin d'assurer un contact parfait avec toute l'étendue de la plaie, sans laisser aucun espace mort, aucun clapier, et on assure au besoin un bon drainage.

Dans les séreuses, comme la plèvre ou le péritoine, on verse simplement du sérum liquide à la dose renouvelable de 20 ou 30 cm^3.

En général, les pansements doivent être changés toutes les vingt-quatre ou quarante-huit heures.

Quand le sérum de cheval chauffé est employé à titre hémostatique, c'est en injections intra-veineuses qu'il faut l'administrer, comme nous l'avons indiqué précédemment, lorsque le sérum sec saupoudré sur la plaie ne suffit pas pour arrêter l'écoulement sanguin.

Il va sans dire qu'en aucun cas l'emploi du sérum à titre hémostatique, ne saurait remplacer la ligature d'un vaisseau un peu important sectionné.

En ce qui concerne la chirurgie de guerre, le seul point sur lequel nous devions attirer l'attention, c'est l'avantage que présente le sérum sec du fait de son petit volume, de son transport et de sa conservation plus faciles. On a toujours la possibilité de faire un pansement humide avec de l'eau bouillie salée au titre isotonique sur les plaies saupoudrées de sérum sec, ou d'employer pour imbiber les compresses, du sérum antidiphtérique ou antitétanique, qui agit comme sérum de cheval chauffé. C'est ce qu'a fait le Dr Ramond dans les cas qu'il a traités à l'Hôpital de Châlons.

Mon affectation, pendant cette guerre, à une ambulance de l'avant qui, jusqu'à présent n'a jamais été immobilisée, ne m'a pas permis de recueillir personnellement des observations, concernant les blessures de guerre traitées avec du sérum de cheval chauffé, puisque les blessés ne séjournent pas assez longtemps dans ces formations pour pouvoir être suivis. Mais j'ai pu réunir les observations suivantes que je dois au Dr Raymond Petit, mon père, et à mes amis les Drs Ramond et Pochon, à qui j'adresse tous mes remerciements pour leur obligeance.

Avantages et technique des applications de sérum de cheval sur les plaies gangréneuses.

Observations recueillies dans le service du Dr Pochon

à l'Hôpital des Dames Françaises, 93, rue Michel-Ange, Auxiliaire 213.

Nous avons fait des applications de sérum de cheval sur de nombreux cas de gangrène fétide avec eschares non seulement superficielles mais aussi profondes, dures, empâtées.

Quelquefois nous avons eu des résultats avec deux applications à vingt-quatre heures d'intervalle; mais dans la majorité des cas il nous a fallu plusieurs autres applications.

Pour avoir des succès certains il est indispensable de connaître et d'appliquer la technique qui donne ces résultats; il est indispensable de prendre certaines précautions pour bien faire l'application. Il faut :

1° Prendre une compresse (stérilisée, naturellement) simple, sans double épaisseur.

Cependant si le tissu en est clair, fin, à grandes mailles, on peut l'employer double; mais jamais plus.

2° Couper la compresse de telle sorte que la plaie en soit recouverte intégralement; c'est-à-dire que cette compresse devra épouser non seulement les moindres contours, mais aussi et surtout toutes les anfractuosités de la plaie.

Telle est la précaution capitale : il ne faudra laisser aucun espace, si minime soit-il, entre la surface cruentée ou escharotique et la compresse.

3° Verser aseptiquement le sérum dans un plateau flambé et refroidi; y étendre la compresse; avec des pinces prendre et étendre cette compresse sur la plaie comme nous venons de le dire.

Parmi les nombreuses observations, nous signalerons les six suivantes :

Diego X... Gangrène gazeuse de la jambe gauche, entièrement mortifiée. — Amputation le 24 septembre 1914, suture par le Dr Vercoustre ; pas de lavages à l'eau oxygénée et pansements au sérum de cheval deux fois par jour du 25 septembre au 1er octobre. Puis une fois par jour du 1er au 8.

Éliminations quotidiennes de plaques sphacélées et, huit jours après, le 2 octobre, d'une surface escharotique large et épaisse, 6 cm. et demi, découvrant une large surface rosée de tissu sain. A ce moment on cesse le sérum vu la petite quantité dont nous disposions et que nous voulions réserver à ceux dont les jours seraient en danger.

Température maxima : le 25 : 39°,6 ; le 26 : 38°,4 ; puis oscillations entre 37°,4 et 38°,4.

Le cas est très remarquable car l'opération faite d'urgence, à l'entrée du blessé à l'hôpital, avait été pratiquée en deçà des limites de la gangrène ; de plus aucun autre pansement n'a été employé et de même aucune injection d'oxygène ni de métaux colloïdaux.

Georges X... Gangrène gazeuse, thrombose de l'artère humérale ; fractures multiples de l'humérus au niveau du col chirurgical. Amputation par le Dr Vercoustre, le 24 septembre, à l'arrivée du blessé à l'hôpital.

Pendant quarante-huit heures on n'emploie pas le sérum de cheval. Lavages fréquents, toutes les deux heures. Mickulicz pendant douze heures. La crépitation gazeuse progresse et atteint toute la région scapulaire jusqu'à la moitié de la clavicule. Le 25 au soir on larde toute la région d'électrargol et on recommence au milieu de la nuit. Le 26 la crépitation a presque disparu. On commence les pansements au sérum de cheval, plusieurs fois par jour d'abord, une seule fois ensuite. Petit à petit la surface sphacélée se déterge, les eschares tombent spontanément pendant les lavages. Au-dessous tissu sain, rosé. Guérison.

Température maxima : du 24 au 29 septembre : 40°,4 ; le 1er octobre : 39°,4 ; jours suivants : 38°,8.

Joachim X... Fracture compliquée du pied gauche et *gangrène fétide*. Pendant les premiers jours on se contente de lavages très fréquents du pied ; les surfaces gangréneuses ne s'éliminent pas. On fait alors des applications de sérum de cheval, les 5, 6 et 7 octobre. Amélioration. On cesse le sérum pour essayer des solutions quininées ou iodées ; l'amélioration ne se maintient pas. On revient aux applications de sérum et après deux pansements, laissés en place vingt-quatre heures, chute des eschares. Grattage périostique, par le Dr Pochon, un mois après.

Température maxima : le 2 octobre, 41°,5 ; le 3 octobre, 39°,5 ; le 4 octobre, 39°,7 ; du 5 au 8 octobre, 38°,5 ; le 9 octobre, 38°,2 ; le 10 et jours suivants : 37°,9.

André de X... Plaie labourée avec éclatement musculaire et gangrène du mollet droit.

Applications d'hémostyl du 13 septembre au 3 octobre. La plaie est belle, on essaye des applications de sérum physiologique ; on revient au sérum de cheval : les résultats sont meilleurs.

Antoine X... Plaie en séton par balle avec large éclatement de la face dorsale de la main droite découvrant toute la région métacarpienne. Plaie fétide, sanguinolente, profonde. Sphacèle avec nécrose des tendons extenseurs.

Le 14 novembre on fait d'emblée applications de sérum de cheval deux fois par jour. En quarante-huit heures la plaie est détergée. Pendant deux jours on continue les applications deux fois par jour. Au bout de ces quatre jours il n'existe plus ni fétidité, ni sphacèle. La plaie est rosée, bourgeonnante.

Température maxima : le 14 : 39°,2 ; le 15 : 38°,5 ; le 16 et jours suivants : 37°,6.

Michel X... Blessé le 12 novembre, entré le 14 à l'hôpital 213. Large plaie sphacélée et gangrénée au-dessous de l'omoplate droit. Phlegmon de toute la région dorsale jusqu'à la fosse iliaque externe gauche. Fétidité extrême.

Incision du phlegmon dans sa longueur et extraction d'un projectile, pesant 235 grammes avec fragments infects de vêtements. Grands lavages et sur toute la plaie application large de sérum de cheval deux fois par jour pendant deux jours, puis une fois jusqu'au 19 novembre. A ce moment toute la plaie est absolument détergée. On essaie des compresses formolées qui, en vingt-quatre heures, provoquent un nouveau sphacèle périphérique, en plaques disséminées sur toute l'étendue de la plaie. Ce sphacèle est tenace, car il faut des applications quotidiennes au sérum de cheval du 20 novembre au 1er décembre pour faire disparaître cette nécrose artificielle.

Température maxima : le 14 novembre, 39°,8 ; le 15 novembre, 39°,9 ; le 16 novembre, 40° ; le 17 novembre, 39°,6 ; le 18 novembre, 39°,3 ; du 19 au 22 inclus, 38° ; les jours suivants : au-dessous de 38°.

En résumé, l'application du sérum de cheval provoque très rapidement l'élimination totale des eschares de gangrène avec vitalité locale et phagocytose intense. Semblables modifications se produisent aussi au niveau des plaies sèches où l'emploi du sérum ramène bientôt l'humidité normale.

Observation due au Dr Raymond Petit, père,

Professeur honoraire à l'École de médecine de Rennes.

J... présente le 15 septembre 1914, une large plaie à cheval sur la crête du tibia, dépouillé de la peau. Mal soignée, cette plaie se complique d'inflammation et se termine par une ulcération assez profonde mesurant en surface 5 centimètres sur 10.

Pendant quatre mois, divers traitements sont employés sans obtenir la moindre tendance vers une cicatrisation, malgré l'immobilisation et l'élévation de la jambe.

Consulté le 21 janvier 1915, je prends sur le bras du malade sept greffes de Reverdin et les dissémine sur la surface de l'ulcère; puis je recouvre le tout de gaze aseptique imbibée de sérum de cheval chauffé. Le même pansement est renouvelé tous les deux jours. Les greffes tiennent et un travail de réparation se produit avec une merveilleuse rapidité, allant des îlots de greffes à la périphérie et des bords vers les îlots.

Le 12 février, l'ulcère se trouve remplacé, au bout de vingt-deux jours, par une cicatrice bien vivante, solide, épaisse et souple. — Au cours de ma longue carrière je n'ai jamais vu une cicatrisation d'ulcère se produire en aussi peu de jours et d'une façon si parfaite.

P..., trente-deux ans. 20e Inf. — Fièvre typhoïde très grave; au trentième jour production d'une eschare sacrée qui gagne rapidement en largeur et en profondeur et atteint en surface la largeur de la paume de la main. Traitement par les lavages à l'eau oxygénée, la poudre de Lucas-Championnière. Pas d'amélioration.

Nouveau traitement par les compresses de sérum artificiel. Amélioration; la plaie ne gagne plus, mais ne tend pas à la cicatrisation.

Traitement au sérum animal (sérum antidipht.) : lavages au sérum artificiel, puis application de bandes de gaze imprégnées de sérum animal; apparition de bourgeons charnus, chute des plaques de sphacèle grisâtre des bords de la plaie. Guérison complète et définitive en quinze jours.

X..., trente-neuf ans. 7e Inf. — Rhumatisme grave, fébrile et traînant chez un alcoolique obèse. Apparition d'albumine au huitième jour; — le dixième jour, phlyctène grisâtre sur le grand trochanter gauche; puis production d'une eschare de la surface de la paume de la main. Le salicylate à très haute dose améliore le rhumatisme, fait disparaître l'albumine, mais n'influence pas l'eschare.

Traitement par les compresses de sérum artificiel. La plaie perd son aspect sanieux, la fétidité de l'écoulement icoreux diminue; mais peu de tendance à la cicatrisation.

Pansements consécutifs au sérum animal (sérum antidiph.) amènent l'apparition de bourgeons charnus, font disparaître l'écoulement sanieux et fétide, et provoquent la cicatrisation en dix-sept jours. Cependant les pansements au sérum animal sont suspendus au bout de six jours, et remplacés par le sérum artificiel, dès que la plaie, nettement granuleuse et arrivée à la surface de la peau, annonce la cicatrisation prochaine de l'eschare.

Observations recueillies par le Dr Paul Dugué,
Médecin aide-major de 1re classe.

I

M. M..., maréchal des logis au 31e régiment d'artillerie, blessé à la tête en septembre 1914 par un éclat d'obus, plaie du cuir chevelu de 5 centimètres de longueur et allant jusqu'à l'os, plaie laissée sans soins depuis trois jours par suite de l'isolement de ce sous-officier et étant en pleine suppuration.

Après le lavage de la plaie j'ai fait un pansement au sérum de cheval liquide, le lendemain le pus était moins épais, le troisième jour la plaie était saignante et le huitième jour la cicatrisation était complète, le pansement a été fait matin et soir et le sous-officier a continué son service pendant le traitement.

II

G..., 2e canonnier conducteur au 31e régiment d'artillerie, blessé en septembre 1914 par un éclat d'obus; plaie de la face externe de la cuisse, de 4 centimètres de long, profonde de 1 centimètre et demi et présentant une coloration noirâtre.

J'ai fait, cinq minutes après la blessure reçue, un pansement au sérum de cheval liquide; dès le lendemain la coloration noirâtre de la plaie a diminué, le deuxième jour elle avait totalement disparu et la plaie était saignante.

La cicatrisation était complète le septième jour, le pansement a été fait une fois par jour.

Toutes ces observations sont d'autant plus intéressantes qu'aucune d'elles ne m'est personnelle et par conséquent ne peut être suspectée de parti pris. D'autre part, on y signale les effets de sérum de cheval de diverses origines, ce qui élimine toute idée commerciale. D'ailleurs, ma première publication en 1901 indiquait la façon de préparer, afin qu'il ne puisse rien y avoir de caché.

INDEX BIBLIOGRAPHIQUE

Achard et Lœper, *Gaz. hebdom.*, Paris, 13 décembre 1900.

Arneth, *Zeitschr. f. klin. Medizin.*, LVII, 3 et 4.

Batelli et Mioni, *Comptes rendus de la Soc. de Biol.*, Paris, 1904, p. 760.

Batty-Shaw, *Journ. of pathol. and bactériol.*, 1902.

Becker, *Zeitsch. f. diät. med. physik. Therapie*, t. VII, 1889.

Besredka, *Ann. de l'Institut Pasteur*, juin 1900.

Beunat, Th. de Paris, 1895-96.

Bidault, *Arch. expérim. de Méd.*, mai 1904.

Billon et Stassano, *Soc. de Biol.*, Paris, 7 février et 25 avril 1903.

Binaghi, *Riforma medica*, 1904, n° 12.

Bockardt, *Deutsch. med. Woch.*, 1904, n° 49, p. 1806.

Bosc et Delezenne, *Soc. de Biol.*, Paris, 1902.

Brun, Th. d'agrég., Paris, 1886.

Brunner, *Rev. de Chir.*, août 1903.

Büchner, *Arch. f. Hygiene*, 1890.

Bulloch, *Centralbl. f. Bakter. und Parasitol.*, Iéna, 1901.

Capellani, *Riforma medica*, n° 49, 1903.

Charrin, *Traité de pathol. génér.*, t. II, p. 361.

Charteris et Cathecart, *Journ. of path. and bacter.*, 1904-1905.

Courboule, Th. de Lyon, 1883.

Chauffard, *Journ. des praticiens*, 17 septembre 1904.

Delano Ames et Huntley, *Journ. of Amer. med. Assoc.*, 4 septembre 1897.

Delbet (Paul), *Soc. de Biol.*, Paris, 3 janvier 1904.

Delbet (Pierre), *Ann. de Gynécol.*, 1891.

Diez (Salvatore) et Campora, *Gaz. osp. e cliniche*, n° 57, 1906.

Dominici, *Gaz. hebdom.*, 24 octobre 1901.

Dopter et Gouraud, *Soc. de Biol.*, Paris, 10 janvier 1903.

Erben, *Zeitschr. f. Heilkunde*, 1903, XXIV, Heft 2.

Exner, *Zeitschr. f. Heilkunde*, 1903, XII.

Faucon, Th. de Lille, 1906.

Faughan, *Americ. med. surg. Bull.*, 1896, p. 641.

Fernet, *Acad. de méd.*, Paris, 3 octobre 1905.

Fiessinger et P.-L. Marie, *Arch. génér. des mal. du cœur, des vaisseaux et du sang*, octobre 1901, p. 545.

Fleury (J.-L.), Th. de Bordeaux, 1904.
French, *Med. press and circular*, 11 mai 1904.
Gilbert et Herscher, *Soc. de Biol.*, Paris, 31 mai 1902.
Gross, *Rev. med. de l'Est*, 18e année, t. XXIII, Nancy, 1891.
Haberlandt (L.), *Pflüg. Arch. f. Physiol.*, vol. CXXXII, f. 1-4, p. 175.
Hahn, *Arch. f. Hygiene*, 1896.
Hamburger et Reuss, *Zeitschr. f. Biol. Münch.*, 1905.
Hédon et Fleig, *Arch. intern. de Physiol.*, juillet 1905.
Hébert E. Durham, *Medic.-chir. Transactions*, 1897, vol. 80.
Hofbauer, *Centralbl. f. Gynäkol.*, 1896, n° 17, p. 441.
Hoche, *Wien. klin. Woch.*, XX, 12, 1907.
Horbaczewski, *Allgem. Wien. med. Zeitung*, 1892.
Huchard et Mougeot, *Journ. des praticiens*, 30 juillet 1904.
Hunerfauth, *Wirchow's Arch.*, 1874.
Iscovesco, *Arch. génér. de méd.*, 1904.
Issaëff, *Zeitschr. f. Hygiene u. Infekt.*, 1894, p. 287.
Jacob, *Zeitschr. f. klin. Medicin.*, 1896-1897.
Jayle, 18e Congr. de Chir., 1905, et *Presse médic.*, 1905.
Jolly et Stini, *Soc. de Biol.*, Paris, 22 juillet 1905.
Krausmann, Th. de Saint-Pétersbourg, 1898.
Kucharzenski, *Biol. méd.*, avril 1905.
Kuhn, *Münch. med. Woch.*, 9 décembre 1902.
Kunhau et Weiss, *Zeitsch. f. klin. Medicin.*, 1897.
Kurt-Meyer, *Berlin. klin. Woch.*, 1908.
Labbé, *Presse Médic.*, 21 juillet 1903.
Labbé et Lortat-Jacob, *Soc. de Biol.*, Paris, 1903.
Landerer, *Münch. med. Woch.*, 1888.
Langemann, *Deutsch. med. Woch.*, 28 décembre 1889.
Laurent-Giroud, Th. de Lyon, 1909.
Lejars, Congrès de Médecine, 1900.
Lœvy et Richter, *Deutsch. med. Woch.*, 1895, n° 15.
Lombard (J.-A.), Th. de Paris, 1900-01.
Lyon, *Wirchow's Arch.*, 1874.
Majewski (Kader), Congr. Soc. tedesca di Chir., 6 9 avril 1904.
Manoukine, *Arch. des mal. du cœur, des vaisseaux et du sang*, 1912-13.
Mariani, *Riforma medica*, 1904, p. 613.
Maurel, *Arch. méd. de Toulouse*, 1 et 5 mai, 1 juin 1898. — *Leçons sur la pathol. comparée de l'Inflammation*, 1892, Masson.
Metchnikoff, *Ann. de l'Institut Pasteur*, juin 1895. — *L'Immunité dans les maladies infectieuses*, 1901, Masson. — *Weekblad van het nederlandsch Tijdschr. woor Gen.*, 19 novembre 1904.
Meyer, *Münch. med. Woch.*, 1 septembre 1903.
Mickulicz, *Arch. f. klin. Chir.*, LXXIII, 2. — *Deutsch. med. Woch.*, 1904, n° 31, p. 1140. — *The Lancet*, 2 juillet 1904.
Mougeot, *Arch. gén. de Méd.*, Paris, 1906.
Muller et Jochmann, *Münch. med. Woch.*, 17 juillet 1906, n° 29.

Murat (L. et P.), Les défenses vitales, Paris, 1912.
Myake, *Mitteil. aus den Grenzgebieten der Med. und Chir.*, XIII Bd., 1904.
Nageotte, Th. de Paris, 1893.
Nazim, Th. de Paris, 1906.
Nicolas (J.) et Bancel, *Soc. de Biol.*, Paris, 17 juin 1905.
Opie, *Journ. of exper. Medicine*, vol. VII, 1905.
Petit (Raymond), *Gaz. hebdom. de méd. et de chir.*, Paris, 1893. — *Soc. de Biol.*, Paris, 28 décembre 1901. — *Annales de l'Institut Pasteur*, 1904. — *Rev. de Gynécol. de Pozzi*, juillet 1904. — Congr. de Gynécol., Rouen, 1904. — *Sem. médic.*, 1902, p. 7. — *Soc. d'Obst. de Paris*, 16 février 1906. — *La Tuberculose infantile.* — Paris, 1907-1908.
Pillon, *Soc. de Biol.*, Paris, 9 mars 1896.
Poulain, Th. de Paris, 1901-2.
Powlowsky, Congr. med. internaz., Roma, 1904.
Ramond, *Presse méd.*, 1904, p. 117 et *Soc. de Biol.*, 9 juillet 1904.
Ranvier, Acad. des Sc., 22 février 1897 et *Sem. méd.*, 3 mars 1897.
Richter et Spiro, *Arch. f. exper. Pathol. u. Pharmak.*, Leipzig, 1894.
Schmidt, *Mediz. Klin.*, n° 49, p. 1345, 1903, et *Deutsch. med. Woch.*, 29 mars 1906.
Schumm, *Hofmeisters Beiträge*, IV, 9-16, p. 453.
Senator, *Deutsch. med. Woch.*, n° 51.
Silvermann, *University of Pensylvania med. Bull.*, mars 1904.
Solieri, *Policlinica sezion. chir.*, 1902, p. 1.
Stassano, *Arch. des Sc. méd.*, 1898, p. 30.
Stassano et Billon, *Soc. de Biol.*, Paris, 15 avril 1902.
Swenson et Lapinski, *Arch. russes de Pathol.*, 1889.
Tarchanoff, *Berlin. klin. Woch.*, 1891.
Terrier, Congr. de Chir., 1890.
Terrier et Péraire, *Petit manuel d'antisepsie et d'asepsie*, 1893, Alcan.
Touzet, Th. de Lyon, 1903.
Truchot, Th. de Lyon, 1884.
Tuffier et de Rouville, Congr. de Chir., 1910.
Van de Velde, *Centralbl. f. Bakter.*, 30 avril 1898.
Vaughan, *Americ. med. Surg. Bull.*, 1896, p. 641.
Vasquez, *Boll. Assoc. med. de Puerto-Rico*, 1904, p. 330.
Vergnoux, Th. de Paris, 1904.
Waldestein, *Berlin. klin. Woch.*, 1896.
Washbourn, *The Lancet*, 1898-1899.
Weil (P.-E.) et Carnot, *Soc. méd. des Hôpitaux*, 26 octobre 1906.
Wightmann, *The Lancet*, 1895.
Winternitz, *Centralbl. f. innere Med.*, 1893, n° 9; 1894, n° 7.
Zinsser (H.), *The Journ. of exper. Med.*, vol. XIV, n° 1, juillet 1911.

TABLE DES MATIÈRES

604-14. — Coulommiers. Imp. Paul BRODARD. — 5-15.

MASSON ET CIE, EDITEURS
LIBRAIRES DE L'ACADÉMIE DE MÉDECINE
120, BOULEVARD SAINT-GERMAIN, PARIS

N° 766 Avril 1914.

RÉCENTES PUBLICATIONS MÉDICALES

Nouvelle Pratique Médico Chirurgicale illustrée

DIRECTEURS :

E. BRISSAUD, A. PINARD, P. RECLUS

Secrétaire Général : Henry MEIGE

CHIRURGIE — OBSTÉTRIQUE — THÉRAPEUTIQUE — DERMATOLOGIE — PSYCHIATRIE — OCULISTIQUE — OTO-RHINO-LARYNGOLOGIE — ODONTOLOGIE — MÉDECINE MILITAIRE — MÉDECINE LÉGALE — ACCIDENTS DU TRAVAIL — BACTÉRIOLOGIE — HYGIÈNE — MÉDICATIONS — RÉGIMES — FORMULAIRE, ETC.

Vient de paraître :

Premier Supplément (Année 1911-1912)

Publié par A. COUVELAIRE, Ch. LENORMAND, Henry MEIGE.

1 volume grand in-8° de 1888 pages, avec nombreuses figures

Relié maroquin rouge, tête dorée, dos plat, fers spéciaux. Prix. **30** fr.

Le même, relié en deux volumes : **35** fr.

L'Ouvrage complet : 9 volumes *avec le Supplément*, grand in-8°, reliés maroquin rouge, tête dorée, dos plat, fers spéciaux, comprenant un ensemble des 9870 pages, 2400 figures et 75 planches hors texte . . . . **206** fr.

Avec le Supplément relié en 2 volumes. **211** fr.

COLLECTION DE PRÉCIS MÉDICAUX

(VOLUMES IN-8°, CARTONNÉS TOILE ANGLAISE SOUPLE)

Hygiène, par J. COURMONT, professeur à la Faculté de Lyon, avec la collaboration de Ch. LESIEUR et A. ROCHAIX. (802 pages, 227 figures en noir et en couleurs) . . . . **12** fr.

Déontologie et Médecine professionnelle, par Et. MARTIN, professeur à la Faculté de Lyon . . (*Sous presse*)

Introduction à l'étude de la Médecine, par G.-H. ROGER, professeur à la Faculté de Paris. 5e *édition*. **10** fr.

Anatomie et Dissection, par H. ROUVIÈRE, chef des travaux anatomiques et professeur agrégé à la Faculté de Médecine de Paris. — TOME I. — **Tête, Cou, Membre supérieur.** (*197 fig., presque toutes en couleurs*). . . . . **12** fr.
TOME II (*et dernier*) : **Thorax, Abdomen, Bassin, Membre inférieur** (259 *figures*) . . . . **12** fr.

Ce volume est avant tout un livre d'enseignement : M. Rouvière a pensé qu'il ne fallait pas se contenter d'indiquer à l'étudiant, par une énumération forcément aride, ce qu'il va rencontrer, mais qu'il était nécessaire de l'avertir au préalable des principaux détails d'ordre systématique concernant le segment considéré, et de les lui montrer clairement par des figures. De cette manière, l'élève prendra d'abord une connaissance de la région, puis pourra entreprendre la dissection en suivant les indications du paragraphe de technique.

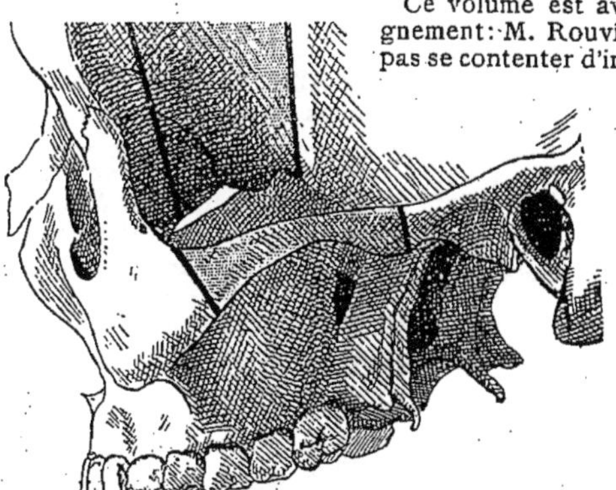

Fig. 112. — Section de la paroi externe de l'orbite.

Dissection, par le professeur P. POIRIER et A. BAUMGARTNER, ancien prosecteur, 2e *édition* (*241 figures*) . . **8** fr.

Physique biologique, par G. WEISS, prof. à la Faculté de Paris. 3e *édition* (575 *figures*). . **7** fr.

COLLECTION DE PRÉCIS MÉDICAUX *(Suite)*

Anatomie Pathologique, par **M. LETULLE**, professeur à la Faculté de Paris, et **L. NATTAN-LARRIER**, ancien chef de Laboratoire à la Faculté.

TOME I. *Histologie pathologique générale; Anatomie pathologique spéciale (App. circulatoire, respir.; Plèvre; Médiastin)*, 248 fig. **16** fr.

TOME II (et dernier) *en préparation*.

Les auteurs ont rejeté les notions schématiques et les théories pour donner une description exacte des lésions. C'est donc, au sens propre du mot, un *Précis*. Leur ouvrage est brillamment illustré : ses 248 figures sont *toutes* originales.

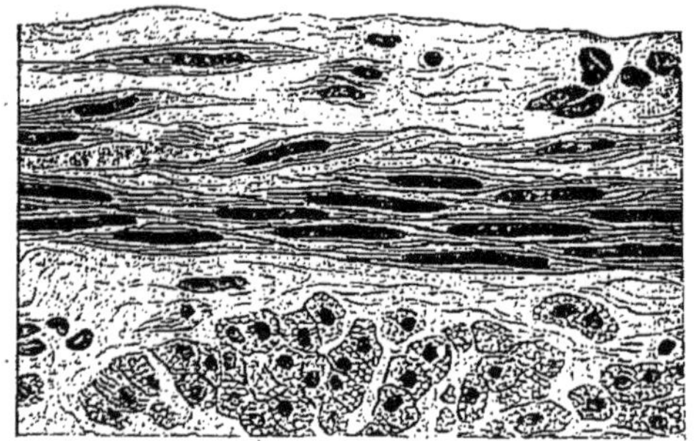

Fig. 29. — Muscles lisses dans un leiomyome utérin.

Physiologie, par **Maurice ARTHUS**, professeur à l'Université de Lausanne. 4e *édition* (320 fig.) . . . . **12** fr.

Chimie physiologique, par **M. ARTHUS**. 7e *édit* (130 fig., 5 planches en couleurs). **7** fr.

Examens de Laboratoire *employés en clinique*, par **L. BARD**, professeur à l'Université de Genève, avec la collaboration de MM. **G. MALLET** et **H. HUMBERT**. 2e *édition (162 figures en noir et en couleurs)*. **10** fr.

Parasitologie, par **E. BRUMPT**, professeur agrégé à la Faculté de Paris. 2e *édition entièrement remaniée et complétée* (1011 pages, 698 figures, dont 251 orginales et 4 planches hors texte en couleurs). **14** fr.

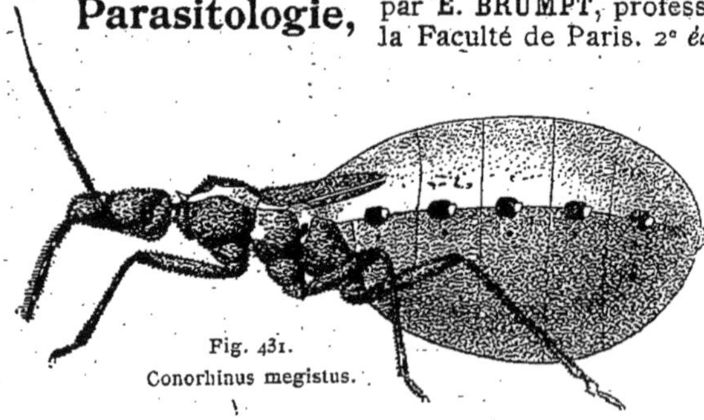

Fig. 431. Conorhinus megistus.

COLLECTION DE PRÉCIS MÉDICAUX *(Suite)*

Précis de Pathologie Chirurgicale

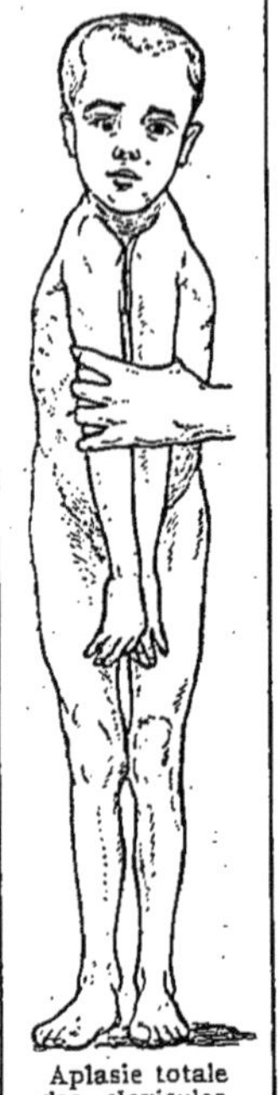
Aplasie totale des clavicules.

par MM. BEGOUIN, BOURGEOIS, PIERRE DUVAL, A. GOSSET, JEANBRAU, LECÈNE, LENORMANT, R. PROUST, TIXIER.
4 volumes in-8°, cartonnés toile anglaise.

TOME I. — **Pathologie chirurgicale générale, Maladies générales des Tissus, Crâne et Rachis,** par MM. P. LECENE, R. PROUST, Prof. agrégés à la Faculté de Paris et L. TIXIER, Professeur à la Faculté de Lyon (*349 figures*) . . . **10** fr.

TOME II. — **Tête, Cou, Thorax,** Par MM. H. BOURGEOIS, Oto-rhino-laryngologiste des Hôpitaux de Paris, et CH. LENORMANT, Professeur agrégé à la Faculté de Paris (*312 figures*). . . . . . **10** fr.

TOME III. — **Glandes mammaires, abdomen,** par MM. P. DUVAL, GOSSET, LECÈNE, LENORMANT, Professeurs agrégés à la Faculté de Paris (*352 figures*) . . . . . . **10** fr.

TOME IV. — **Organes génito-urinaires, Fractures et Luxations, Affections des Membres,** par MM. P. BÉGOUIN, professeur à la Faculté de Bordeaux, E. JEANBRAU, R. PROUST, L. TIXIER, professeurs aux Facultés de Montpellier, Paris et Lyon (*429 figures*) . . . . **10** fr.

CHARCOT — BOUCHARD — BRISSAUD

Traité de Médecine

PUBLIÉ SOUS LA DIRECTION DE MM.

BOUCHARD	**BRISSAUD**
Prof. à la Fac. de Paris, Membre de l'Institut.	Prof. à la Faculté de Médecine de Paris.

10 volumes grand in-8°, avec figures dans le texte (2e *édition*) . **160** fr.

Vendus séparément : *Tomes I, II, III et IV, chacun* **16** fr.; *T. V,* **18** fr; *T. VI, VII, VIII, chacun* **14** fr.; *T. IX et X, chacun* **18** fr.

Nouveau Traité de
PATHOLOGIE GÉNÉRALE

PUBLIÉ PAR

CH. BOUCHARD
Professeur honoraire de pathologie générale
à la Faculté de Paris,
Membre de l'Académie des Sciences
et de l'Académie de Médecine.

G.-H. ROGER
Professeur de pathologie expérimentale
à la Faculté de Paris,
Membre de l'Académie de Médecine.
Médecin de l'Hôtel-Dieu.

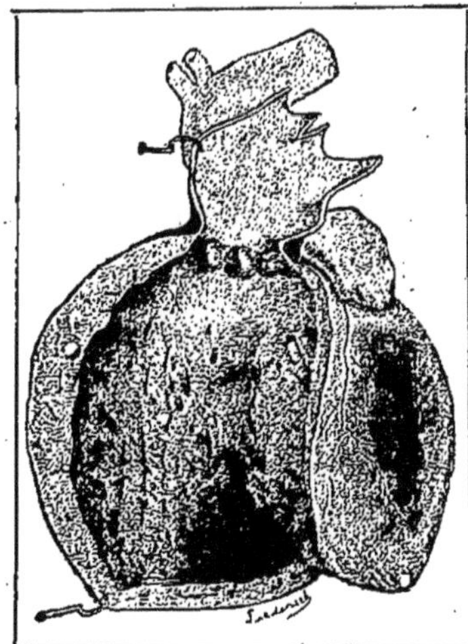

Tome I. 1 *vol. gr. in-8° de* 909 *p., relié toile* . . . . **22** fr.

COLLABORATEURS DU TOME I :

CH. ACHARD ; J. BERGONIÉ ; P.-J. CADIOT et H. ROGER ; P. COURMONT ; M. DUVAL et P. MULON ; A. IMBERT ; J.-P. LANGLOIS ; P. LE GENDRE ; F. LEJARS ; P. LENOIR ; TH. NOGIER ; H. ROGER ; P. VUILLEMIN.

CONDITIONS DE PUBLICATION

Le **Nouveau Traité** *sera publié en* **quatre volumes élégamment reliés.** *Chaque tome sera vendu séparément et le prix en sera fixé selon l'étendue des matières. Jusqu'à la publication du tome II, il est accepté des* **souscriptions à l'ouvrage complet** *au prix de* . . . . **88** fr.

Traité
de l'examen des Crachats

Étude Histochimique, Cytologique, Bactériologique et Chimique

PAR

F. BEZANÇON
Professeur agrégé à la Faculté de Paris,
Médecin des Hôpitaux.

S. I. DE JONG
Ancien chef de Clinique
à la Faculté de Paris.

1 *vol. in-8° de* 411 *pages, avec* 8 *planches en couleurs* . . . . . **10** *fr.*

G.-M. DEBOVE
Doyen de la Faculté de Médecine, Membre de l'Académie de Médecine.

Ch. ACHARD
Professeur agrégé à la Faculté,
Médecin des hôpitaux.

J. CASTAIGNE
Professeur agrégé à la Faculté,
Médecin des hôpitaux.

Manuel des Maladies du Foie et des Voies Biliaires

Par J. CASTAIGNE et M. CHIRAY

1 vol. de 884 pages, avec 300 figures dans le texte . . . . . . **20** *fr.*

Manuel des Maladies du Tube digestif

Tome I : ***BOUCHE, PHARYNX, OESOPHAGE, ESTOMAC***

par G. PAISSEAU, F. RATHERY, J.-Ch. ROUX

1 vol. grand in-8° de 725 pages, avec figures dans le texte . . **14** *fr.*

Tome II : ***INTESTIN, PÉRITOINE, GLANDES SALIVAIRES PANCRÉAS***

par M. LOEPER, Ch. ESMONET, X. GOURAUD, L.-G. SIMON, L. BOIDIN et F. RATHERY

1 vol. grand in-8° de 810 pages, avec 116 figures dans le texte. **14** *fr.*

Traité Élémentaire de Clinique Médicale

PAR
G.-M. DEBOVE
Doyen honoraire de la Faculté de Médecine, membre de l'Académie de Médecine.
ET
A. SALLARD
Ancien interne des Hôpitaux de Paris.

1 vol. grand in-8° de 1296 pages, avec 275 figures, relié toile. **25** *fr.*

Anatomie
ET
Physiologie Médicales

PAR

L. LANDOUZY
Professeur de la Clinique Laënnec,
Doyen de la Faculté de Médecine,
Membre de l'Institut.

Léon BERNARD
Agrégé à la Faculté
de Médecine de Paris,
Médecin de l'Hôpital Laënnec.

AVEC LA COLLABORATION DE
MM. les Drs Léon BERNARD, GOUGEROT, HALBRON, S. I. DE JONG, LÆDERICH, LORTAT-JACOB, SALOMON, SÉZARY, VITRY

1 *vol. gr. in-8° de* 650 *pages, avec* 336 *figures en noir et en couleurs,* 6 *planches hors texte, relié toile.* . . . . **20** *fr.*

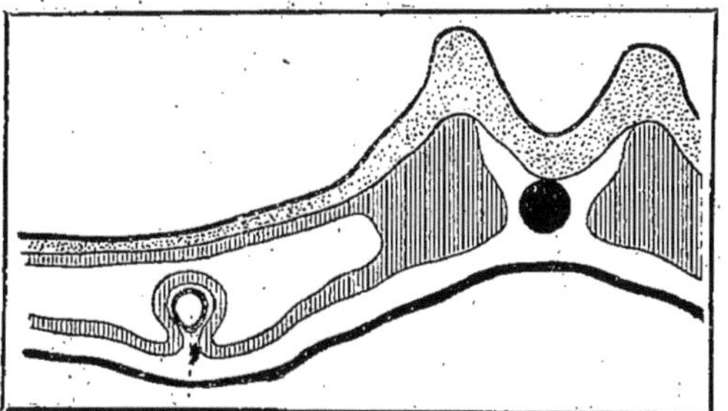

Fig. 64. — Schéma d'un embryon montrant la formation des tubes vasculaires cardiaques.

Original dans sa conception et son exécution, cet ouvrage présente sur un plan nouveau un ensemble de connaissances jusqu'ici éparses dans des manuels distincts. — Étude à la fois *morphologique et physiologique* (c'est ce qui fait son originalité), ce volume comporte dans le texte et en planches hors texte de nombreuses figures.

Manuel
de Pathologie Interne

Par G. DIEULAFOY

Professeur de clinique médicale à la Faculté de Médecine de Paris, Médecin de l'Hôtel-Dieu, Membre de l'Académie de Médecine.

16e *édition.* 4 *vol. in-*16, *avec fig. en noir et en couleurs, cart.* **32** *fr.*

BIBLIOTHÈQUE DE THÉRAPEUTIQUE CLINIQUE

à l'usage des Médecins praticiens (*suite*)

LES

Médicaments usuels

Par le Dr Alfred MARTINET

QUATRIÈME ÉDITION, ENTIÈREMENT REVUE

1 *vol. in-8° de 609 pages, avec figures dans le texte* . . . . . **6** *fr.*

Les Aliments usuels

Composition — Préparation

Par le Dr Alfred MARTINET

DEUXIÈME ÉDITION, ENTIÈREMENT REVUE

1 *volume in-8° de* VIII-352 *pages, avec figures* . . . . **4** *fr.*

Les Agents physiques usuels

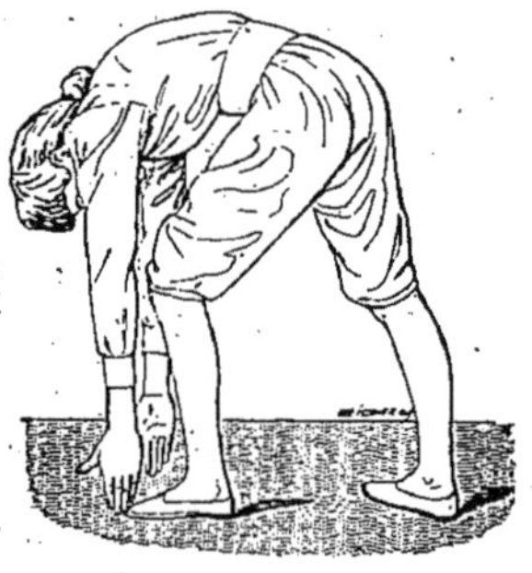

***(Climatothérapie — Hydrothérapie
Crénothérapie — Thermothérapie
Méthode de Bier — Kinésithérapie
Électrothérapie — Radiumthérapie)***

Par les Drs A. MARTINET, A. MOUGEOT, P. DESFOSSES, L. DUREY, CH. DUCROCQUET, L. DELHERM, H. DOMINICI.

1 *vol. in-8° de* XVI-633 *pages, avec* 170 *fig. et* 3 *planches hors texte.* **8** *fr.*

Traité Médico-Chirurgical DES Maladies de l'Estomac et de l'Œsophage

PAR MM.

A. MATHIEU
Médecin
de l'Hôpital St Antoine.

L. SENCERT
Professeur agrégé
à la Faculté de Nancy.

TH. TUFFIER
Professeur agrégé,
Chirurgien
de l'Hôpital Beaujon.

AVEC LA COLLABORATION DE :

J.-CH. ROUX
Ancien interne
des Hôpitaux de Paris.

ROUX-BERGER
Prosecteur
à l'Amphithéâtre
des Hôpitaux.

F. MOUTIER
Ancien interne des hôpitaux de Paris.

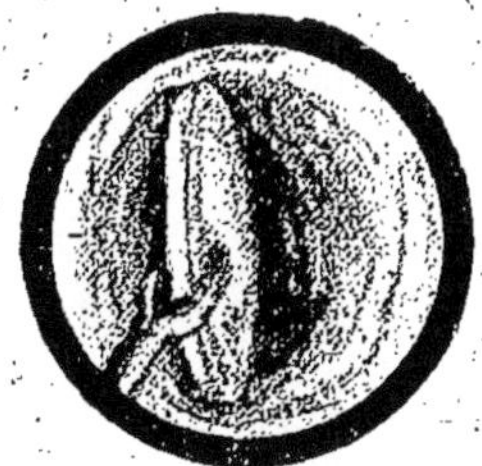

Fig. 43
Extraction œsophagoscopique
d'une pièce de monnaie.

1 *vol. gr. in-8° de* 934 *pages avec* 300 *figures dans le texte.* **20** fr.

Pressions artérielles et Viscosité sanguine

CIRCULATION — NUTRITION — DIURÈSE

Par le Docteur **Alfred MARTINET**

1 *vol. in-8° de* 273 *pages, avec* 102 *fig. en noir et en couleurs* . . **7** fr.

Trypanosomes
et Trypanosomiases

PAR

A. LAVERAN
Professeur à l'Institut Pasteur, membre de l'Institut et de l'Académie de Médecine.

F. MESNIL
Professeur à l'Institut Pasteur.

DEUXIÈME ÉDITION ENTIÈREMENT REFONDUE

1 *vol. gr. in-8°, de* VIII-1000 *pages, avec* 198 *figures dans le texte et une planche hors texte en couleurs.* **25** fr.

Cette seconde édition est en réalité un nouvel ouvrage. Pour tenir compte des nombreux travaux parus, les auteurs ont dû élargir leur cadre primitif et leur volume a plus que doublé.

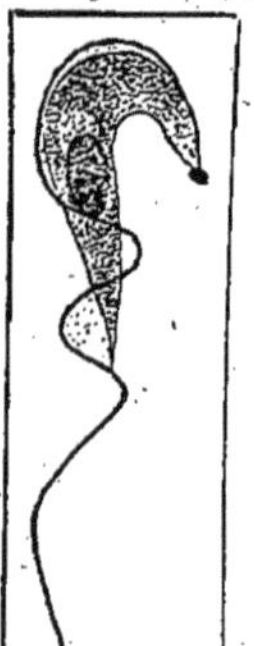

Les dix premiers chapitres de cette édition sont consacrés à l'exposé des questions suivantes: *Historique; Répartition géographique; — Technique pour l'étude; — Trypanosomie des vertébrés; des invertébrés; propagation des trypanosomiases; — Les tryp. hors des êtres vivants: Conservation. Culture; — Les tryp. dans la classification; — Pouvoir infectieux et virulence; — Défense de l'organisme; — Séméiologie et anatomie pathologique des trypanosomiases. Pathogénie; — Thérapeutique et prophylaxie, etc.*

Le reste de l'ouvrage étudie séparément chaque espèce animale au point de vue de sa réceptivité et des maladies qu'elle doit redouter. Un très long chapitre a été consacré à la maladie du sommeil.

Vient de paraître :

Clinique et Thérapeutique Circulatoires

Par le Dr Alfred MARTINET

1 *vol. in-8° de* 584 *pages, avec* 222 *figures dans le texte. . . .* **12** *fr.*

Traité d'Hygiène Militaire

par G.-H. LEMOINE

Médecin principal de première classe,
Professeur d'hygiène à l'Ecole du Val-de-Grâce,
Membre du Conseil supérieur d'Hygiène de France.

1 *vol. gr. in-8° de* XXIV-758 *pages, avec* 89 *figures, broché* . . **12** *fr.*

Les Anormaux et les Malades mentaux au régiment, par G. HAURY, médecin major de 1re classe, membre correspondant de la Société de médecine légale de France. Préface du Pr RÉGIS. 1 volume in-8° de 376 pages. . . . . **5** fr.

Essai sur L'Hygiène et la Prophylaxie ANTITUBERCULEUSES

Au début du XXe Siècle

Par Mme le Dr NICOLE GIRARD-MANGIN

1 *vol. in-8° de 356 pages*. . . . . **5** *fr.*

L'Alcool

ÉTUDE ÉCONOMIQUE GÉNÉRALE

Ses rapports avec l'Agriculture, l'Industrie, le Commerce, la Législation, l'Impôt, l'Hygiène individuelle et sociale

par LOUIS JACQUET
Ingénieur des Arts et Manufactures.

PRÉFACE DE M. G. CLÉMENCEAU

In-8° de 945 *p., avec* 138 *tableaux,* 13 *graphiques et* 43 *fig.* . . **17** *fr.*

Notions pratiques d'Electricité

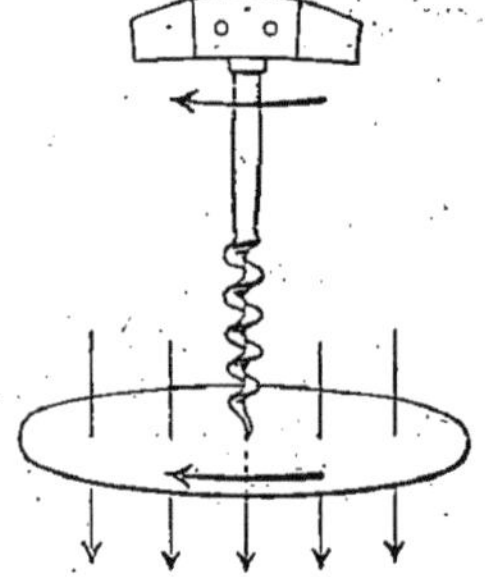
Fig. 184. — Schéma de la règle de Maxwell.

à l'usage des Médecins

Avec renseignements spéciaux pour les Oto-Rhino-Laryngologistes.

Par M. LERMOYEZ
Membre de l'Académie de Médecine,
Médecin des Hôpitaux de Paris.

1 *vol. gr. in-8 de 863 pages, avec 426 fig., relié toile.* . . . . **20** *fr.*

Cet ouvrage est divisé en 10 sections qui traitent du courant électrique ; du magnétisme ; de la mesure, distribution, production, accumulation, réception de l'énergie ; des installations électro-médicales portatives et fixes ; de l'éclairage et du chauffage.

Précis de Radiodiagnostic

Par le Dr JAUGEAS
Assistant de radiographie à l'hôpital Saint-Antoine,
Chef de Laboratoire de radiologie du Dr Béclère.

PRÉFACE DU Dr BÉCLÈRE, MEMBRE DE L'ACADÉMIE DE MÉDECINE

1 *vol. in-8° de 437 pages, nombreuses figures et 48 planches hors texte, relié toile* . . . . **16** *fr.*

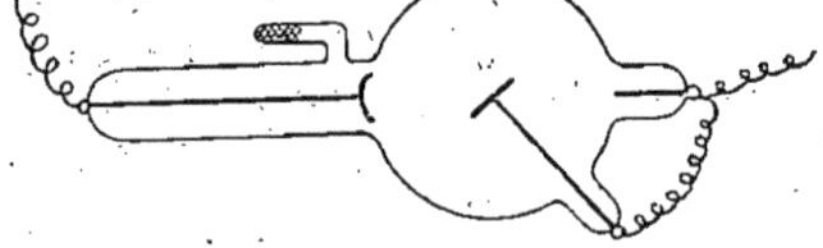
Fig. 11. — Ampoule à potasse.

Les planches hors texte ont été multipliées dans l'ouvrage. — Ce volume expose d'abord les règles d'une installation radiographique et le maniement des instruments. Il étudie ensuite les applications et montre, par des épreuves radiographiques, les caractères sous lesquels apparaissent à l'état normal les régions explorées. Une 3e partie est réservée aux applications cliniques.

Sous presse:

Sémiologie des affections du système nerveux

PAR

J. DEJERINE

Professeur de clinique des maladies nerveuses
à la Faculté de Médecine de Paris,
Médecin de la Salpêtrière, Membre de l'Académie de Médecine,

1 *vol. grand in-8° de 1.200 pages, avec 564 figures en noir et en couleurs et 3 planches hors texte en couleurs.*

La Pratique Neurologique

PUBLIÉE SOUS LA DIRECTION DE

PIERRE MARIE

Professeur à la Faculté de Médecine de Paris, Médecin de la Salpêtrière,

PAR MM.

O. CROUZON, G. DELAMARE, E. DESNOS, Georges GUILLAIN
E. HUET, LANNOIS, A. LERI, François MOUTIER, POULARD, ROUSSY.

1 *vol. gr. in-8° de* XVIII-1408 *pages,* 303 *fig. dans le texte, relié* **30** *fr.*

Les Manifestations fonctionnelles des Psycho-Névroses

Leur Traitement par la Psychothérapie

Par J. DEJERINE et E. GAUCKLER

1 *vol. grand in-8° de* IX-561 *pages, avec* 1 *planche hors texte* . **8** *fr.*

Les Psycho-Névroses et leur Traitement moral,

PAR LE

Professeur DUBOIS

PRÉFACE DU PROFESSEUR DEJERINE

TROISIÈME ÉDITION. 1 *volume in-8° de 560 pages* . . . . **8** *fr.*

Traité de Technique Opératoire

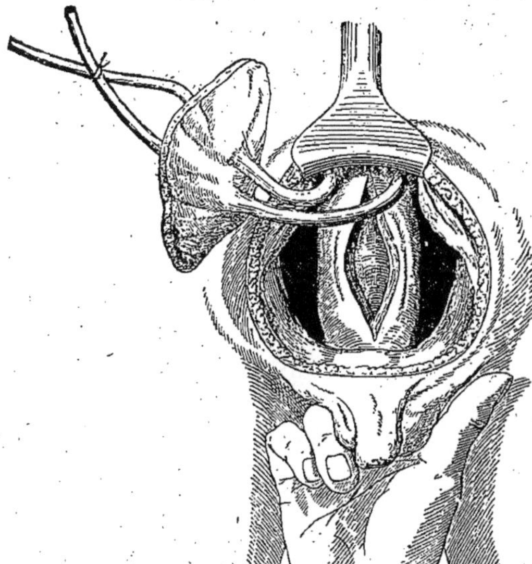

PAR

CH. MONOD

Professeur agrégé à la Faculté de Médecine de Paris,
Chirurgien honoraire des hôpitaux,
Membre de l'Académie de Médecine.

ET

J. VANVERTS

Chirurgien des hôpitaux de Lille,
Ancien interne, lauréat des hôpitaux de Paris, Membre correspondant de la Société de Chirurgie.

DEUXIÈME ÉDITION

ENTIÈREMENT REFONDUE

2 volumes grand in-8°, formant XII-2016 pages avec 2337 figures. . . **40** fr.

Précis d'Obstétrique

PAR MM.

A. RIBEMONT-DESSAIGNES	**G. LEPAGE**
Professeur à la Faculté de Médecine, Accoucheur de l'hôpital Beaujon, Membre de l'Académie de Médecine.	Professeur agrégé à la Faculté de Médecine de Paris, Accoucheur de l'hôpital de la Pitié.

Sixième édition, 568 figures, dont 400 dessinées par M. RIBEMONT-DESSAIGNES

1 *vol. grand in-8° de* 1420 *pages, relié toile.* . . . . . **30** *fr.*

Vient de paraître :

Septième édition

Traité de Chirurgie d'urgence

PAR

Félix LEJARS

Professeur à la Faculté de Médecine de Paris,
Chirurgien de l'Hôpital Saint-Antoine.

1 vol. gr. in-8 de 1170 pages, 1086 figures, 20 planches.

Relié en un volume . . . . 30 fr.

Se vend également en deux volumes reliés. . 35 fr.

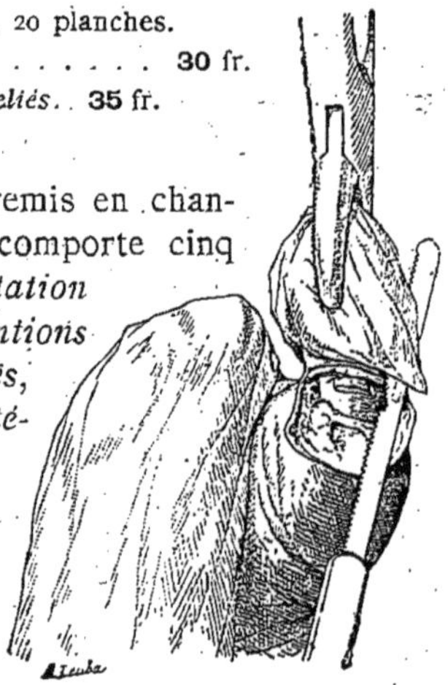

Cette fois encore le livre a été remis en chantier. Il n'a pas grossi, bien qu'il comporte cinq chapitres nouveaux sur la *dilatation aiguë de l'estomac*, les *interventions d'urgence dans les pancréatites aiguës*, *l'oblitération des vaisseaux mésentériques*, les *sigmoïdites*, les *luxations du bassin*, de multiples additions de technique et 92 figures nouvelles.

Technique Chirurgicale Infantile

Indications opératoires, Opérations courantes

Par L. OMBREDANNE

Professeur agrégé à la Faculté de Médecine de Paris,
Chirurgien de l'Hôpital Bretonneau.

1 *vol. in-8° de* 342 *pages, avec* 210 *figures*. . . . . 7 *fr*.

L'ŒUVRE MÉDICO-CHIRURGICAL (Dr CRITZMAN, Directeur).

Suite de Monographies Cliniques

SUR LES QUESTIONS NOUVELLES

EN MÉDECINE, EN CHIRURGIE ET EN BIOLOGIE

Chaque Monographie est vendue séparément. . . . . 1 fr. **25**

Il est accepté des Abonnements pour une série de 10 Monographies consécutives au prix à forfait et payable d'avance de 10 francs pour la France et 12 francs pour l'Etranger (port compris).

DERNIÈRES MONOGRAPHIES PUBLIÉES:

59. **Traitement chirurgical de la Tuberculose pulmonaire**, par les Drs TUFFIER, professeur agrégé à la Faculté de Médecine de Paris, et J. MARTIN, chef de clinique chirurgicale à la Faculté de Montpellier.
60. **La Rachicentèse**, par MM. P. RAVAUT, médecin des hôpitaux de Paris, GASTINEL et VELTER, internes des hôpitaux de Paris.
61. **Les Métaux colloïdaux électriques en thérapeutique**, par MM. L. BOUSQUET et H. ROGER, chefs de clinique à la Faculté de Montpellier.
62. **De la Névralgie intercostale** (*Étude des symptômes accusés par les malades*), par le Dr W. JANOWSKI.
63. **Traitement du cancer inopérable**, par le Dr TUFFIER.
64. **La gymnastique respiratoire**, par le Dr P. DESFOSSES et Mme BURMAN-OBERG.
65. **De l'Incontinence d'Urine chez les enfants**, par le Dr D. COURTADE.
66. **Les Poisons Tuberculeux** et leurs rapports avec l'anaphylaxie et l'immunité, par le Dr P.-F. ARMAND-DELILLE.
67. **La Chirurgie des Vésicules séminales**, par les Drs J. et P. FIOLLE.
68. **Traitement actuel du rhumatisme blennorragique**, par E. CHAUVET.
69. **Les Vagues Utéro-Ovariennes**, par H. STAPFER.
70. **Le rôle de l'urée en pathologie**, par CH. ACHARD.
71. **La syphilis expérimentale** dans ses rapports avec la clinique, par H. GOUGEROT.
72. **Traitement de la Syphilis par le 606**, par JEANSELME.
73. **L'Endoscopie recto-colique. Rectoscopie, Sigmoïdoscopie**, par R. BENSAUDE.
74. **La cure solaire des Tuberculoses chirurgicales**, par MM. les Drs P. VIGNARD et P. JOUFFRAY.
75. **L'Héliothérapie**, par le Dr P.-F. ARMAND-DELILLE.
76. **L'Erythrémie**. par LUTEMBACHER.

Le plus important des journaux médicaux de langue française

LA

PRESSE MÉDICALE

paraissant le Mercredi et le Samedi.

— DIRECTION SCIENTIFIQUE —

L. LANDOUZY
Doyen de la Faculté de Médecine,
Professeur de clinique médicale,
Membre de l'Académie des Sciences et de l'Académie de Médecine.

F. DE LAPERSONNE
Professeur de clinique ophtalmologique à l'Hôtel-Dieu.

E. BONNAIRE
Professeur agrégé,
Accoucheur et Professeur en chef de la Maternité.

J.-L. FAURE
Professeur agrégé,
Chirurgien de l'hôpital Cochin.

M. LETULLE
Professeur à la Faculté,
Médecin de l'hôpital Boucicaut,
Membre de l'Académie de Médecine.

H. ROGER
Professeur de Pathologie expérimentale,
Médecin de l'Hôtel-Dieu,
Membre de l'Académie de médecine.

M. LERMOYEZ
Médecin de l'hôpital Saint-Antoine,
Membre de l'Académie de Médecine.

F. JAYLE
Ex-chef de clinique gynécologique à l'hôpital Broca,
Secrétaire de la Direction.

Secrétaires de la Rédaction : P. DESFOSSES; J. DUMONT.

PRIX DE L'ABONNEMENT ANNUEL :
France et Colonies : **10** fr. — Étranger : **15** fr.

LA PRESSE MÉDICALE s'est placée au tout premier rang parmi les publications médicales françaises.

LA PRESSE MÉDICALE *paraît 2 fois par semaine*. Chaque numéro, illustré de nombreuses figures, comprend 16 ou 32 pages et contient : une *chronique*, des *mémoires originaux*, des *articles de médecine et de chirurgie pratiques*, des *comptes rendus des sociétés et congrès français et étrangers*, des *analyses*, des *informations*, des *nouvelles*, une *bibliographie*.

LA PRESSE MÉDICALE met le public médical au courant de tout ce qui l'intéresse, tant au point de vue scientifique qu'au point de vue professionnel.

La Presse Médicale est envoyée **gratuitement** *pendant un mois* à tout médecin ou étudiant qui en fait la demande à la librairie MASSON et Cie, 120, boulevard Saint-Germain, Paris.

PÉRIODIQUES MÉDICAUX

		Paris	France et Colonies	Union postale
		fr.	fr.	fr.
Annales de Dermat. et de Syphilig.	*Mensuel.*	30 »	32 »	32 »
— de l'Institut Pasteur.	*Mensuel.*	18 »	20 »	20 »
— des Maladies de l'Oreille et du Larynx	*Mensuel.*	20 »	20 »	25 »
— Médico-Psychologiques	*Mensuel.*	25 »	25 »	30 »
— de Médecine	*Mensuel.*	20 »	20 »	23 »
Archives d'Anatomie microscopique	*4 Fascicules.*	50 »	50 »	50 »
— d'Anthropologie criminelle	*Mensuel.*	24 »	24 »	27 50
— de Biologie	*4 Fascicules.*	50 »	50 »	50 »
de Médecine des Enfants	*Mensuel.*	16 »	16 »	18 »
— de Médecine expérimentale et d'Anatomie pathologique	*Tous les deux mois.*	30 »	32 »	34 »
Bulletin de l'Académie de Médecine	*Hebdomadaire.*	15 »	18 »	20 »
— et Mémoires de la Société de Chirurgie	*Hebdomadaire.*	18 »	20 »	22 »
— et Mémoires de la Société médicale des Hôpitaux.	*Hebdomadaire.*	25 »	26 »	28 »
de la Société Française de Dermatologie	*8 à 10 numéros*	15 »	15 »	17 »
— de l'Institut Pasteur	*Bimensuel.*	24 »	25 »	26 »
— de la Société d'Etudes scientifiques sur la Tuberculose	*9 Fascicules.*	8 »	8 »	10 »
— de la Société de Pathologie exotique	*10 Fascicules.*	18 »	18 »	20 »
Comptes rendus des séances de la Société de Biologie	*Hebdomadaire.*	25 »	25 »	28 »
Hygiène scolaire	*10 Fascicules.*	4 »	4 »	4 »
Journal de Chirurgie	*Mensuel.*	40 »	42 »	44 »
— de Physiologie et Pathologie générale	*Tous les deux mois.*	35 »	35 »	40 »
— de Radiologie et d'Electrologie	*Mensuel.*	25 »	26 »	28 »
— d'Urologie médicale et chirurgicale	*Mensuel.*	36 »	36 »	40 »
Lyon Chirurgical	*Mensuel.*	20 »	20 »	25 »
Nouvelle Iconographie de la Salpêtrière	*Tous les deux mois.*	30 »	32 »	33 »
La Presse médicale	*Bihebdomadaire*	10 »	10 »	15 »
Revue d'Hygiène et de Police sanitaire	*Mensuel.*	25 »	27 »	28 »
— d'Histologie	*Plusieurs fascicules*	35 »	35 »	37 50
— de Gynécologie et de Chirurgie abdominale	*Tous les mois*	28 »	28 »	30 »
— Neurologique	*Bimensuel.*	35 »	35 »	38 »
— Générale d'Ophtalmologie	*Mensuel.*	20 »	22 »	22 50
— d'Orthopédie	*Tous les deux mois*	15 »	17 »	18 »
— de la Tuberculose	*Tous les deux mois*	12 »	14 »	15 »

74925. — Imprimerie LAHURE, 9, rue de Fleurus, à Paris.

www.ingramcontent.com/pod-product-compliance
Ingram Content Group UK Ltd.
Pitfield, Milton Keynes, MK11 3LW, UK
UKHW022323190726
13856UKWH00001B/175